DANS LA CHAMBRE

DU MALADE

CONSULTATIONS & CONSEILS
PANSEMENTS & SOUVENIRS

PAR LE

Chanoine S. DECORNE

DOYEN HONORAIRE

Avec une Préface de Monseigneur BAUNARD
Recteur des Facultés catholiques de Lille

LILLE
IMPRIMERIE DE LA CROIX DU NORD
15, rue d'Angleterre, 15

<table>
<tr><td>PARIS</td><td>LILLE</td></tr>
<tr><td>Maison de la Bonne Presse
5, rue Bayard, 5</td><td>Librairie St-Charles Borromée
104, rue de la Barre, 104</td></tr>
</table>

DANS LA CHAMBRE DU MALADE

D

NOTRE DAME SALUT DES INFIRMES

... particulièrement à Rome, dans l'église de la ...
... de l'ordre des Religieux Camilliens, dits ...
... de la *Pieuse Association des Malades* ...
... teurs des Malades.

DANS LA CHAMBRE
DU MALADE

CONSOLATIONS & CONSEILS
DÉLASSEMENTS & SOUVENIRS

PAR LE

Chanoine S. DECORNE

DOYEN HONORAIRE

Avec une Préface de Monseigneur BAUNARD

Recteur des Facultés Catholiques de Lille.

DEUXIÈME MILLE

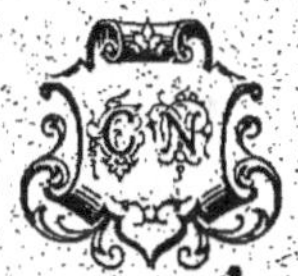

LILLE

IMPRIMERIE DE LA CROIX DU NORD

15, rue d'Angleterre, 15

PARIS	LILLE
Maison de la Bonne Presse	Librairie St-Charles Borromée
5, rue Bayard, 5	104, rue de la Barre, 104

MONSIEUR LE CHANOINE,

*Je viens de lire votre excellent livre et vous envoie très volontiers l'**Imprimatur**. Monseigneur l'Archevêque vous adresse ses plus cordiales félicitations.*

A la lecture si attrayante, si instructive et si consolante de cet ouvrage, le malade comprendra mieux que la maladie est une des plus grandes miséricordes de Dieu parce qu'elle est une œuvre de rémission ou d'expiation, et une œuvre d'éducation chrétienne. La maladie abat l'orgueil de la santé, l'orgueil de l'esprit, l'orgueil de la beauté, et ainsi nous rapproche de Dieu, en nous détachant des biens éphémères et en nous montrant le bien réel et immortel.

Quand la maladie nous visite, nous lui devons la résignation et la joie. Elle nous dépouille du vieil homme et nous revêt de Jésus-Christ, le patient par excellence.

Mais nos proches, nos parents, nos amis, nos serviteurs, par leurs soins, leurs conseils, leurs avertissements, peuvent beaucoup pour obtenir ces résultats. En combien de cas la maladie n'est-elle pas la messagère de notre mort ? Dès lors comment ne pas la rendre fructueuse avant de paraître au Tribunal suprême ?

Chaque page de votre livre, Monsieur le Chanoine, porte vers Dieu. Lequel de vos lecteurs ne se sentira poussé à visiter, à encourager, à éclairer le malade en qui vit Jésus-Christ : INFIRMUS ERAM ET VISITASTIS ME.

Cette thèse si évangélique, vous l'avez développée avec autant de sûreté dans la doctrine que d'élégance dans la forme, et votre long ministère pastoral vous a permis d'entrer dans le vif de la question et de donner des avis très autorisés. Une fois de plus, grâce à votre beau travail, nous voyons l'action surnaturellement bienfaisante et éminemment sociale de l'Eglise à travers les générations.

Veuillez recevoir, Monsieur le Chanoine, la nouvelle expression de mon affectueux respect.

Em. **LOBBEDEY**,
vic. gén.

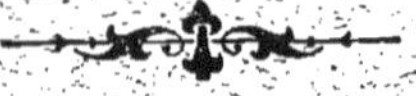

AU LECTEUR

C'est un livre bien excellent que j'ai l'honneur et le bonheur de présenter au public. Et je commence par déclarer, qu'en ayant lu plusieurs signés des plus beaux noms, je n'en connais pas de plus complet ni de meilleur que celui-là, sur le sujet de la sanctification de la maladie.

Je l'ai lu tout entier d'un bout à l'autre, et presque tout d'un trait. J'en avais commencé la lecture par devoir, puisque j'avais accepté d'en écrire la préface ; je l'ai continuée par entraînement d'esprit et de cœur, ne l'interrompant par instants que pour en savourer à loisir la douceur et le bienfait.

Que voilà bien le pur esprit de l'Evangile et de l'Eglise ! Que voilà bien l'onction de la charité de Jésus-Christ ! Elle en découle à chaque page, versant dans l'âme des malheureux ces vertus de force, de résignation, de patience et d'espérance chrétienne, qui adoucissent la souffrance en la transfigurant !

S'il est une science, un art, de bien souffrir et bien mourir, ce livre en est le manuel. Mais j'avertis qu'il n'y faut rien chercher de la Rhétorique. Ce qui en fait l'éloquence, c'est la limpidité d'une langue très pure, très claire, qui n'est que la transparence d'une pensée nourrie d'une doctrine sûre. Ce qui en fait l'autorité, la persuasion, comme la solidité, c'est l'expérience d'un long ministère sacerdotal qui se souvient de ce qu'il a vu, et qui nous édifie de ce qui l'a lui-même édifié et instruit. C'est bien un prêtre qui écrit, et un pasteur. Ce qui en fait l'émotion, une émotion sacrée, c'est la compatissance d'un cœur de père, de frère, dans lequel a passé le cœur divinement tendre de Celui qui pleurait sur les maux de ceux qu'il guérissait. Et puis, semées çà et là, des réminiscences intimes, des impressions personnelles, qui, pour discrètes qu'elles soient, suffisent à expliquer l'inspiration première et la source secrète du livre. C'est un livre vécu : « Celui qui n'a pas connu l'épreuve, que sait-il ? » demande l'Écriture.

La Maladie ; l'Insomnie ; la Solitude ; le Crucifix ; l'Eau bénite ; les Saintes images ; le Lit du malade ; l'Horloge ; le Miroir ; le Fauteuil ; les Remèdes ; les Livres : tels sont les titres des douze premiers chapitres. Voilà ce que le pieux auteur a vu et inventorié dans cette **Chambre du Malade,** devenue pour lui religieuse comme un sanctuaire. C'est autour de ces choses, point abstraites on le voit, qu'il groupe des considérations riches d'observation, de l'utilité la plus pratique, et le plus souvent du charme le plus élevé.

Puis viennent les **Visites.** Les visiteurs qui sont-ils ? *La Famille ; le Médecin ; les Amis ; le Notaire ; le Prêtre ; le Confesseur ; Notre Seigneur Jésus-Christ, l'Église, son Extrême-Onction.* Enfin, les visites suprêmes : *la Mort, le Souverain Juge, le Clergé,* avec la prière liturgique. En tout vingt-cinq chapitres : autant de stations d'un chemin de la croix qui, de la chambre du malade, s'en va, montant toujours, par la souffrance et la mort, vers l'immortalité.

Ils deviennent de plus en plus rares ces livres simples
et bons qu'anime, fond et forme, le plus pur esprit de
l'Evangile. Il faut qu'un tel livre soit lu. Aussi bien sa lecture est-elle de celles qui ne fatiguent pas. L'auteur marche
lentement, sans secousse, comme au pas de ses chers valé-
tudinaires. Il s'arrête même volontiers sur la route, pour
leur en indiquer tous les aboutissants, considérer les
aspects, admirer les horizons. Et puis sa conversation
familière, variée, n'est-elle pas un repos, et des plus doux?

Mais les malades lisent-ils? Aussi, à dire vrai, c'est bien
moins à eux-mêmes que ce livre s'adresse qu'à ceux qui
les entourent, qui les soignent, qui les aiment. Et qui donc,
hélas! n'a les siens? Puis, outre ceux qui le sont, il y
a ceux qui tôt ou tard le deviendront à leur tour. A ce
titre, qui osera se flatter de pouvoir toujours se passer d'un
si précieux médecin? Consultez-le donc dès aujourd'hui,
car qui vous dit que vous le pourrez faire sous l'étreinte
de la maladie qui vous attend demain?

Recommandation superflue, je le sais, pour tous ceux
qui ont l'honneur de connaître le vénérable auteur. Pour
ceux-là son nom en dit plus que tout. Ce nom, M. le
chanoine Decorne, ancien doyen du Cateau, eût désiré
le dérober au lecteur, sous ce voile: *Un ami du Bulletin
des Malades*. Mais cet ami du Bulletin est aussi l'ami de
tant de personnes et de bonnes œuvres, et son nom est le
synonyme de tant de mérites et de services rendus, que ce
voile n'eût pas été assez large pour les couvrir. Toutes ces
pages, sans qu'il s'en doute, portent sa signature: on l'y
reconnaît tout entier.

C'est donc dans le *Bulletin de l'Association des Malades*

et des Serviteurs des Malades, organe mensuel de notre établissement hospitalier de saint Camille, à Lille, que ces chapitres furent publiés en articles, avant de devenir un livre. J'avais ainsi, comme Recteur, le devoir de remercier le prêtre distingué et charitable qui en avait donné les primeurs à cet excellent recueil. Ma reconnaissance est celle de notre Université tout entière.

BAUNARD,

Recteur de l'Université catholique de Lille.

Gruson, près Lille, 10 août 1904.

Fête de saint Laurent, diacre et martyr.

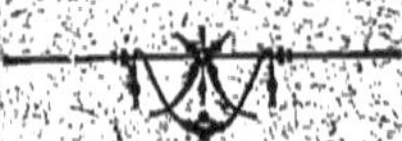

I

LA MALADIE

SENTIMENTS D'UN CHRÉTIEN

visité par la Maladie.

> Mon Dieu, que votre volonté soit faite!... En toutes choses, soyez béni, adoré, aimé!

Ce matin, après une nuit des plus pénibles, je n'ai pu, en me levant, me tenir debout, si grande était ma faiblesse. Depuis plusieurs jours, je sens mes forces s'épuiser, aussi bien physiques que morales. J'essaie de faire quelques pas dans ma chambre; mais je balance comme un homme ivre; mes membres me refusent leur service.

C'est fait, ô mon Dieu! je suis vaincu; je me rends : « Vous *seul* êtes toujours le même, et vos années ne passeront point. » (1)

(1) Ps. CI, 28.

Singulière aberration de mon esprit, j'avais cru, jusqu'à ce moment où je suis terrassé, que la force naturelle de la volonté suffisait à repousser la souffrance, ou du moins à la supporter sans faiblir ! — Je reconnais et confesse humblement mon erreur.

Pardon, Seigneur : « *Cor contritum et humiliatum, Deus, non despicies...* Vous ne repousserez pas un cœur contrit et humilié. » (1)

* *

Qu'est-ce donc que notre vie pour qu'elle soit si facilement abattue, si promptement anéantie ?

Aux jours de ma force, hier encore, je formais les projets les plus aventureux. Les difficultés ne comptaient pas ; ou, plutôt, elles ne servaient qu'à exalter mon ardeur. Comme la digue fait monter les eaux d'un torrent impétueux et concentre en un point toute sa puissance dévastatrice, il me suffisait de trouver des obstacles sur ma route, pour multiplier mes ressources, et décupler mes forces. J'embrassais d'un seul coup d'œil les affaires, la société, la famille, le plaisir. Agir était ma vie, le besoin de mon âme... Ce que mon esprit

(1) Ps. L, 19.

avait conçu, mes membres s'empressaient de l'exécuter.

****

Sed hæc fuere... Mais tout cela, c'était jadis ; et, aujourd'hui, je sens que je ne suis plus que l'ombre de moi-même. Tout me fatigue, tout m'est à charge, et le moindre mouvement m'abat. J'éprouve des répugnances insurmontables pour ce qui me plaisait le plus autrefois. Les prévenances même de mes proches et de mes amis me pèsent ; et, d'instinct, je repousserais volontiers des attentions et des soins que je réclamerais peut-être, si on ne me les prodiguait pas.

C'est avec une profonde humilité et la rougeur au front, que je constate cette disposition naturelle... Mais elle est dans la réalité présente, et je ne puis croire qu'elle me soit personnelle.

****

O mon Dieu, l'homme n'est qu'un roseau, qui s'incline au moindre souffle de la tempête !...

O âmes charitables, ô âmes généreuses qui avez reçu du Ciel la très noble et très méritoire vocation de soulager la souffrance et les infir-

mités humaines, soyez patientes, soyez miséri-
cordieuses. Il vous arrivera, peut-être plus
d'une fois, de voir vos dévoûments les plus
purs, les plus désintéressés, accueillis avec une
sorte de défiance, ou du moins de froideur.
Vous apportiez à un pauvre malade le meilleur
de vous-mêmes ; vous ne demandiez qu'à répandre le vase parfumé de votre charité à ses
pieds ou, mieux encore, dans son cœur, et c'est
à peine s'il vous écoute d'une oreille distraite...
N'en accusez que la maladie... C'est elle qui le
domine en ce moment, et qui ferme la bouche à
sa reconnaissance. Il apprécie toutes vos délicates attentions, mais il lui serait impossible de
vous le dire.

***

Me voici donc entré dans la maison de l'impuissance ; inutile de lutter davantage : je suis
malade...

Le médecin sort de chez moi. — Après m'avoir
soigneusement interrogé, ausculté, examiné, il
m'a quitté en me disant : « Gardez la chambre,
et renoncez à tout travail. Ce n'est pas grave ;
nous en sortirons. Mais on ne joue pas avec
ces sortes d'affections... » Il écrivit quelques
ordonnances, et me quitta en disant : « Encore
une fois, soyez prudent. »

— Ainsi donc, je ne puis plus me le dissimuler :
je suis malade. C'est-à-dire qu'il y a en moi quelque chose d'irrégulier, d'anormal : un désordre,
enfin... Et cela est venu à l'improviste, en
quelques jours. Combien de temps vais-je être
tenu ? Des jours, des semaines, des mois, peut-
être ? — Je n'en sais rien : c'est le secret de
Dieu... Plus d'études, plus de lectures, plus de
mouvements propres. Je vais, dès ce moment,
dépendre de tout et de tous... Il faut que je
m'abandonne et me laisse faire... Adieu à tout
ce qui remplissait ma vie ! Enfermé dans une
chambre de quelques mètres carrés, je touche
des deux mains l'horizon de tous les côtés...
Voilà mon univers !

Soyons fiers de notre force ! En vérité, oui,
soyons fiers !

*
* *

Mon Dieu ! ce n'est pas une parole d'amertume qui vient de tomber de mes lèvres...
C'est à peine une plainte, soumise d'ailleurs et
respectueuse.

Je reconnais votre infinie sagesse dans
l'épreuve que vous m'envoyez. Absorbé par le
travail extérieur, les affaires temporelles, les
relations sociales, je trouvais à peine quelques
instants rapides pour les choses de l'âme et les
intérêts de l'éternité. Dans votre miséricorde,

vous me ménagez des loisirs, vous me les imposez, Seigneur ; vous mettez, entre le monde et moi, une barrière infranchissable ; vous m'établissez dans la retraite et le silence... Soyez-en béni !... C'est donc que vous voulez *me parler dans l'intimité :* « Parlez, Seigneur ; votre serviteur écoute. » (1)

Ma soumission à votre volonté est absolue, ô mon Dieu... Je veux que chaque pointe de douleur, chaque nuit sans sommeil, tout accès de fièvre, tout remède amer, toute langueur corporelle, toute désolation de l'âme s'élèvent vers vous, comme un holocauste d'agréable odeur. Que je voudrais entrer dans les dispositions et les sentiments de vos saints ! — *Brûlez, coupez, n'épargnez rien ici-bas, pourvu que vous m'épargniez dans l'éternité,* c'était la parole de saint Augustin. *Ou souffrir ! Ou mourir !* c'était le cantique préféré de sainte Thérèse.

****

Je sens même le besoin de rendre à Dieu des actions de grâces pour l'infirmité qu'il m'envoie... Elle est une expiation.

Qui n'est pas effrayé, en repassant les vingt, quarante ou cinquante années écoulées de sa

(1) I Reg. III, 9.

vie, des responsabilités encourues et de la multitude de ses imperfections ? Toutes fautes
graves mises à part, que de négligences dans
le service de Dieu, que d'indiscrétions dans les
paroles, que d'imprudences dans les démarches,
que de précipitation dans les jugements, que
de délais et d'omissions dans l'usage des grâces !
Or aucune imperfection n'a d'accès dans le ciel...

Bénie soit donc la souffrance, qui purifie mon
âme et la rend digne d'entrer dans la société
des saints, et de participer à la vie divine elle-
même !

Pauvre martyr de la souffrance, non, non, je
ne me plaindrai pas. J'aperçois là, sous mes
yeux, la divine Victime du Calvaire... Quelle
douleur ne s'adoucirait devant cette image si
touchante et si expressive ?

Quand mes membres endoloris me refuseront
tout service, je tournerai les yeux sur ces pieds
et ces mains fixés au bois de la croix... Les
muscles sont froissés, les veines sont ouvertes
et le sang découle le long de l'instrument sacré...
Et Jésus n'a pas murmuré !

Quand ma tête, d'une sensibilité extrême,
sera cruellement ébranlée par les moindres
bruits, je regarderai le chef sacré de Jésus. Il
porte une couronne d'épines ; chaque pointe y
a fait sa blessure, chaque mouvement augmente
le supplice... Et Jésus n'a pas murmuré !

Quand la fièvre me dévorera et que j'éprouverai toutes les ardeurs d'une soif que rien ne semble pouvoir calmer, j'écouterai la parole qui descend de la croix : « *Sitio !* J'ai soif !... » Et, pendant que des âmes dévouées s'empresseront, je ne puis en douter, d'approcher de mes lèvres la boisson rafraîchissante, je penserai au fiel et au vinaigre que l'on présenta à Jésus, mon Sauveur.

***

Mais je sais, ô mon Dieu, que, pour entrer dans la pratique de ces sentiments, votre grâce m'est absolument nécessaire. C'est vous qui me les inspirez en ce moment ; c'est à vous de me les conserver.

De moi-même, à l'heure actuelle, je ne suis que faiblesse même. Mais vous, Seigneur, vous produisez la force dans l'impuissance : *Virtus in infirmitate perficitur* (1).

Je me remets donc, avec confiance, entre vos mains, pour souffrir comme vous voudrez et aussi longtemps que vous voudrez : *In manus tuas, Domine, commendo spiritum meum* (2).

(1) ii Cor. xii, 9.
(2) Ps. xxx, 6.

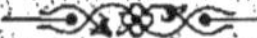

II

L'INSOMNIE

Comment l'utiliser pour le bien de l'âme.

Avec quelle ardeur, le pauvre malade, fatigué du mouvement et des bruits du jour, aspire après la nuit ! Les visites, même de l'amitié, si elles se succèdent de près, et surtout les consolations trop souvent banales des simples connaissances, lui deviennent vite à charge.

Mais la nuit, avec son silence, sa solitude, son repos, lui apparaît comme le remède infaillible à sa souffrance.

La voici, enfin ! Il l'a appelée : elle répond à ses vœux.

Salut ! ô nuit bienfaisante ! tu apportes la paix à mon âme, le soulagement à mes membres endoloris, le calme à mes inquiétudes et, à tout mon être, une sorte de rafraîchissement et de résurrection.

**

Hélas ! je me berçais d'une vaine espérance ; c'était une illusion. Je ne savais pas ou, plutôt, j'oubliais que la maladie est ennemie du sommeil.

O pauvre crucifix vivant, ne compte pas sur la nuit pour trouver le repos ; en général, la nuit est mauvaise au malade.

Inutilement, je cherche à endormir la nature, en éloignant toute préoccupation troublante ; je ferme les yeux, j'écarte tous souvenirs pénibles, j'interdis à mon esprit la pensée... C'est en vain. Ma mémoire et mon imagination me retracent, avec une vigueur inaccoutumée, les jours anciens. Ma vie passe et repasse devant moi. Je revois mes chers disparus, des parents bienaimés, des compagnons d'enfance, des scènes du premier âge. Tout cela me poursuit, s'impose malgré moi à mon esprit, et agite mon cœur.

D'où vient cette insomnie ? — Rien n'est changé autour de moi ; c'est bien ici ma chambre et ma couche ordinaires ; l'heure présente me trouve habituellement plongé dans un sommeil réparateur ; je ne souffre guère, d'ailleurs, en ce moment ; et cependant je me tourne et me retourne inutilement, sans arriver à établir en moi l'équilibre, précurseur du sommeil.

J'éprouve un malaise général, une sorte de lassitude inquiète, et parfois un frissonnement.

Le docteur me dit que c'est la fièvre. Je veux bien l'en croire. Mais, au fond, qu'est-ce que la fièvre ? — Je n'en sais rien... Et si je le savais, en serais-je plus avancé ? Le sommeil viendrait-il davantage me visiter ?

****

Le sommeil ! Nous sommes vraiment ingrats envers cet immense bienfait du Créateur ; nous en jouissons en égoïstes indifférents, sans en reconnaître les salutaires influences, si douces, si fortes et si réparatrices.

Il est vrai que, chaque matin, un de nos premiers actes est de rendre grâces à Dieu du repos que la nuit nous a apporté ; mais, avouons-le, pour le plus grand nombre, nous faisons cela par habitude, sans zèle comme sans conviction.

Seigneur, soyez béni d'envoyer chaque jour, au pauvre ouvrier, qui doit gagner le lendemain le pain de sa famille à la sueur de son front, quelques heures reposées et bienfaisantes ; soyez béni, Seigneur, d'enfermer, comme dans un tombeau silencieux et insen-

sible, pendant la nuit, les fatigues, les soucis
et toutes les larmes du jour !

*
**

Pendant vos laborieuses insomnies, chers
compagnons de souffrance, tournez doucement
et avec confiance votre âme vers Dieu. Seules,
les pensées religieuses m'ont apporté quelque
soulagement.

Les scènes si touchantes de la Passion de
Jésus m'ont souvent fortifié contre les défaillances de la nature.

Puis-je me plaindre, me disais-je, en présence de pareils spectacles? O Sauveur, quelle
nuit, celle que vous avez passée à Gethsémani,
prosterné la face contre terre et suant le sang,
abandonné des amis de votre choix, et saisi
pour être traîné devant les tribunaux de Jérusalem ! Quelle nuit, celle qui vous a vu jouet
de toutes les cruautés, victime de toutes les
ignominies... en attendant le jour qui devait
suivre, plus épouvantable encore !

Je ne me plains plus, mon Dieu; vous avez
gardé pour vous le calice le plus amer.

*
**

Ma part est bien douce, Seigneur. — Ici, une
couche préparée par la charité la plus désinté-

ressée, par le dévoûment le plus religieux. Tout ce qui peut me distraire de ma souffrance ou me la faire supporter avec courage se trouve à ma portée; on s'efforce de prévenir jusqu'à mes simples désirs... Et vous, Seigneur !

A quelques pas, sur une table, une petite veilleuse entretient dans ma chambre un demi-crépuscule qui ne fatigue pas.

Par une association d'idées assez naturelle, elle me rappelle la lampe du sanctuaire. Jésus est là aussi, retenu dans sa prison d'amour, veillant et priant pour nous : *Semper vivens ad interpellandum pro nobis* (1). — Il me semble que, malade, je deviens moi-même une sorte d'hostie vivante et souffrante, expiant pour mes propres fautes et pour celles de mes frères. Ne sommes-nous pas tous des membres de Jésus-Christ, victime pour les péchés du monde ?

O Dieu de l'Eucharistie, je veux rester avec vous dans l'union des mêmes sentiments, jusqu'à la fin de la nuit.

****

Comme elles passent lentes et lourdes, les heures d'insomnie ! Voici seulement minuit !

Le va-et-vient de ma pendule, régulier et monotone, éveille soudainement en moi un

____
(1) Hebr. VII, 25.

souvenir, la parole du célèbre missionnaire, le Père Bridaine : « Qu'est-ce que l'éternité ? demandait-il — C'est un balancier qui va et vient avec une effrayante uniformité, en répétant à chaque évolution : Toujours ! jamais ! Jamais ! toujours ! »

O éternité, qu'est-ce qu'une nuit devant toi ? — Qu'est-ce qu'une goutte d'eau en face de l'immense Océan ?

Sur ma pendule et y adhérant, s'élève un christ aux bras étendus ; il me semble qu'il tient les heures sous ses pieds. — Oui, Seigneur, vous êtes bien le maître du temps qui passe, comme vous l'êtes de l'immobile éternité ! Chaque heure qui sonne est un hommage rendu à votre souveraineté... Elle me rappelle Madeleine répandant sur vos pieds divins son vase de parfums...

Seigneur, je vous rends grâces pour l'heure qui tombe, et vous supplie de bénir celle qui se lève.

**

Depuis quelques instants, des bruits montent de la rue jusqu'à moi ; des voitures ébranlent le pavé... Ce sont ceux que l'on regarde comme les privilégiés de la terre, qui rentrent dans leurs demeures. Ils reviennent des cercles, du bal, du théâtre, ou de quelque soirée intime,

rassasiés d'émotions factices ou des triomphes
de la vanité.

Non, Seigneur, je ne leur porte point envie...
Ayez seulement pitié de ces âmes rachetées au
prix de votre sang, et qui se laissent gagner
misérablement à l'ivresse dangereuse des joies
mondaines. Détachez-les, Seigneur, et qu'elles
comprennent que la vie n'est pas une partie de
plaisir, mais une responsabilité et un dépôt,
dont il faudra rendre compte un jour. Puis-
sent-elles l'employer à vous bénir et à faire du
bien !

*****

Point de sommeil encore.

Je me retourne pour la vingtième fois sur ma
couche bouleversée, sans arriver à pouvoir
reposer.

Je prends entre mes mains mon chapelet.

Le chapelet ! croyez-moi, cher ami souffrant,
c'est le vrai livre du malade. Ne l'abandonnez
jamais. Il s'échappe de chacun de ses grains
des influences mystérieuses de force, de patience
et de consolation. Rien qu'en le déroulant, sans
prononcer une parole, on se sent moins seul ;
on dirait comme une main amie qui presse
notre main... La puissante Consolatrice des

affligés n'est pas loin, assurément ; elle nous
regarde, et intercède pour nous auprès du Dieu
de toute miséricorde.

Que j'aime à me représenter les scènes émou-
vantes de la Passion de Jésus, en suivant les
mystères douloureux du chapelet ! Quels exemples nous donne le Sauveur ! Quel cœur chrétien pourrait y rester insensible ?

Voici le lieu de l'*Agonie* et la *Sueur de Sang*...
qui me montrent le Rédempteur, la face contre
terre, saisi d'épouvante et de tristesse ; — puis
la cruelle *Flagellation*, couvrant son corps
sacré de plaies livides ; — puis la *Couronne
d'épines* perçant, déchirant le front de l'adorable
Victime ; — ensuite la *Croix*, si pesante qu'elle
épuise le divin Condamné, avant de devenir sa
couche funèbre ; — enfin l'affreux *Crucifiement*...
et la mort ! !

Le souvenir, disons mieux, la vue de toutes
ces douleurs volontaires et imméritées, supportées, par amour pour moi, avec une admirable
patience, excitent au plus haut degré ma compassion et ma reconnaissance. Je compare ces
supplices successifs à ma souffrance ; j'ai honte
de trouver encore, après cela, une sorte de
plainte sur mes lèvres... et je me hâte de dire,
avec plus de douceur, plus de confiance et plus
d'abandon que jamais, les saintes paroles : « Je
vous salue, pleine de grâce... Sainte Mère de

Dieu, priez pour nous maintenant et à l'heure de notre mort. »

*
* *

Mais voici que mes fenêtres blanchissent ; c'est l'aurore, c'est le jour, enfin, qui nous revient. — Que m'apportera-t-il ?

Un peu de distraction, sans doute ; quelques visites de vraie et réelle sympathie ; des paroles d'encouragement et d'espérance, pour lesquelles j'exprime ici, par avance, ma reconnaissance... Mais l'homme est ordinairement bien impuissant à consoler et à relever l'homme.

Mon Dieu, c'est vous qui m'avez soutenu pendant cette longue nuit ; j'invoque de nouveau votre assistance pour ce jour qui va commencer. C'est vers vous que je me tourne dès la première pointe du crépuscule ; et, quelle que soit la réponse de votre sagesse à ma prière, je bénis et les jours et les nuits, et la lumière et les ténèbres que vous me réservez :

> *Benedicite, noctes et dies, Domino ! !*
> *Benedicite, lux et tenebræ, Domino ! ! (1)*

(1) Dan. III, 71-72.

III

ISOLEMENT — TEMPLE — AUTEL

La maladie, pour qui sait l'accueillir *avec le sens chrétien*, est très souvent une grâce précieuse. Nous disons avec le sens chrétien, parce que, si elle est salutaire aux âmes vraiment religieuses, il faut reconnaître qu'elle devient malheureusement une cause de murmures, de découragements, voire même quelquefois de révoltes ou de désespoirs pour ceux qui manquent de l'esprit de foi.

Mais, bien comprise, elle est, pour un grand nombre, la messagère de la résurrection et de la vie.

Une constante prospérité tient l'âme trop exclusivement attachée à la terre, et détourne de la pensée du ciel. En général, il faut le reconnaître et le proclamer hautement, tant que nous jouissons d'une bonne et ferme santé, que nous possédons les fécondes et surabondantes énergies de la vie, nous sommes facilement, j'allais dire fatalement, dissipés. Nous nous livrons successivement à tous les objets qui se présentent à nous. Notre âme devient comme une place publique, où passent et repassent incessamment des foules empressées et bruyantes.

La voix de Dieu n'arrive plus que très difficilement jusqu'à nous, étouffée, ou tout au moins couverte, par les clameurs multiples du monde, les intérêts et les affections du temps ; les biens de la grâce et les trésors de l'éternité ne nous touchent plus guère.

Cela est triste à constater, mais il est vrai de dire que, dans l'état ordinaire de la vie, nous ne nous appartenons presque jamais. Nous sommes à tous et à tout, excepté à nous-mêmes. Devoirs de famille, d'amitié ou de convenance ; intérêts privés, affaires publiques ; réjouissances ou deuils : notre existence s'écoule dans une agitation perpétuelle, sans qu'il paraisse possible de se retirer un peu sérieusement en soi-même. C'est de quoi se plaignait le prophète des Lamentations : « *Desolatione desolata est omnis terra, quia nullus est qui recogitet corde* ; toute la terre est remplie de désolation, parce qu'il n'est plus personne qui médite en son cœur ». (1).

____

(1) Jer. xii, 11.

Mais la maladie vient-elle arrêter notre turbulente activité en nous arrachant à nos relations extérieures, il semble que tout est changé aussi bien au dehors qu'au dedans de nous-mêmes. On dirait qu'un voile épais se déchire ; un nouveau ciel, une nouvelle terre, une nouvelle vie, un nouveau monde nous apparaissent soudain.

On se trouve, enfin, vis-à-vis des réalités, et face à face avec soi-même. — C'est le désert !... ou mieux, c'est la *solitude* où Dieu conduit l'âme, lorsqu'il veut lui parler dans l'intimité : *Ducam eam in solitudinem et loquar ad cor ejus* (1). Ne vous effrayez pas du silence qui s'est fait autour de vous, du vide dans lequel vous vous trouvez. Recueillez-vous et écoutez. Vous ne tarderez pas à entendre la voix du Seigneur retentir dans votre désert : *Vox Domini concutientis desertum* ; et vous inviter à descendre avec lui, une lampe à la main, dans les profondeurs de votre âme, depuis longtemps, peut-être, un mystère pour vous-même.

**

La chambre du malade est plus qu'une solitude où Dieu donne rendez-vous à l'âme ; c'est *un temple* où il réside habituellement.

(1) Os. II, 14.

Toute souffrance de l'homme ici-bas peut, en effet, être considérée comme un *attouchement du Créateur* sur sa créature, témoignage de miséricorde, de justice ou d'amour. Assurément, Dieu est partout ; mais il révèle plus particulièrement sa présence dans ses opérations par la douleur : le divin Ouvrier polit les pierres qui doivent entrer dans la construction de la Jérusalem nouvelle.... C'est ce qui a fait dire à saint Augustin cette parole si connue : « Seigneur, coupez, taillez, brûlez... ne m'épargnez pas dans le temps; formez-moi pour l'éternité. »

Il me semble, d'autre part, quand je visite un malade chrétien, apercevoir à son chevet et entendre le Christ-Jésus lui dire, en lui présentant sa croix : « Mon fils, ma fille, vous êtes désormais des coopérateurs de mon sacrifice ; ne voulez-vous pas marcher avec moi, en prenant sur vous une portion de mon fardeau ? » Certainement, Dieu est là.

Aussi l'atmosphère d'une chambre de malade me paraît-elle devoir être essentiellement religieuse, et le recueillement devrait y régner, presque comme dans un sanctuaire.

J'avoue avoir été quelquefois péniblement impressionné, en entendant, là où Dieu opère, des rires bruyants, des plaisanteries plutôt légères, des récits et des anecdotes exclusivement profanes ou mondains.

On s'excuse, en disant qu'on n'a pas d'autre but que d'arracher le malade à ses préoccupations inquiètes, et d'endormir ses souffrances. — L'intention est bonne, en vérité. Oui, rendez le calme, l'espérance au pauvre patient ; apportez une diversion à ses troubles ; modérez ses craintes ; déployez, en sa faveur, toutes les ressources de la charité la plus délicate et des plus généreux dévoûments ; que votre visage exprime l'affabilité et la sympathie, et qu'un sourire confiant se dessine sur vos lèvres.

Mais n'allez pas plus loin ; la légèreté et la dissipation ne sont pas ici de mise. La chambre d'un malade est le lieu de la prière, de l'expiation, de la présence et de l'action de Dieu dans le grand et fécond mystère de la souffrance. Respectons-la comme un sanctuaire.

*
* *

J'irai plus loin encore, et je me crois autorisé à dire que ce sanctuaire possède *un autel*, sur lequel est offerte une victime, jour et nuit, sans interruption.

Vous l'avez nommé : c'est la couche, le fauteuil où le pauvre malade attend et cherche, souvent en vain, un repos qui ne vient jamais.

Il est bien dur, quelquefois, le lit où le *travailleur* de nos villes et de nos campagnes étend ses membres fatigués, le soir venu, après une journée laborieuse. Si, cependant, il y trouve quelques heures d'un sommeil réparateur, il bénit Dieu ; et, dès le matin, il peut reprendre son labeur avec des forces renouvelées.

Mais le *malade*, généralement, fût-il couché sur le duvet, après une nuit fiévreuse et agitée, voit se lever le jour comme l'aurore d'un nouveau sacrifice. Il ne cesse pas d'être victime : ses membres sont brisés, sa tête endolorie, le mal qui le ronge sourdement continue ses morsures.

Voilà bien la victime !... Heureuse, si elle pense à unir son immolation cruelle et lente au crucifiement de Jésus, l'Agneau divin, qui a versé son sang au Calvaire pour la Rédemption du monde.

**

Tels sont, en quelques mots, les trois aspects sous lesquels nous apparaît une *chambre de malade*. Nous en développerons les enseignements, pour l'instruction, la consolation et l'édification de nos chers amis souffrants.

Les pages qui précèdent ne sont donc qu'une préface, ou mieux, un portique par où nous pénétrerons dans la *solitude*, le *temple*, et jusqu'à l'*autel* du sacrifice. Peut-être, bien des surprises nous y attendent : nous connaissons si peu nos domaines !

Que le Seigneur Jésus, l'Homme des Douleurs, nous aide à faire du bien, lui qui adresse, à tous ceux qui succombent sous la souffrance, ces touchantes paroles : « *Venite ad me, omnes qui laboratis et onerati estis, et ego reficiam vos* ; venez à moi, vous, les fatigués et les surchargés, et je vous soulagerai. » (1)

(1) Matt. xi, 28.

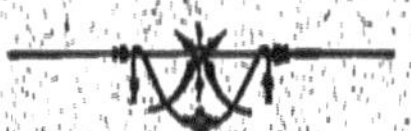

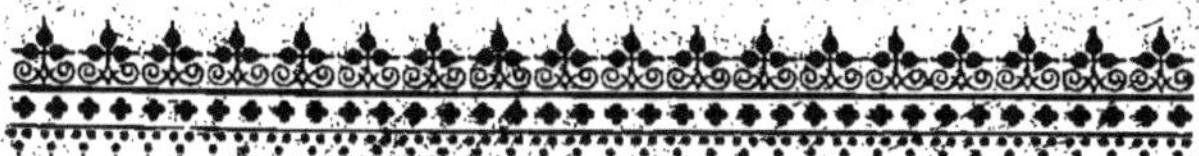

LA SOLITUDE

Comme nous venons de le dire, un des bienfaits de la maladie est de nous constituer dans l'état de *solitude*.

On sait combien, très généralement, les hommes aiment peu la maison de la souffrance et du deuil ; ils lui préfèrent de beaucoup la demeure du bien-être et du plaisir. Aussi la maladie a-t-elle pour conséquence naturelle, inévitable, d'élever bien vite, entre le monde et nous, un mur de séparation.

Dans les premiers jours, les amis plus intimes, ceux-là surtout dont les intérêts et les affaires sont mêlés aux nôtres, viennent avec empressement nous apporter leurs affectueuses sympathies ; puis, si la situation se prolonge, les visites se font plus rares et plus courtes : « On a des occupations si nombreuses ; le temps manque ; on craint de fatiguer le malade ; — le médecin, d'ailleurs, a recommandé la plus grande discrétion. »

Qui de nous ne connaît toutes ces raisons, et d'autres semblables ?

Le pauvre patient éprouve bien, en face de ces délaissements déguisés, une certaine surprise douloureuse ; mais, peu à peu, il se résigne ; et, si la grâce d'En-Haut, comme il arrive ordinairement, se fait sentir à son âme, il en bénit Dieu comme d'un soulagement et d'une délivrance.

C'est bien la *solitude* qui commence pour lui.

****

Le premier effet de notre réclusion forcée est de nous inspirer l'*humilité*, la vertu qui nous prépare le mieux à recevoir les communications divines. Car « si Dieu résiste aux orgueilleux, il accorde toujours sa grâce aux humbles. »

Sans aucun doute, nous n'avions pas la folle prétention de compter parmi les *hommes nécessaires*. Néanmoins nous avions conscience de tenir une place, *notre* place dans la société et le monde des affaires. — C'était vrai : notre caractère, notre situation, notre valeur morale ou notre aptitude pour l'industrie et le commerce, nous avaient concilié des relations nom-

breuses et honorables. Si nous n'étions pas des
chefs de mouvement, des centres d'action, nous
ne passions pas non plus inaperçus...

Maintenant que la maladie est venue s'appe-
santir sur nous, et qu'elle nous a consignés
dans notre chambre, nous pouvons mesurer à
quoi se réduit notre importance.

Nous ne paraissons plus dans le monde : y
a-t-il, pour cela, quelque chose de changé dans
la vie ordinaire ? — Il y a un homme de moins ;
mais pas une affaire, pas une fête, pas une
réunion, pas un plaisir n'a été supprimé. La
grande fournaise du travail est toujours en
pleine activité ; les bruits et les mouvements
de la rue n'ont rien perdu de leur animation
accoutumée. Pendant que nous sommes là,
condamnés à un repos forcé et à l'inexorable
souffrance, tout marche sur la terre comme si
nous n'avions jamais existé.

Un rouage qui se brise dans un mécanisme
arrête généralement le mouvement de la ma-
chine ; nous, nous manquons, et rien n'est
suspendu. C'est dire que nous comptons à
peine. Si nous disparaissions tout à fait demain,
gardez-en bien l'assurance, il ne se produirait
aucun bouleversement dans le monde. Nos
meilleurs amis, en nous accompagnant jusqu'à
notre dernier séjour, nous accorderaient sans
doute, comme oraison funèbre, quelques sym-

pathiques regrets : « Ce pauvre N...! le voilà parti ! A un âge où il pouvait se promettre quelques années encore, et jouir du fruit de son travail !... Voilà ce que nous sommes !... »

Et ce serait fini.

Cher confrère de souffrance, voilà notre histoire. — Ne vous récriez pas : oui, c'est votre histoire, c'est la mienne, et celle de tout homme ici-bas.

Nous la connaissons très bien tous, pour l'avoir écrite nous-mêmes vingt fois, au sujet de nos amis disparus.

Il y a soixante et quelques années, je reproduisais, à l'école du village, un modèle d'écriture ainsi conçu : « Si vous voulez savoir ce que l'on dira de vous après votre mort, faites attention à ce que l'on dit des autres devant vous ; on n'aura pas plus d'égards pour vous que pour les autres. »

Cette observation m'est restée profondément gravée dans la mémoire ; et, en pensant à tant d'êtres chers, à tant de personnages célèbres disparus, je me sens porté à m'écrier : « Mon Dieu, que sommes-nous pour nos semblables ? — Rien ! un néant ! Si nous nous figurons être quelque chose dans le monde, il suffit de cinq minutes de *réflexion solitaire* pour nous ramener à la réalité. »

Laissez tomber une goutte d'eau dans l'im-

mense océan : où est-elle ? — Nous sommes
cette goutte d'eau, perdue dans la grande mer
humaine ; ou encore, voyez cette poussière sou-
levée par la tempête : nous sommes un de ces
grains de sable, dans le vaste désert des hommes.

O humilité ! ô vérité ! !

Ce n'est pas seulement le jugement des autres
qui nous ramène à notre taille ; nos propres
constatations sont d'accord avec eux sur ce
point, au moment, du moins, de la maladie.

Ne sentez-vous pas combien s'est amollie la
vigueur de votre volonté, en cet instant si
mobile et si indécise ? Votre intelligence, qui
pouvait, hier encore, aborder les problèmes les
plus ardus, se fatigue aujourd'hui devant une
question élémentaire ; vous tranchiez sans
effort et comme en vous jouant les difficultés
les plus compliquées, et chacun rendait justice
à votre perspicacité et à la sûreté de vos jugements ; et voici que vous ne pouvez suivre le
moindre raisonnement sans éprouver une
extrême lassitude.

Il faut donc le reconnaître et l'avouer : vous
êtes un être abaissé, amoindri, anéanti. Il suffit
qu'un ami vienne vous entretenir quelques
minutes, pour amener un accès de fièvre qui
peut avoir les plus graves conséquences.

Soyons fiers, après cela, de nos capacités ;
reposons-nous sur notre puissance ; faisons

fond sur notre valeur personnelle : il y a de quoi, vraiment.

La conclusion s'impose ; elle nous est fournie par le Prophète-Roi. Avec lui, ne cessons de redire, dans l'humilité de notre âme : « *Substantia mea tanquam nihilum ante te ;* Seigneur, tout mon être est devant vous comme le néant. » (1)

***

De cette connaissance de nous-mêmes que nous enseignent et la maladie et la solitude, sort naturellement, comme une fleur de sa tige, le *détachement.*

Ici, rendons grâces à Dieu d'être venu à notre aide.

Livrés à nous-mêmes, il nous eût été impossible de briser des liens qui nous pesaient et nous blessaient, peut-être, mais que nous aimions. Notre vie était comme enchevêtrée dans mille affaires plus absorbantes les unes que les autres. A certains moments, nous sentions le besoin de nous recueillir ; mais les événements nous relançaient sans cesse dans la mêlée.

Dieu a-t-il vu nos désirs secrets ? N'a-t-il consulté que sa miséricorde ? — Il est vrai de

(1) Ps. xxxviii. 6.

dire qu'il a eu pitié de nous et de notre faiblesse. Par le fait de la maladie, l'action de la douleur et l'autorité du médecin, il a opéré la séparation violente, matérielle et fatale : c'était un premier pas.

Forcément isolés, nos réflexions n'ont pas tardé à nous convaincre que nous ne comptions, en général, dans le monde, que dans la mesure où nous servions à ses intérêts ou à ses plaisirs.

Loin de moi la doctrine du désenchantement et de la défiance de toutes choses. Je ne veux point parler ici des bonnes, légitimes et bénies affections de la famille et de l'amitié. Elles sont des soutiens, et non des obstacles à la vie chrétienne; elles se montrent d'autant plus dévouées que nous sommes plus impuissants.

Mais ce que l'on appelle le monde, tout cet ensemble d'opinions, de coutumes, de préjugés, d'affaires et de mœurs !... oh ! comme tout cela nous devient vite à charge dans la maladie, parce que nous en découvrons facilement l'étroitesse et l'égoïsme.

C'est une exigence naturelle du cœur humain, de vouloir la réciprocité dans l'affection et le dévouement. Quand nous nous donnons nous-mêmes, nous ne supportons pas l'indifférence. Jésus lui-même, dans son agonie sanglante au jardin de Gethsémani, n'a-t-il pas fait à ses apôtres le reproche de s'être désintéressés de sa souffrance : « Eh quoi ! leur dit-il, vous n'avez pas même pu veiller une heure avec moi » ?

Or, ainsi que nous venons de le dire, le monde se retire de la douleur ; et, par une conséquence rigoureuse, le détachement, la scission s'opère, non seulement matérielle, mais d'âme et de cœur.

Enfin, l'expérience journalière que nous faisons de l'impuissance de nos amis les plus fidèles, achève de nous détacher de la terre, et de rendre à notre âme sa liberté.

Que peuvent-ils, en effet, pour nous, dans la maladie ? Nous plaindre, former des vœux, sympathiser avec nous... Mais ils ne sauraient aller plus loin. Dans nos souffrances les plus vives, dans les étreintes et les affres de la mort, que feront-ils de plus ? On les verra, comme on nous a vus nous-mêmes, plus d'une fois sans doute, en présence d'un ami mourant, debout, désolés, les bras croisés sur la poitrine, des larmes dans les yeux, laissant échapper de leur cœur un soupir de découragement... Rien de plus.

Dieu seul mérite qu'on s'attache à lui, intimement et totalement, parce que seul il est le Tout-Puissant, et l'ami toujours fidèle, qui ne nous manquera jamais : ni dans la santé, ni dans la maladie ; ni dans la vie, ni dans la mort ; ni dans le temps, ni dans l'éternité.

*
* *

Si les leçons de la *solitude* tendent à nous *séparer*, ce n'est assurément pas pour nous imposer une vie sans amour et sans but, mais bien pour nous conduire à Dieu.

« Plus un homme se détache du monde, dit l'Imitation, plus Dieu et les anges se rapprochent de lui. »

D'ailleurs, l'âme ne peut être inactive : c'est une loi de sa nature qu'elle se *souvienne*, qu'elle *pense* et qu'elle s'*attache*.

Donc, dans ma solitude, j'évoque, comme dans une vision lointaine, des *souvenirs* bienfaisants, longtemps voilés par les préoccupations incessantes de la vie matérielle. Il est si difficile, dans le monde, de s'*asseoir pour méditer*, selon le mot de l'Evangile : *Sedens... cogitat.* En ce moment où je m'appartiens, je me plais à revivre les jours anciens. Les voici qui passent devant moi, comme une armée dans une grande revue. — « Mon père, ma mère, mes frères, ma sœur, mes amis, êtres chéris que la mort a emportés, qu'il y a longtemps que je ne me suis arrêté devant vous, pour contempler à loisir votre visage ! Voici le jour de ma première communion, et les joies candides de mon adolescence, et les travaux de ma jeunesse, et les responsabilités de toute ma vie.

« *Solitude, désert* où m'a placé la maladie, c'est à vous que je dois ces salutaires réminiscences.

« Mon Dieu, merci pour toutes vos conduites à mon égard. Vous m'avez donné ma part des joies d'ici-bas. Ma carrière parcourue, déjà bien longue, a été marquée par vos bienfaits ; soyez béni, Seigneur ! »

Il me vient, en même temps, des pensées qui auraient trouvé difficilement accès dans mon esprit, si je n'avais été séparé.

De graves problèmes se posent devant moi, qui intéressent non pas seulement le temps, mais bien plutôt l'éternité. Aux jours de ma force, je les aurais peut-être écartés ; aujourd'hui, ils attirent et fixent mon attention.

Sans doute, la maladie dont je souffre n'est pas pour la mort, si j'en crois les maîtres de la science. Mais un temps viendra, peut-être bientôt, où la redoutable et divine Messagère s'approchera de moi, pour me rappeler le décret porté contre l'humanité : « *Statutum est hominibus semel mori* ; il a été réglé que les hommes mourront une fois. »

Quand sera-ce ? — Nul ne peut le dire. — Comment ? — Je ne sais pas. — En quel lieu ? — Je l'ignore. — Suis-je prêt ?...

O mon Dieu, quelle certitude! et quelles incertitudes !...

Enfin, puisque le monde s'est retiré de moi, et que, moi-même, je me suis retiré du monde, mon cœur ne peut pourtant pas rester sans objet. Il est fait pour aimer : c'est sa destination comme c'est sa grandeur. Qui donc aimerai-je, sinon vous, Seigneur, qui êtes seul digne de tout amour? — Dans l'état où je me trouve, les richesses et tous les biens de la terre ne peuvent me servir : les dignités et les honneurs n'ont aucun prix, sans la santé ; toutes les espérances humaines ne s'étendent pas, pour moi, au-delà du jour présent et de la nuit qui va suivre.... Mon Dieu, c'est à vous que je m'attache pour jamais.

**

O ma chambre, solitaire et silencieuse, asile béni où viennent mourir les derniers bruits du monde, pieuse retraite, féconde en pensées salutaires, témoin, il est vrai, de mes longues souffrances, il me semble, lorsque je devrai te quitter pour me lancer de nouveau dans la mêlée tumultueuse des intérêts et des passions, que j'emporterai les mêmes regrets intimes qu'on éprouve en se séparant d'un ami.

V

LE CRUCIFIX

C'est la parole qui s'échappe, douce et confiante, de mon cœur, sinon toujours de mes
lèvres, lorsque j'entre dans la chambre d'un
malade, et que j'aperçois, bien en évidence,
l'image adorée de mon Sauveur, Jésus crucifié.
A l'instant, mon âme se dilate et respire, en
quelque sorte, en pleine liberté. Je me sens en
pays chrétien et aimé ; je suis intime dès le
premier abord.

Oui, c'est bien là, à la place d'honneur dans
le sanctuaire de la souffrance, qu'il convient
d'apposer la grande et sainte Victime de notre

salut. C'est là, tout en face de la couche douloureuse, qu'elle doit apparaître, afin qu'aux moments de crises plus aiguës, dans les terreurs nocturnes ou les longues et fatigantes insomnies, le pauvre patient puisse trouver, sans effort, dans un regard sur l'image sacrée, la force, la résignation ou l'espérance.

*
* *

Disons d'abord que toute famille chrétienne doit avoir *son crucifix*.

On élève sur les places publiques, on conserve dans les maisons particulières les statues, les images des hommes qui ont honoré leur patrie ou se sont rendus utiles à l'humanité.

Ainsi s'affirment la reconnaissance et l'admiration.

Or qu'est-ce que le crucifix ? — C'est la représentation d'un Dieu qui nous a donné à tous la preuve d'un amour incomparable, qui a souffert et est mort pour nous sauver, et s'est fait le bienfaiteur universel de l'humanité. Grâce à ses dévouements, nous avons retrouvé nos titres perdus d'enfants de Dieu ; les portes du ciel, fermées depuis quatre mille ans, se sont rouvertes à nos espérances ; tous les secours et toutes les consolations, si nécessaires à notre vie d'épreuves, ont été mis à notre portée.

Convient-il de placer dans nos maisons et sous nos yeux l'image de Celui qui s'est fait victime pour nous? — L'oubli, l'indifférence serait un crime.

Que dirions-nous donc d'un peuple, d'une génération qui nourriraient la haine du crucifix? Que penser d'une famille, d'une institution, d'une société quelconque qui bannirait l'image sacrée, aux cris répétés des Juifs déicides d'autrefois : « *Tolle! Tolle!* Enlevez ! Enlevez ! Faites disparaître » ?

Une mère avait trouvé la mort en donnant la vie à un fils. Son portrait était appendu à la muraille. Plus d'une fois, le père avait raconté à l'enfant la bonté, les douleurs et le sacrifice héroïque de celle qui lui avait donné le jour ; l'enfant s'était attendri à ce récit, et il avait pleuré.

Mais, plus tard, devenu grand et chef de maison à son tour, il détacha, de ses propres mains, l'image maternelle, la déchira sans émotion, et en jeta les fragments dans la rue.

« Monstre d'ingratitude !.... » dites-vous, « digne de la malédiction de Dieu et du mépris des hommes ! »

Arrêtez, mon frère ! Prenez garde que votre condamnation et vos anathèmes s'adressent peut-être aux hommes de votre temps et de votre pays.

Il y a près de dix-neuf siècles, Jésus, le Fils de Dieu, nous enfanta aussi à la vie, en s'offrant à la mort sur le Calvaire de Jérusalem. Le crucifix n'est que la représentation de ce sublime dévouement.

Et voici qu'en pays chrétien, cette image, si justement vénérée dans tous les siècles, est bannie officiellement des Institutions publiques, brisée et profanée quelquefois avec une fureur satanique.

Ne maudissez pas cependant. A Dieu seul il appartient d'exercer *la vengeance* : *Mihi vindicta, et ego retribuam* (1), parce qu'il est la souveraine Miséricorde en même temps que l'infinie Justice.

Cette vengeance divine s'est quelquefois montrée d'une manière terrible, même dès cette vie, sur les insulteurs sacrilèges du crucifix.

En 1831, quatre jeunes gens, poussés par le souffle d'impiété qui commençait à sévir à cette époque, abattirent, pendant une nuit, une croix de Mission, qu'ils brisèrent et couvrirent d'outrages.

Or voici ce qui arriva :

Trois des coupables périrent misérablement,

______

(1) Hebr. x, 30.

à des intervalles très rapprochés, mais en des
circonstances tout à fait différentes, qui mani-
festèrent clairement une intervention providentielle. Quant au quatrième, le moins criminel,
peut-être, puisqu'il s'était contenté de faire le
guet pendant que ses camarades *opéraient*, il
tomba dans une sorte de folie religieuse ; et on
put le voir, pendant des années, accourir auprès des étrangers qui traversaient la commune,
tracer une croix sur le chemin, et s'écrier d'une
voix pleine de terreur : « Ne touchez pas à la
croix : cela porte malheur ! »

Terribles représailles de la justice divine. —
Je dis donc aux hommes de notre temps : « Ne
touchez jamais à la croix pour la profaner :
cela porte malheur ; placez-la, au contraire,
avec respect dans vos demeures comme une
bénédiction, sur vos lèvres et sur votre cœur
comme un témoignage d'amour reconnaissant
et une protection souveraine.

*

Tout chrétien doit non seulement *avoir*, mais
savoir le crucifix, c'est-à-dire en comprendre
les enseignements.

« Mon livre !... » disait un religieux, d'une
voix mourante, à la personne qui le soignait,
« donnez-moi mon livre ! » Et comme celle-ci

ne comprenait pas sa pensée, il lui désigna le *crucifix*.

C'est bien, en effet, le livre universel, où toutes les générations doivent apprendre à lire. Le plus grand des théologiens, saint Thomas d'Aquin, disait qu'il valait, à lui seul, toutes les bibliothèques.

Il contient, en réalité, toute l'histoire des rapports de Dieu et de l'homme, l'abrégé de notre foi, le résumé de nos devoirs.

Aussi je ne m'étonne pas que le grand apôtre saint Paul se glorifie auprès des Corinthiens d'avoir dédaigné, dans son labeur pour les engendrer à la vie chrétienne, les moyens de persuasion de la sagesse humaine, pour ne se servir que de la connaissance du crucifix : « *Non judicavi me scire aliquid inter vos, nisi Jesum Christum, et hunc crucifixum ;* je n'ai point fait profession de savoir autre chose parmi vous que Jésus-Christ, et Jésus-Christ crucifié » (1).

Voulez-vous connaître le prix de votre âme ? — *Interrogez le crucifix...* Il vous dira que, pour la racheter de l'enfer, le Fils de Dieu, lui-même, a choisi de mourir du supplice des plus infâmes criminels.

Voulez-vous juger de la malice du péché ? — *Regardez le crucifix...* Il vous montrera le

____
(1) 1 Cor. ii, 2.

plus saint des enfants des hommes et le Fils même de Dieu, les pieds et les mains percés, couronné d'épines, le corps couvert de plaies livides, mourant sur une croix, pour en réparer les suites déplorables.

Voulez-vous savoir les sévérités de la justice divine ? — *Méditez le crucifix*... Il vous apprendra que, pour rétablir l'ordre violé, Dieu n'a pas même épargné son Fils unique, l'objet de toutes ses complaisances ; et qu'au moment même de sa suprême agonie, il en a détourné les yeux, suivant cette douloureuse et étonnante parole : « *Deus meus ! ut quid dereliquisti me ?* — Mon Dieu ! mon Dieu ! pourquoi m'avez-vous abandonné ? » (1)

Voulez-vous apprécier l'amour excessif de Jésus-Christ pour vous ? — *Placez-vous bien en face du crucifix* ; écoutez et regardez. Une voix vous dit : « Il n'y a pas de plus grande marque d'amour que de donner sa vie pour ceux qu'on aime. » (2) D'autre part, voyez comment la sainte Victime étend ses deux bras à l'orient et à l'occident, comme pour attirer à elle toute l'humanité sans exception, les pécheurs comme les justes, et les inviter à venir se réfugier au pied de sa croix, mieux encore, à se reposer sur son cœur.

(1) Matt. xxvii, 46.
(2) Jo. xv, 13.

O divine image de mon Sauveur ! en vérité, en vérité, pour qui vous étudie à la lumière de la foi, vous renfermez toute science !...

De même que le crucifix révèle les plus sublimes vérités, il recommande les plus excellentes comme les plus nécessaires vertus.

O Jésus ! vous êtes un modèle d'*obéissance* héroïque et parfaite à votre Père du ciel ! Au moment même de terminer votre sacrifice, vous regardez, pour ainsi dire, dans la volonté divine, pour voir s'il n'y a pas encore une douleur à prendre sur vous, une expiation à embrasser... Mais tout a été fait... *Consummatum est !* (1) et vous inclinez la tête, en rendant le dernier soupir.

O Jésus ! vous nous prêchez, sur la croix, le *détachement* complet, le plus absolu *dépouillement*. Plus de liberté pour vous : vos pieds et vos mains sont rivés au bois de la douleur ; — plus de biens matériels : vos bourreaux se partagent vos vêtements, sous vos regards ; — vous avez encore, il est vrai, votre mère et votre disciple bien-aimé ; mais voici que vous en faites aussi le sacrifice : « Femme, voici votre fils ! Disciple, voilà votre mère !... » (2)

O Jésus ! vous nous enseignez *la patience*. Au milieu de votre affreux supplice, vous ne

____

(1) Jo. xix, 30.
(2) Ibid. 26-27.

laissez échapper aucune plainte : ni contre les amis qui vous abandonnent, ni contre le peuple qui vous insulte, ni à l'égard de Dieu, votre Père, qui semble rester indifférent à vos souffrances ; et vous déposez votre âme entre ses mains, comme l'enfant incline sa tête sur le sein de sa mère.

O Jésus ! vous nous donnez l'exemple parfait *du pardon* que nous devons toujours réserver à nos frères, même lorsqu'ils s'établissent nos persécuteurs. Vous sollicitez la grâce de vos bourreaux eux-mêmes : « Pardonnez-leur, ils ne savent ce qu'ils font. » (1)

O Jésus crucifié, à vous notre admiration ! à vous notre respect ! à vous notre reconnaissance ! à vous notre amour !... Vous garderez votre place toujours, dans notre maison et sur notre cœur ; et vous ne cesserez pas d'être notre modèle accompli, et le sujet de nos plus sérieuses méditations.

*
* *

Mais, s'il est un lieu où le crucifix soit plus que partout ailleurs une lumière, un encouragement, une consolation et un modèle, c'est la chambre du malade, là où se donnent rendez-vous toutes les douleurs du corps, de l'âme et

(1) Luc. xxiii, 34.

du cœur. Pour les pauvres patients qui n'ont pas perdu la foi de leur enfance, rien que la vue de l'image sacrée est une force qui arrête la plainte sur les lèvres. Comment *murmurer* de ses souffrances, si aiguës qu'elles puissent être, au souvenir et en face des souffrances infiniment supérieures de l'Homme-Dieu ?

Un chef indien avait été condamné, par un ennemi victorieux et cruel, à être étendu sur un brasier ardent avec un de ses favoris. Celui-ci, dès les premières atteintes des flammes, jeta des cris affreux : « Mon ami, lui dit le prince, pourquoi te lamenter de la sorte ? — Eh ! seigneur, comment ne pas se plaindre, sur cette couche de feu ? — Regarde-moi, reprit son héroïque maître, vois-tu que je sois couché sur un lit de roses ? »

Le courtisan comprit.... L'exemple qu'il avait sous les yeux fut plus fort que la douleur... Il cessa de gémir.

Le crucifix tient au malade le même langage, avec une autorité infiniment plus douce et plus forte : « Mon enfant, pourquoi te plains-tu ? Pourquoi, surtout, murmures-tu ? Regarde-moi, qui suis ton Sauveur et ton Dieu ; crois-tu que je sois couché sur un lit de roses ? Compare tes souffrances avec mes souffrances, et reconnais que tes révoltes ne sont pas justifiées. »

En effet, dans la maladie, nous reposons,

même les plus pauvres, les plus dénués, sur une couche préparée par les mains de la charité. A Jésus, les rudes soldats romains ont dressé, pour lit de mort, une croix raboteuse.

Notre tête, d'une sensibilité extrême, éprouve, à la moindre agitation, un ébranlement des plus douloureux.... Regardez Jésus ! des épines cruelles déchirent son chef sacré, et s'enfoncent lentement et sans arrêt, comme autant de glaives aigus.

Le mal dont nous souffrons nous impose quelquefois une immobilité fatigante, que nous appellerions volontiers insupportable.... Et Jésus est rivé au bois d'ignominie par des clous qui rendent impossible le moindre mouvement, et élargissent à chaque instant ses affreuses blessures.

La fièvre nous brûle; nous souffrons d'une soif ardente, que l'amitié prévenante et dévouée s'efforce de calmer.... Et Jésus aussi a connu ce tourment. L'entendez-vous : « *Sitio ! J'ai soif* »? Et ce sont les mains de ses bourreaux qui approchent de ses lèvres en feu du fiel et du vinaigre.

La science a prononcé son arrêt : il faut subir une cruelle opération. A cette annonce, votre chair a frémi, la terreur s'est emparée de votre âme, une sorte de désespoir vous envahit.... Prenez le crucifix. Touchez les clous des pieds et des mains. Comme ils ont déchiré les chairs, froissé les os, et pénétré avec violence à travers les parties les plus sensibles des membres sacrés !

Nous sommes quelquefois fatigués, épuisés par des visites indifférentes, ennuyeuses, qui ne font qu'ajouter à nos douleurs... Ecoutez ! En face du divin Supplicié qui va expirer, s'élèvent des cris de haine ; toute la multitude qui entoure la croix le couvre d'insultes et de malédictions.

Nous souffrons du martyre que nos douleurs imposent à ceux qui nous aiment, et qui s'efforcent de nous soulager... Et Jésus voit sa mère, debout au pied de la croix, abîmée dans sa douleur et son impuissance, regardant couler goutte à goutte tout le sang de son Fils bien-aimé.

Au milieu de toutes nos souffrances, il nous est permis, à nous, de diriger nos regards vers le ciel. Nous savons, quelle qu'ait été notre vie, que Dieu ne rejette jamais un cœur contrit et humilié ; il reste toujours père, toujours *notre* Père... Et Jésus, chargé des péchés de tous, condamné par les hommes, se voit encore abandonné de Dieu lui-même ; et cette suprême douleur lui arrache, non pas une plainte, mais une prière suppliante : « Mon Dieu ! mon Dieu ! pourquoi m'avez-vous abandonné ? » (1)

(1) Matt. XXVII, 46.

**

O image bénie de mon Christ Jésus, avec quelle éloquence pénétrante vous me rappelez les paroles du prophète des Lamentations : « *O vos omnes qui transitis per viam, attendite et videte si est dolor sicut dolor meus ;* ô vous tous qui parcourez les chemins de la vie, regardez bien et dites si vous avez rencontré une douleur comme ma douleur ! » (1)

O image bénie de mon Christ bien-aimé, qui donc oserait se plaindre en votre présence ? — Désormais, quels que soient mes crucifiements, je me contenterai de vous regarder avec compassion, de vous contempler avec amour ; et si, parfois, la violence du mal m'arrache des larmes, je vous serrerai contre mon cœur, et je pleurerai sans honte, en baisant vos pieds et vos mains percés.

Car « on pleure bien sur votre image, ô divin Crucifié ! Les larmes des hommes vous connaissent depuis longtemps, parce qu'il y a, entre la croix et les douleurs humaines, une éternelle conformité. » Dans les angoisses du cœur ou de l'âme comme dans les meurtrissures de ma chair, c'est donc auprès de vous que je chercherai la consolation. Les amis de

(1) Thren. i, 12.

la terre ont de douces paroles, mais ce ne sont
que des paroles ; *vous* avez le baume qui endort
toutes les douleurs. Dans les sacrifices, les
séparations, les persécutions, vous serez mon
confident préféré, mon refuge, mon espérance
et ma force... *O Crux, ave, spes unica...*

J'ai lu un exemple bien touchant de cette confiance au crucifix dans les épreuves du cœur.

En Pologne, je crois, il existe un usage spécial à certains ordres religieux. Lorsqu'il faut
annoncer à un des membres de la communauté
que la mort vient de lui ravir un de ses proches,
on attache, à la porte de sa cellule, une simple
croix portant le nom du défunt : *Votre père, —
votre mère, — votre sœur, — votre frère.*

Lorsqu'il revient dans sa solitude, le religieux s'arrête... il lit avec émotion la douloureuse nouvelle, puis il détache la croix et rentre
dans sa cellule. Là, il se met à genoux, baise
la croix avec soumission, fait son sacrifice, et
prie pour l'âme disparue...

O croix de mon Sauveur, image de mon Dieu,
victime volontaire de mon salut, je t'aime d'autant plus que d'autres te blasphèment et t'ou-
tragent. Reste là, sur mon cœur, pendant mes
jours de souffrance, et... toujours... comme
mon souverain consolateur.

Madame Louise de France, carmélite, gardait,
la nuit, le crucifix que les religieuses portent

sur la poitrine : « Jusqu'à ce que je m'endorme, je lui parle, disait-elle un jour. » — On lui demanda : « Mais vous répond-il ? — Oh ! oui, et l'oreille de mon cœur comprend toutes ses réponses. »

Parlez aussi à votre pauvre serviteur souffrant, ô croix bénie de Jésus, pendant que j'aspire la confiance, l'amour et la vie, en collant mes lèvres sur la blessure de votre cœur... Et, quand viendra mon heure dernière, puissé-je exhaler mon âme dans ce suprême témoignage de foi, d'espérance et de charité ! Reposez alors entre mes mains glacées, comme un symbole d'alliance éternelle entre la piété filiale et le pardon divin. Et puis, dans la terre bénie du cimetière chrétien, dressez vos bras victorieux au-dessus de ma tombe, pour me garder comme une mère garde son enfant, et pour dire aux générations qui vont suivre : « Ici repose un croyant, qui attend avec confiance le signal de la résurrection. »

O Crux, ave, spes unica.

VI

L'EAU BÉNITE

Toute créature a été souillée dès le commencement, presque au sortir des mains divines.

L'homme, à qui Dieu avait accordé la royauté sur toute la nature, suivant cette parole de nos saints Livres : « Reçois l'empire sur les poissons de la mer, sur les oiseaux du ciel et sur tous les animaux qui se meuvent sur terre », (1) vendit à l'ange déchu sa royauté et tous ses droits, pour la satisfaction de sa sensualité et de son orgueil.

Dès lors, toute créature fut marquée à l'empreinte de son nouveau maître : l'*esprit du mal*. Pour replacer chaque être sous l'autorité de Dieu, seule légitime, il faut donc commencer par l'arracher à la domination de Satan, et le purifier des souillures qu'il lui a infligées. Alors

(1) Gen. I, 28.

seulement, il pourra servir utilement soit aux besoins de l'homme soit au culte de la Divinité.

C'est par le signe victorieux de la croix, par les exorcismes et les prières de la Religion, que se réalise, le plus souvent, cette *reprise de possession, de la part de Dieu.*

L'*Eau bénite* est l'instrument le plus ordinaire de cette opération.

* *

Remarquons ici que l'*eau* joue un rôle prépondérant dans l'histoire de la Nature, de la Religion et de l'Humanité.

« Au commencement, dit la Bible, l'Esprit de Dieu était porté sur les *eaux* » (1) et les couvait, pour ainsi dire, afin de leur communiquer la fécondité.

Depuis, c'est par l'eau que la vie se conserve et circule dans la création. Elle est comme le *sang de la terre ;* si elle venait à tarir, plus de germination, plus de plantes, plus d'arbres, plus de fruits, et partant stérilité universelle.

L'*eau* a été l'instrument des justices divines comme elle l'est de ses miséricordes, dans le cours des siècles.

Quand les crimes des hommes eurent atteint les limites extrêmes marquées par la Provi-

____

(1) Gen. i, 1-2.

dence, Dieu ouvrit les cataractes du ciel et les sources des abîmes mystérieux de la terre; alors les *eaux* se répandirent à la surface ; elles s'élevèrent de quinze coudées au-dessus des plus hautes montagnes, et toute la génération coupable fut engloutie et disparut.

D'autre part, le Verbe divin, Jésus, en descendant au Jourdain pour y recevoir le baptême de la pénitence, communiqua aux *eaux* une vertu mystérieuse, qui les rendit propres à recevoir et à transmettre les bénédictions divines.

Jusque sur la croix, cet élément privilégié remplit une mission merveilleuse. Un soldat romain ayant percé de sa lance le côté de l'adorable Victime, il en sortit du sang et de l'*eau*, dit l'Evangéliste : *Continuo exivit sanguis et aqua* (1).

Depuis lors, d'après le commandement divin, l'Eglise se sert de l'eau comme matière nécessaire du sacrement de la régénération : « *Nisi quis renatus fuerit ex aqua et Spiritu sancto, non potest introire in regnum Dei*; à moins de renaître par l'eau et le Saint-Esprit, nul ne peut entrer au royaume de Dieu » (2).

*
* *

Dans tous les temps et chez tous les peuples,

(1) Jo. xix, 34.
(2) Jo. iii, 5.

on a reconnu cette grande et religieuse destinée de l'eau.

Chez les païens, un de leurs prêtres se tenait
à l'entrée du temple avec une branche de pal-
mier, pour asperger d'eau lustrale tous ceux
qui venaient prendre part aux sacrifices.

Chez les Juifs, la même cérémonie avait lieu
avec une branche d'hysope, plante aromatique
et symbolique, ainsi que nous le révèlent les
chants de David : « *Asperges me hyssopo et
mundabor; lavabis me, et super nivem deal-
babor;* vous m'arroserez, Seigneur, avec l'hysope, et je serai purifié; vous me laverez, et je
serai plus blanc que la neige » (1).

Mais c'est à l'Eglise catholique que l'*eau* doit
sa plus haute consécration et sa dignité supérieure. Elle la fait entrer, en effet, dans la composition de ses deux plus grands sacrements :
le baptême et l'eucharistie; elle l'emploie dans
presque toutes ses bénédictions; elle la place à
l'entrée de ses temples, comme un symbole de
pureté et un moyen de sanctification.

****

Nous avons dit précédemment que la chambre
du malade était un temple : l'eau bénite y
trouve donc tout naturellement sa place, à
l'entrée.

(1) Ps. L, 9.

Oh ! que j'aime à voir là, comme au portail d'une église, le bénitier modeste et pieux représentant le Christ sur la croix !

Arrière les nouvelles créations artistiques, prétendues religieuses ! J'ai horreur de certaines formes de bénitiers, soutenus par deux bayadères, aux jambes à demi nues, entre-croisées, qu'on a dotées d'une paire d'ailes : ce qui ne les rend ni plus anges ni plus vierges pour cela... — Hélas ! la mondanité nous gâte même nos plus saintes pratiques.

Le visiteur chrétien, en entrant au sanctuaire de la souffrance, se marque du signe de la croix, et de l'eau sanctifiée ; et cet acte de religion, s'il est accompli avec foi, lui vaudra, pour l'entrevue qui va suivre, la discrétion, la gravité, la délicatesse dans la conversation, la lumière pour donner conseil, la puissance de consolation et d'encouragement, l'onction religieuse, le mot ou la réflexion qui fortifie.

Chers malades, faites placer l'eau bénite à l'entrée de votre sanctuaire ; et, si votre indisposition est assez grave pour vous forcer à garder le lit, tenez-en toujours à la portée de votre main, pour en user, comme d'une arme puissante, dans les heures les plus difficiles.

Qui ne sait, qui n'a expérimenté souvent que le temps de la maladie est non seulement le temps de la faiblesse physique, mais aussi de la langueur morale ? L'homme le plus énergique devient alors sans volonté, sans courage, hésitant et mobile comme un enfant.

L'esprit du mal, qui est souvent l'auteur des désordres du corps humain comme il fait naître les troubles de l'âme et soulève les tempêtes sur l'Océan, profite volontiers de ces prédispositions pour susciter de vaines terreurs, des tentations contre la foi, des découragements, des impatiences ou même des révoltes, quelquefois aussi des hallucinations mystérieuses et des visions pleines d'épouvante. Il s'acharne avec d'autant plus de violence sur ses victimes, qu'il sait devoir rencontrer moins de résistance par suite de l'affaiblissement de la volonté.

*
* *

L'eau bénite est un des remèdes les plus puissants contre ces attaques de l'enfer.

On lit, en effet, dans les Constitutions apostoliques qu'elle jouit du pouvoir de chasser les démons : *vim demonum fugatricem* ; d'expulser les maladies : *morborum expultricem* ; et de dissiper toutes les embûches de l'ennemi : *omnium insidiarum profligatricem.* — C'est le témoignage que lui rend saint Basile, au IVe siècle, lorsqu'il écrit : « *L'eau bénite* enlève aux

choses humaines leur stérilité ; elle purifie, elle
sanctifie ce qui est souillé ; elle détourne les
embûches du démon, et protège les hommes
contre ses artifices mensongers. »

Au reste, il suffit de lire les prières que
l'Eglise prononce dans la bénédiction de l'eau,
pour être édifié sur ce point, et aussi pour
augmenter notre dévotion.

« Notre secours, dit-elle, est dans le nom du
Seigneur ;

— Du Seigneur qui a fait le ciel et la terre.

— Je t'exorcise, ajoute-t-elle, pour que tu
deviennes une *Force* qui mette en fuite toute la
puissance de l'ennemi, et que tu le déracines
lui-même et l'extirpes avec ses anges révoltés,
par la vertu de Notre Seigneur Jésus-Christ. »

Et, aussitôt après :

« Seigneur, donnez votre bénédiction à cette
créature *d'eau* qui est employée dans vos saints
mystères, afin qu'elle reçoive l'effet de votre
divine grâce, pour chasser les démons et *guérir
les maladies*, de sorte que tout ce qui aura été
arrosé de *cette eau* dans les *maisons et les
lieux* appartenant aux fidèles, soit exempt de
tout dommage ; qu'il n'y passe aucun *air pesti-
lentiel* ni aucun souffle corrompu ; que toutes
les embûches de l'ennemi en soient éloignées ;
et, s'il s'y trouvait quelque chose de nuisible à
la santé ou au repos et à la paix de ceux qui

demeurent en ces lieux, que tout cela disparaisse par la vertu de *cette eau ;* et qu'ainsi *la santé,* que nous demandons par l'invocation de votre saint nom, soit ou préservée ou fortifiée contre toute attaque. »

Nous devons nous rappeler ici, pour affermir notre confiance, que l'Eglise qui prononce de semblables supplications et forme de tels vœux, a reçu de Jésus-Christ la promesse que tout ce qu'elle demanderait en son nom lui serait accordé.

**

Aussi je ne m'étonne pas que l'usage de l'*eau bénite* et, j'oserai dire, la dévotion à l'*eau bénite* aient été, dans les temps de foi, universellement pratiqués.

Je me reporte, par le souvenir, à près de soixante-dix ans en arrière, dans la maison paternelle. Nous étions quatre tout jeunes enfants, dont l'aîné n'avait pas sept ans. Le soir venu et le moment du repos arrivé pour nous, notre mère nous marquait au front du signe de la croix avec l'*eau bénite.* Puis je la vois encore, dans notre chambre, asperger nos petits lits avec le buis des Rameaux, pour en éloigner toutes les influences malfaisantes et nous placer sous la sauvegarde des saints anges, ainsi que l'affirme la prière de la *bénédiction de l'eau* : « *Domine, mittere digneris Sanctum Angelum tuum, qui custodiat, foveat, protegat, visitet atque defendat omnes habitantes in hoc habitaculo* ; Seigneur, daignez envoyer votre Saint Ange pour garder, envelopper, protéger et défendre tous ceux qui habitent dans cette demeure. »

Dans ces mêmes temps, un danger venait-il à menacer ou les personnes ou les biens, aussitôt on recourait à la puissance préservatrice de l'eau bénite.

Ecoutez : le tonnerre gronde dans le lointain ; voici que de larges gouttes de pluie annoncent l'orage ; des éclairs éblouissent, et font jeter des cris de terreur aux enfants. Vite, la mère de famille va tremper la branche de buis des Rameaux dans l'eau sainte, et la présente successivement à toutes les personnes qui se trouvent dans la maison, grands, petits, maîtres ou serviteurs, étrangers ou proches... Et tous, sans exception, — je n'ai jamais vu un seul refus ni un seul sourire d'incrédulité, — touchent le rameau préservateur et se marquent du signe de la croix.

On était persuadé alors que Dieu intervient dans les bouleversements de la nature, et que la prière et les bénédictions de l'Eglise ne sont pas sans influence sur les éléments.

Aujourd'hui, il se trouve encore des familles où se sont conservées ces pieuses traditions, mais elles deviennent de plus en plus rares ; autrefois, surtout dans les campagnes, on ne trouvait guère d'exceptions.

****

Je me permettrai de rappeler ici encore un souvenir tout personnel.

J'exerçais le saint ministère dans une paroisse assez importante. Une nuit, je fus éveillé par des coups de sonnette précipités. Je me hâte de descendre, et me trouve en présence d'une domestique tout effarée :

« S'il vous plaît, Monsieur, venez vite ; Madame se trouve mal. Je ne sais si vous arriverez encore à temps. »

Sa maîtresse était une des personnes les plus considérées de la ville, et appartenait à ce que l'on appelle la *société pieuse*.

Je la trouvai assez gravement atteinte pour la préparer à recevoir les derniers sacrements et les suprêmes bénédictions de l'Eglise.

Je demandai de l'eau bénite.

Etonnement général... On se regarde... On paraît s'interroger... Il n'y avait point de bénitier dans la chambre de la malade... et, probablement, point d'eau bénite dans toute la maison.

En ce moment, j'entendis une des personnes présentes dire à demi-voix à l'une de ses voisines : « Je crois bien qu'on pourrait en trouver chez Jean-Baptiste !...

— Allez donc, lui dis-je, et revenez au plus tôt. »

Quelques moments après, elle revint avec l'eau sainte et le buis bénit, et je procédai à l'administration du sacrement des malades.

En quittant la maison, je demandai qui était Jean-Baptiste : « C'est le valet de charrue, me répondit-on ; il couche à l'écurie. » — Et c'est là que se trouvait l'eau bénite !... Sans doute, pour préserver les chevaux contre la morve et autres maladies contagieuses ! ! !

**

Pauvres chers malades, conservez avec respect et dans un lieu décent l'élément sanctifié par les bénédictions de l'Eglise ; et, dans vos insomnies, dans les luttes nocturnes contre les désespoirs ou les terreurs excessives, dans les souffrances intolérables, quand surtout l'image de la mort se présente à vous terrible et troublante, armez-vous avec foi et confiance du signe de la croix et de l'eau bénite : vous rendrez vains les suprêmes efforts de Satan.

Et vous, âmes charitables qui vous dévouez au soulagement des membres souffrants de

Jésus-Christ, ajoutez à vos dévouements personnels la puissance mystérieuse de l'eau bénite. Répandez-la quelquefois dans la chambre et sur le lit du malade : elle sera souvent pour lui lumière, force ou consolation.

Saint Camille allait mourir. Son confesseur, après avoir récité les prières des agonisants, asperge sa couche d'eau bénite. Mais le bienheureux n'ayant pas senti une seule goutte de l'onde sacrée sur son visage, dit à haute voix : « Encore ! encore de l'eau bénite ! » comme s'il en eût éprouvé d'une manière sensible les effets bienfaisants.

Alors le Père, lui faisant le signe de la croix sur le front, lui jeta de l'eau bénite avec l'aspersoir. Le malade parut immédiatement satisfait, et il dit : « Maintenant, c'est bien... » — Quelques heures plus tard, il quittait la terre pour aller se reposer au sein de Dieu, dans la paix éternelle.

Bienheureux ceux qui se confient dans le Seigneur !

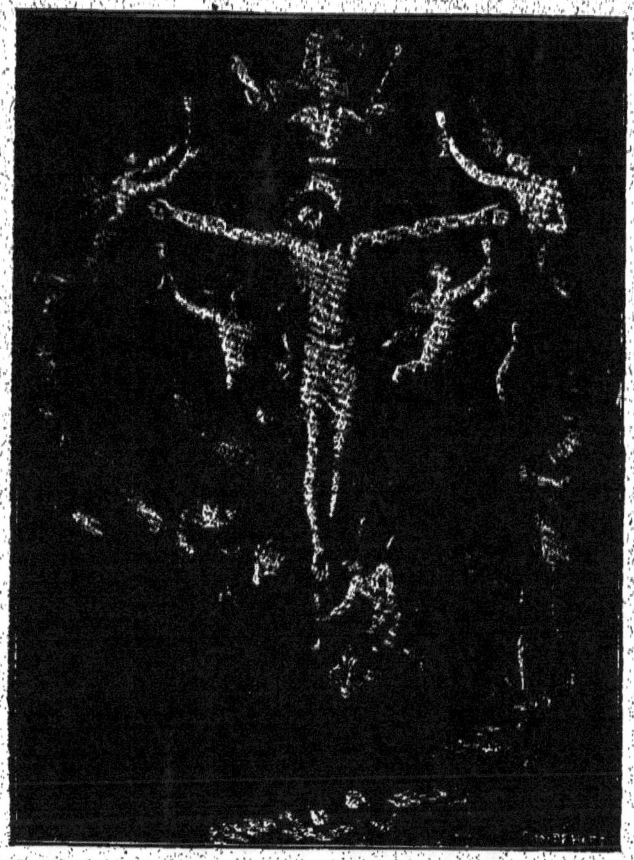

TABLEAU

que saint Camille fit peindre et contemplait presque continuel-
lement durant sa dernière maladie, afin de fortifier son
espérance.

(1614)

VII

LES SAINTES IMAGES

Le crucifix, à lui seul, peuple la chambre du malade. Pour qui veut bien le comprendre, il dit tout, en effet, et répond à tout. Il prêche, avec une éloquence victorieuse, la justice et la miséricorde divines, l'amour de Jésus-Christ pour les hommes, la patience, la résignation et les célestes espérances. Dans quelque situation que l'on se trouve, un simple regard de foi sur l'*image sacrée* apporte à l'âme un réel adoucissement, et la renouvelle pour continuer la lutte.

O croix bénie de mon Sauveur, à quelque extrémité que la maladie et la souffrance puissent jamais me réduire, soyez toujours et ma force et ma douceur.

***

Tout cela est vrai, et justifié par l'expérience. Il faut convenir, cependant, que la chambre du malade apparaîtrait bien vide et bien froide, si ses murailles se présentaient absolument dénudées. Elle ressemblerait aux temples protestants, — nature morte, — dont peuvent s'accommoder certains esprits philosophes, mais que repoussent des cœurs catholiques, qui ont besoin de chaleur et de vie.

Aussi voit-on chez nous très généralement, même dans la demeure de l'indigent, des tableaux ou images rappelant des souvenirs historiques; des portraits de famille et des scènes religieuses, qui peuplent, en quelque manière, la solitude des pauvres patients, et parlent à leur âme, sans bruit et sans fatigue, le langage de l'intimité.

Nous avons comparé souvent la chambre du malade à un sanctuaire, où Dieu révélait sa présence par le ministère de la douleur.

Or voyez ce que l'on trouve dans nos églises.

L'autel, le tabernacle et le crucifix sont bien le résumé complet de tout notre culte. Cependant parcourez nos temples, même les plus dépourvus, les plus abandonnés. Le long des murailles, aux vitraux, dans les chapelles secondaires, se voient des représentations qui semblent former cortège au Dieu de l'Eucharistie, et s'étendre comme une avenue de gloire, du portail jusqu'à l'autel. On y trouve un enseignement complet de notre sainte Religion, les principaux articles de notre foi, les miracles de Jésus-Christ, l'institution des sacrements, l'histoire de l'Eglise et des illustres protecteurs du pays, le courage et les triomphes des martyrs; leçons et exhortations des plus salutaires, toujours facilement comprises, même des esprits les moins cultivés.

Ainsi, dans la chambre du malade, les symboles religieux sont comme une perpétuelle prédication qui éveille de saintes pensées, excite de généreux sentiments, et porte à la pratique des plus belles et, quelquefois, des plus difficiles vertus.

Saint Augustin, en lisant le récit des combats soutenus par les premiers martyrs, s'écriait plein d'enthousiasme : « Eh quoi! des enfants, des vieillards, des vierges timides remportent de pareils triomphes; et nous, les hommes, les savants, les philosophes, nous serions vaincus !! Ce qu'ils ont fait, *quod isti et istæ potuerunt,* ne pouvons-nous le faire? »

Ainsi et mieux encore qu'une simple lecture, l'image parle au cœur, dans cette langue des yeux beaucoup plus compréhensible à l'enfant, à l'ignorant, au vieillard et au malade, presque toujours incapables d'une attention soutenue. Au lieu d'éclairer peu à peu et successivement l'intelligence, l'image la saisit à l'instant, et lui révèle l'ensemble et les détails avec une énergie victorieuse.

Qu'on nous permette, à l'appui de cette considération, de rappeler ici un usage qui existait en certaines grandes familles, au moyen âge, et qui met bien en relief l'action puissante de l'*image* sur le cœur et la volonté.

Quand le futur héritier du Nom devait aller compléter, à la cour du souverain, l'apprentissage de l'honneur, du courage et de la vertu, commencé sous les regards paternels, avant de le laisser s'éloigner, son père, représentant et gardien des nobles traditions, le prenait par la main et l'introduisait dans la *salle des Ancêtres*. On nommait ainsi un vaste appartement, mystérieux sanctuaire, où se conservaient religieusement, appendus aux murailles, les portraits de tous les chefs de la maison, dans l'ordre régulier de succession, depuis le premier fondateur jusqu'à son représentant actuel.

« Mon fils, disait le noble seigneur, en faisant poser l'enfant devant chacune de ces grandes et majestueuses figures, *celui-ci* s'est dévoué pour sauver son prince, en un jour de bataille ; — *celui-là*, quand la religion appela ses enfants à la conquête du *Tombeau du Christ*, s'enrôla sous l'étendard de la croix, et se couvrit de gloire dans de nombreux combats contre les infidèles ; — cet *autre* a reçu de la reconnaissance publique le nom de *Père du peuple*, tant fut juste, sage et paternelle son administration. — Regarde encore *celui-ci* : plutôt que de trahir la parole donnée, il préféra mourir dans un sombre cachot... »

Puis, arrivé à la fin de la glorieuse lignée de héros, il montrait à l'enfant une place vide, en disant : « Mon fils, voici votre place ! Souvenez-vous de la leçon des aïeux ! *Noblesse oblige ! !* »

Et l'enfant tombait à genoux ; avant de recevoir, avec les derniers embrassements de la famille, la bénédiction paternelle, il promettait de se montrer digne, toujours, de ses ancêtres et, comme eux, de rester fidèle à l'honneur jusqu'à la mort.

Il me semble, d'après une expérience personnelle, qu'il se passe quelque chose de semblable dans l'âme du malade, lorsque, en sa chambre silencieuse et solitaire, son regard se trouve en contact presque continuel avec certaines images ou scènes représentant des actes de foi, de courage, de patience et de dévouement.

Je me souviens encore de l'influence exercée sur mon esprit, il y a plus de quarante années, pendant une maladie de plusieurs mois, par une simple peinture, d'ailleurs assez médiocre, retraçant la *dernière lutte* des martyrs au Colysée romain. Ils étaient là, rassemblés au centre, prêtres, soldats, vieillards, vierges, presque des enfants, dans le calme et l'énergie de leur foi, dans le rayonnement de leurs immortelles espérances, attendant l'assaut des fauves à qui on venait de donner leur sauvage liberté. Tout autour, sur les gradins, cent mille spectateurs se dressaient pour *mieux voir*.

Je le déclare : en présence de ces héros, j'aurais eu honte, même dans les crises les plus douloureuses, de me laisser vaincre par la nature aux abois. Leur exemple m'était une force. J'étais soutenu au souvenir, disons plus vrai, à *la vue* de leur courage ; car la scène me semblait se détacher de la toile, et se montrer à moi dans toute sa glorieuse réalité... Et je me redisais intérieurement, avec une conviction inébranlable, la fière parole des hauts barons du moyen âge : « *Noblesse oblige* ! ! ! Moi aussi, je suis de la vieille et sainte famille des chrétiens !... Ces héros sont mes ancêtres !... Je ne puis forfaire à l'honneur de ma race. »

*
* *

Qu'on ne nous accuse pas de fausse confiance dans des images inanimées, ou même de superstition et d'idolâtrie, comme ne craignent pas de le faire, encore aujourd'hui, certains hérétiques. Non, nous ne sommes, à aucun degré, esclaves de pratiques vaines ; nous ne prions pas les images elles-mêmes, et nous ne leur reconnaissons aucune vertu mystérieuse ou divine. Elles servent seulement à nous rappeler, d'une manière plus vive, les *réalités* qu'elles représentent. Notre admiration et nos prières ne s'adressent pas à des figures sans consistance, mais aux héros glorieux qui furent nos modèles sur la terre, et que Dieu récompense maintenant dans le ciel. Telle est la doctrine de l'Eglise catholique (1).

Disons encore ici que, pour atteindre le but moral et religieux que nous signalons, les images, gravures ou peintures, doivent être conformes à l'enseignement chrétien, de bon goût, d'une réelle édification, et représenter toujours des idées vraies, justes et chastes.

Tout le monde convient que ce serait une profanation d'introduire au *lieu saint* des scènes légères, capables de troubler les âmes délicates. Or, nous l'avons dit plusieurs fois déjà, la maison paternelle et spécialement la chambre du malade sont, en une certaine manière, des sanctuaires, — inférieurs à une église, il est vrai, — mais dignes aussi de respect. Ils doivent donc être à l'abri de toute inconvenance.

Hélas ! que nos lecteurs nous permettent cette plainte, que de fois, en pénétrant dans certaines maisons où des malades réclamaient le secours de notre ministère, nos yeux ont été

______

(1) 2ᵉ Conc. de Nicée, en l'an 787.

blessés par des représentations qui ne devraient jamais trouver place dans des familles chrétiennes, — images achetées à vil prix chez le pauvre et l'ouvrier, tableaux de valeur artistique chez les riches, — mais dont l'effet le plus certain et le plus immédiat est d'étonner l'enfance, de faire rêver la jeunesse et de scandaliser les âmes chastes. Bannissons de nos demeures, — c'est un devoir, — toute scène folâtre ou dangereuse. Si tout n'est pas absolument religieux, que rien, jamais, ne soit en opposition avec la foi, l'honnêteté ou la famille.

Dans la chambre du malade, plus spécialement, tout doit revêtir un caractère de gravité et, autant que possible, d'édification, qui fasse naître dans l'âme des pensées pieuses, portant à la paix et à l'espérance.

*
* *

Si l'on me demandait maintenant mes préférences, j'avouerais que je suis toujours très heureux de trouver, dans les lieux de la douleur, l'image *du Sacré-Cœur de Jésus*, grand et touchant enseignement qui ne cesse de nous dire *l'amour généreux* du Sauveur pour nous. De l'ouverture sacrée faite par la lance déicide, s'échappent ces paroles si attendrissantes :

« Voilà ce cœur qui a tant aimé les hommes,

et qui n'en reçoit en retour, trop souvent, que l'oubli, l'indifférence et l'ingratitude. »

Il me semble qu'à chacun de nous, pauvres victimes de la souffrance, Jésus, à la suite de cette plainte divine, adresse cette invitation :

« Vous, du moins, que la maladie tient à l'écart de la société des hommes ; vous qui souffrez, peut-être en ce moment même, du peu de solidité des affections humaines ; vous qui gémissez parfois de votre isolement, rapprochez-vous du foyer divin de l'Amour. Ne repoussez pas la petite part des sacrifices que je vous impose ; soyez patients, soyez généreux, soyez vaillants, au souvenir de ce que j'ai souffert pour vous. »

Qui pourrait résister à une telle prière s'échappant d'une telle source ?

J'aime encore à voir, dans la chambre du malade, l'image de la Sainte Famille de Nazareth, si heureusement nommée la *Trinité terrestre*. Quel spectacle reposant, quels souvenirs exquis éveille cet intérieur divin, tout rempli de respect mutuel, d'attention religieuse, de dévouement, de paix et d'union ! Jésus ! Marie ! Joseph ! trois noms qui, par leur suavité mystérieuse, calment les douleurs d'ici-bas, et, par leur ineffable puissance, ouvrent les portes du ciel. Puissé-je, au terme des luttes de la terre, quand ma nature sera sur le point de défaillir, quand les dernières bénédictions de l'Eglise seront descendues sur mon âme pour me purifier, me fortifier et me consoler, puissé-je vous retrouver sur mes lèvres et dans mon cœur comme une suprême espérance !

Ce qui me paraît aussi d'une inspiration touchante et vraiment religieuse, c'est la présence d'une *Pietà*. On appelle ainsi la Vierge Marie, Mère de Jésus, au moment où elle reçoit sur ses genoux, au pied de la croix, le corps inanimé, meurtri et sanglant de son Fils, et qu'elle le contemple dans une douleur muette et un amour incomparable.

En considérant cette *martyre du cœur,* on croit entendre la voix du prophète des Lamentations : « Vous qui passez, vous qui souffrez, arrêtez-vous un moment, et répondez: Connaissez-vous une douleur égale à ma douleur?.»

Je me demande s'il est possible au malade chrétien qui consentirait à méditer quelques instants cette scène ineffable avec esprit de foi, de ne pas être distrait de ses propres souffrances, pour s'écrier avec toute l'Eglise : « *Eia! mater, fons amoris ! !* O Mère, source d'amour, faites-moi sentir toute l'intensité de votre martyre... Je veux pleurer avec vous : *fac ut tecum lugeam...* »

Enfin, pour ne pas multiplier les exemples, j'aime à contempler, dans la pieuse retraite du malade, le tableau de la mort de saint Joseph.

Il nous paraît, en vérité, que le bienheureux trépas du saint patriarche est une des scènes religieuses les plus consolantes pour les mourants. Là, tout est confiance, lumière et amour. Il est vrai, on y sent la tristesse d'une séparation momentanée ; mais on se trouve en même temps enveloppé d'une telle atmosphère de paix, d'espérance, de joie intime, que l'âme perçoit comme un avant-goût de la félicité parfaite.

Non, la mort n'a plus rien de terrible entre les bras de Jésus et de Marie : *O mors, ubi est stimulus tuus? ubi victoria tua* ? Or le chrétien mourant que Jésus est venu visiter et à qui il s'est donné en viatique, n'est-il pas aussi et, à un certain point de vue, mieux encore que saint Joseph, le protégé de Marie et le béni de Dieu... ? Doux réconfort, sainte espérance, gloire anticipée, amour divin, vous faites à la mort, toujours si effrayante pour les âmes terrestres, une auréole de lumière et de bonheur célestes pour les vrais enfants de l'Evangile !

** **

Quoi qu'il en soit de ce que nous venons d'écrire, chacun peut avoir ses préférences justifiées. Ce que nous souhaitons, c'est que les images qui réjouissent nos demeures, celles surtout qui décorent la chambre du malade, soient toujours un enseignement salutaire pour l'esprit, une consolation fortifiante pour le cœur, un encouragement dans la souffrance, et un motif puissant d'espérance religieuse.

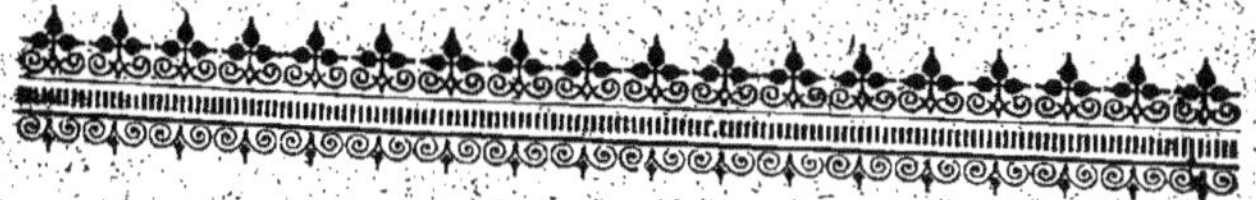

VIII

LE LIT DU MALADE

A l'entrée de la chambre, nous nous marquons du signe de la croix avec l'eau sainte, pour obtenir de Dieu la grâce de faire une visite fortifiante, agréable au patient et salutaire pour lui et pour nous.

Nous vénérons ensuite, au moins en esprit, l'image sacrée du Christ : « *O Crux, ave, spes unica !* O croix de mon Dieu, salut ! vous êtes mon unique espérance ! ! ! » et nous adressons un regard de l'âme, prière muette, aux anges gardiens de ce sanctuaire de la souffrance.

***

La première chose qui attire notre attention, c'est le *lit du malade*. Si, dans des pages précédentes, nous avons pu comparer la chambre à un TEMPLE, le patient à une Victime, le lit est donc l'AUTEL du sacrifice.

Là, en effet, le pauvre malade est appelé à subir, dans son corps et dans son âme, les plus douloureux crucifiements ; là, son cœur doit renoncer à ses désirs les plus véhéments, à ses aspirations les plus légitimes.

Mon Dieu, vous m'avez fait connaître, pendant de longs mois, et la souffrance physique et les douleurs morales ; que votre nom soit béni !... C'est grâce à cette expérience personnelle que je sais compatir aux maux de mes frères.

Voici une journée qui se lève, toute radieuse d'espérance. Le soleil brille d'un doux éclat, et ses premiers rayons traversent ma fenêtre comme pour m'inviter à sortir. C'est le printemps avec sa fraîcheur virginale et ses senteurs vivifiantes. Ah ! qu'il doit être bon de respirer l'air pur du matin ! Dans la rue, j'entends les cris joyeux des enfants qui prennent leurs ébats, sans réfléchir à leur bonheur.

A quelques pas de moi, c'est le mouvement, la liberté, la vie ! Pourquoi ne puis-je pas avoir aussi ma part dans cette résurrection de la nature ? Pourquoi suis-je enfermé dans ce tombeau anticipé ? Pourquoi ? — Pardonnez-moi, Seigneur ; je ne me plains pas... Je n'ai pas la témérité de vous demander compte de votre conduite, moi, impuissance et néant. Je pro-

clame, au contraire, que tout ce que vous faites
est sagesse, bonté, ordre et harmonie.

Messagère de votre Providence, la maladie
est venue s'abattre sur moi comme le vautour
sur une faible colombe; et le médecin a porté
sa sentence : « Vous garderez la chambre, et
même le lit. »

Fiat voluntas tua! Seigneur, c'est un sacrifice que vous m'imposez, et qui se renouvelle
depuis de longs jours. Je l'accepte avec soumission, en bénissant votre nom....

Quelquefois, le malade étendu sur la *couche
d'impuissance* est un pauvre artisan, dont le
labeur quotidien est l'unique gagne-pain de sa
famille. Sa femme, épuisée, le regarde avec inquiétude ; et des enfants, encore jeunes, voudraient bien demander quelque chose, et n'osent
pas.

Lui, le patient, mû par le désir de venir en
aide à ceux qu'il aime, s'imagine facilement
qu'il pourrait bien, malgré sa faiblesse et la
fièvre qui le consume, reprendre peu à peu son
travail.... Sans cela, que deviendront la mère et
les enfants ?...

Mais la terrible parole a retenti tristement à
ses oreilles : « Vous garderez la chambre, et
même le lit ; sinon, je crains une rechute, dont
les suites peuvent être fatales. »

Pauvre ouvrier, incline-toi. Souffre et porte ta croix en silence. Prie Dieu de veiller sur tes besoins et ceux de ta famille... Il est toujours secourable à ceux qui espèrent en lui. Sois patient, pauvre ouvrier ; le Ciel suscitera des cœurs généreux, et la charité catholique te sera bienfaisante.

D'autres fois, c'est un chrétien fidèle qui est couché sur l'autel du sacrifice et de la douleur. Or, en ce moment, le ciel et la terre s'unissent pour célébrer les plus doux comme les plus profonds mystères. C'est joie, c'est fête partout.

« Noël ! Noël ! Un Sauveur vous est né ! » Il n'y a pas que les collines de Bethléem qui se renvoient l'écho de ces divines paroles. Mais, de la plus humble église de campagne jusqu'à la merveilleuse basilique de Rome, dédiée au prince des apôtres, tous les sanctuaires retentissent de la joyeuse nouvelle : « Noël ! Noël ! Un Sauveur vous est né. »

« Alleluia ! Alleluia ! Le Christ est ressuscité ! ! » Les cloches, muettes depuis trois jours, retrouvent en ce moment leurs voix puissantes pour appeler au *lieu saint*... Dans la rue, on entend les pas des foules joyeuses qui se rendent aux solennelles et religieuses cérémonies.

O mon Dieu ! entendre les pieuses harmonies de votre temple, participer à vos saints mystères, voir briller les pieuses lumières de l'autel, aspirer les doux parfums de l'encens !... Si cette grâce m'était accordée, il me semble que je serais guéri !!

Mais la science a porté son arrêt, il faut lui obéir : « Aucune sortie, aujourd'hui ; ce serait grave imprudence... Vous garderez la chambre, et même le lit ! »

« Hélas ! » s'écriait une jeune vierge, d'ailleurs bien soumise, dont nous avons raconté autrefois les derniers moments et les sublimes dispositions, « depuis quatre heures du matin, j'entends les cloches joyeuses appeler les fidèles à l'église ; les naïves harmonies des Noëls arrivent jusque dans ma chambre ; tout chante autour de moi : les âmes, les voix et les cœurs !... Et seule, votre pauvre enfant est privée de tout... de tout !... même de la sainte communion ! même de la sainte messe ! »

Mon frère, ma sœur, ne nous plaignons pas. Sanctifions-nous *dans la situation* où Dieu nous a placés, et par les *moyens* que sa Providence a mis à notre portée. Vouloir autre chose, même si cela nous paraissait meilleur et plus saint, serait travailler en vain, et chercher notre propre satisfaction au lieu de la volonté divine.

***

On peut considérer le lit du malade sous différents aspects. Il m'apparaît d'abord sous la forme d'un berceau où repose, sans inquiétudes et sans soucis, un chérubin que le Ciel a cédé à la terre. Sa mère, heureuse mère ! le visage penché sur son visage, le couve, pour ainsi dire, des yeux. Quel calme ! quelle paix ! quelle douce lumière ! — C'est le lit de la faiblesse, qui est aussi une maladie, comme c'est le *berceau de l'espérance*.

Repose en paix, enfant béni, qui ne connais rien encore des luttes, des épreuves et des trahisons de la vie ! — Et vous aussi, adolescent au cœur pur, que les passions troublantes n'ont pas même effleuré ; jeune vierge épanouie sous le regard des anges et couronnée d'innocence : reposez en paix !

Qui sait ce que vous réserve l'avenir ?... Satan est bien puissant, le monde est bien mauvais, et la faiblesse humaine est bien grande ! — Que seront ces enfants, dans quelques années ? ces fronts que les pénibles pensées n'ont point plissés encore ? ces âmes limpides que nuls flots n'ont troublées ? ces cœurs, si bons et si généreux parce qu'ils sont restés purs ? — N'allons pas plus loin : l'avenir est à Dieu, qui est plus fort que Satan, le monde et la fragilité humaine.

Dormez, enfants, votre paisible sommeil ; et puissent vos cœurs ne refléter jamais que l'azur du ciel, et le sourire de vos mères !

***

Quelques années passent : l'enfant est devenu un homme. Sur lui s'appesantit la sentence qui a frappé toute la race d'Adam : « Tu mangeras ton pain à la sueur de ton front » (1).

Elle est rude, la journée du travailleur. La fatigue brise ses membres ; et ses forces, le soir venu, sont comme anéanties.

L'épuisement est aussi une maladie.

Heureusement, Dieu, tout-puissant et tout bon, a préparé le remède. Il a créé le sommeil réparateur. Là, sur cette couche, durcie peut-être par les longs services qu'elle a rendus, l'ouvrier laborieux retrouve, dans une nuit de repos, des énergies nouvelles, une vigueur ressuscitée qui lui permet de reprendre sa tâche du lendemain.

O fils du travail, ne soyez pas ingrats envers votre Bienfaiteur : chaque soir, sollicitez sa bénédiction, avant de demander au sommeil que le Ciel vous prépare la restauration de vos forces, l'oubli de vos peines, et la guérison des

(1) Gen, iii, 19.

blessures de la journée ; et, le matin venu, offrez-
lui encore la vie nouvelle que vous avez puisée
sur le *lit de votre repos.*

Mais, laissez-moi vous le rappeler ici, le vrai
repos réparateur et fortifiant n'est donné, en
général, dans sa plénitude qu'aux âmes qui
possèdent la paix. Le sommeil de l'homme
injuste ou impie est presque toujours troublé :
Non est pax impiis ! (1).

Le grand persécuteur des chrétiens, Néron,
se plaignait un jour à un de ses confidents des
agitations pénibles qu'il éprouvait la nuit.

Celui-ci lui demanda : « Que te manque-t-il
donc, ô maître du monde ? L'univers est à tes
pieds ; tes ennemis sont abattus ; le nom même
des chrétiens est anéanti, *deleto christianorum
nomine* ; de tes caprices, la foule de tes esclaves
fait des lois ! ! O empereur, que te manque-t-il
encore ?... »

Et Néron répondit sourdement : « La Paix ! »

Que d'hommes à qui le vulgaire ignorant
porte envie devraient faire la même réponse
que le tyran romain, s'ils étaient sincères !

** **

Nous voici, enfin, en face du lit de la souffrance ! Après le *berceau de l'espérance* et la

(1) Is. xlviii, 22.

couché *du travail*, c'est *l'autel du sacrifice*.

Le pauvre patient, abattu, sans force, incapable de se tenir debout, s'étend sur le lit de l'impuissance. Il laisse retomber sa tête endolorie. A le voir, anéanti, on dirait une victime qui se couche, résignée, en attendant le coup de l'immolation.

Merci, mon Dieu, d'accorder à ma faiblesse au moins cet adoucissement ! Il est vrai que, lui aussi, à la longue, il ennuie, il fatigue, il brise ! En vain, sous les mains de la charité, il se fait doux, caressant et moelleux ; la souffrance ne laisse pas que de mordre notre chair.

Ils sont longs, les jours passés dans l'isolement ! elles sont douloureuses, les nuits sans sommeil ! Mon Dieu, ayez pitié du pauvre prisonnier !

Cher frère de souffrance, acceptez avec douceur et humilité l'épreuve à laquelle vous soumet la Providence divine. Qui sait si elle n'est pas une expiation, bien adoucie, de l'abus que nous avons fait trop souvent de la santé, ce don si précieux du Ciel ? Ne vous plaignez pas : Dieu vous épargne.

Regardez votre Sauveur Jésus, l'Innocence parfaite. Il s'est couché nu sur l'arbre si rude de la croix. N'êtes-vous pas mieux traité que lui ?

Souvenez-vous des martyrs de tous les

temps... Insultés, torturés de toutes manières, les membres brisés avec une cruauté inouïe, livrés en pâture aux lions de Numidie ; pouvez-vous, sans honte, comparer votre sort au leur ?

Transportez-vous seulement, en esprit, dans certaines demeures que vous connaissez bien, et regardez... Voilà l'extrémité où sont réduits de pauvres malades sans ressources... Quelques vêtements de travail jetés en désordre sur le lit, pour préserver du froid ; un peu de paille, ou des feuilles sèches amassées dans un coin d'une grange étrangère... Devant ces tableaux, est-il possible qu'on se plaigne ?

Ranimez votre foi, et considérez encore la couche du trappiste, de la carmélite, des fils de saint Bruno, ou des filles de sainte Claire, âmes innocentes, élevées souvent dans l'abondance et la mollesse. Qu'apercevez-vous ? une simple paillasse qu'on ne remue jamais et, quelquefois, une planche nue ou recouverte de cendres.

Seigneur, Seigneur, accordez-nous la grâce de nous montrer toujours généreux, à l'exemple de cette noble *Fille de France*, Madame Louise, carmélite, qui écrivait gaiement à une de ses amies de la Cour, à la suite d'une visite au monastère :

« Ainsi donc, mon lit t'a attendrie ! Cependant je ne suis pas si à plaindre ; je m'y trouve *très bien*. Et, sans aller plus loin qu'aujourd'hui, j'y ai dormi huit heures. — Je t'assure que cela n'est pas si pitoyable, quand je pense à ce que *Jésus-Christ a fait pour nous*. — D'ailleurs, cela ne me coûte pas, je le dis à ma honte : tandis que tout le monde s'en édifie, je suis aussi à mon aise, sur ma *paillasse piquée*, que si j'étais sur un lit de plumes. »

Confions-nous à la providence de Dieu : laissons-la faire, en lui demandant seulement la grâce de souffrir avec patience et en participation aux douleurs de Jésus-Christ.

***

Cette couche va subir une dernière transformation. Elle m'apparaît sous un aspect encore plus triste pour la nature, la famille et les amis.

Elle est devenue le *trône de la Mort*.

La maladie a fait son œuvre. Après des jours et des nuits de luttes douloureuses, elle a épuisé les ressources de la vie et brisé toutes les résistances. Toute activité a cessé, toute chaleur a disparu : l'âme est retournée à Dieu, abandonnant à la terre le corps, son compagnon de voyage.

A première vue, rien ne semble changé. Les traits sont reposés ; on dirait un homme vivant qui médite sur les vérités éternelles.

Ses mains sont jointes au-dessus des couvertures, et semblent serrer avec foi et amour un crucifix. A côté, sur une table, brille la flamme d'une petite veilleuse ; un vase contient de l'eau bénite avec le buis sacré ; les parents et les amis parlent à voix basse, comme s'ils craignaient de troubler le sommeil ; les visiteurs s'agenouillent pour prier un instant, et se retirent après avoir répandu quelques gouttes de l'eau sainte sur le lit...

C'est bien fini pour la terre... à jamais fini... *Inter vos et nos chaos magnum...* (1). C'est sans retour... La mort a vaincu ! !

Talents, richesses, jeunesse, espérances, amour, longue vie, tout vient échouer sur cette couche... triomphe de la mort. Et, à cette même place que nous occupons chaque soir ; dans cette même situation que nous avons en ce moment sous les yeux, nous nous trouverons nous-mêmes un jour. Je n'exprime pas ici une opinion plus ou moins fondée, j'affirme une certitude absolue : « *Statutum est omnibus hominibus semel mori ;* le décret en a été porté : tout homme doit mourir. » (2)

Y pensons-nous ? Y pensons-nous sérieusement ? — Voilà pourtant la destinée qui nous attend.

(1) Luc. xvi, 26.
(2) Hebr. ix, 27.

On craint que cette pensée ne jette un voile de tristesse sur toute l'existence.

Ne le croyez pas : la pensée chrétienne de la mort est plutôt consolante ; et son effet le plus certain est de rendre la vie ici-bas meilleure, plus sainte et plus bienfaisante.

Des auteurs religieux très expérimentés recommandent de faire chaque soir, avant de prendre son repos de la nuit, au moins une courte préparation à la mort. Cette pratique est très salutaire et, en même temps, très facile et à la portée de tous les chrétiens. Il suffit de se considérer un moment sur la couche où l'on va reposer ses membres fatigués, en se disant : « Ainsi serai-je un jour, lorsque la mort m'aura touché : mon corps sans plus de sentiment ; mon âme jugée ici même, dans ce lieu que j'occupe… Suis-je prêt ?… Mon Dieu, miséricorde !… »

* *

N'insistons pas sur ce point, qui trouvera plus tard sa place naturelle ; et permettons-nous, avec l'autorisation des maîtres de la science, de faire deux recommandations importantes, dans l'intérêt même des malades et de leurs dévoués serviteurs. Je les résume également en deux mots : *propreté* et *aération*.

On a dit que la *propreté* est le luxe de l'ouvrier et du pauvre. Cela peut être vrai ; mais il faut ajouter que ce *luxe* est indispensable ; et, à cause de cela même, sans doute, il a été mis par Dieu à la portée de tous. Dans la chambre comme sur le lit du malade, on doit s'efforcer de faire régner une propreté exquise ; la guérison y est souvent intéressée.

J'ajoute que le plus ou moins de fidélité à cette recommandation peut, assez ordinairement, servir d'indice et même de mesure des habitudes morales.

J'ai vu mourir des jeunes vierges avec leur innocence baptismale, dans tous les rangs de la société ; leur couche ressemblait à un autel du mois de Marie. Plus souvent encore, j'ai assisté dans leurs maladies des pères, des mères de famille, de simples travailleurs, des ouvriers de fabrique, restés honnêtes et fidèles à leurs devoirs : l'ordre et la propreté régnaient autour d'eux.

Au contraire, j'ai été frappé plus d'une fois de la négligence que je constatais sur ce point en certaines chambres de malades, dont la vie n'avait été rien moins que régulière ; et j'en ai conclu que, physiquement et moralement, la *propreté* est presque une vertu. En tous cas et de l'aveu de tous, elle exerce sur la santé une réelle influence.

Il n'est pas moins nécessaire de *renouveler
souvent l'air* dans la chambre du malade, pour
emporter au dehors les miasmes humains, qui
s'échappent constamment du corps par la res-
piration, et les exhalaisons de toutes natures.
Concentré, surtout dans un espace restreint, il
peut produire un véritable empoisonnement.
Les épidémies, si terribles, n'ont peut-être pas
de cause plus ordinaire.

Un jour, j'étais auprès d'un malade atteint de
fièvre typhoïde. Le médecin, excellent homme,
catholique pratiquant et quelque peu de mes
amis, entre dans la chambre pendant ma visite.

« Que faites-vous ici, me dit-il assez brusquement ? Sortez donc, sortez : vous êtes dans un
laboratoire de poisons !

— Mais, Docteur, je puis bien me trouver là
où vous êtes vous-même.

— Moi ! moi ? vous allez voir. »

Aussitôt, il fait entourer le lit du malade,
pour empêcher le contact direct de l'air et éviter
un refroidissement, et court à la fenêtre qu'il
ouvre toute grande, en murmurant : « Jamais
l'air pur n'a fait de mal à personne : l'air, c'est
une nourriture...; l'air, c'est la vie !... »

Le bon docteur est mort depuis cette rencontre, il y a un peu plus de trente ans ; et je
me le représente, à ses derniers moments, faisant sa dernière recommandation : « De l'air !

encore de l'air ! toujours plus d'air ! ! » comme
le poète-philosophe allemand, Gœthe, s'écriant
à son dernier soupir : « De la lumière ! encore
de la lumière ! toujours plus de lumière ! ! »

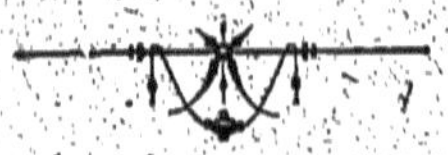

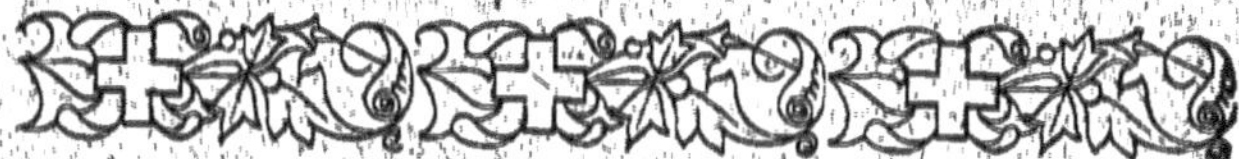

IX

L'HORLOGE

Toute créature, ici-bas, peut nous aider à connaître Dieu, et doit même nous inviter à le bénir et à l'aimer toujours davantage. C'est en ce sens que le Roi-Prophète a dit : « *Cœli enarrant gloriam Dei, et opera manuum ejus annuntiat firmamentum* ; les cieux racontent la gloire de Dieu, et le firmament proclame les œuvres de ses mains. » (1). Même les êtres les plus insignifiants en apparence, les plus imperceptibles, disent, à leur manière, un chant de louange à leur Créateur, et justifient cette belle parole : « *Maximus in minimis Deus* ; Dieu est très grand dans les plus petites choses. »

Pauvres malades, consignés pour des jours et des semaines dans une chambre de quelques mètres carrés de superficie, vous ne pouvez

____

(1) Ps. xviii, 2.

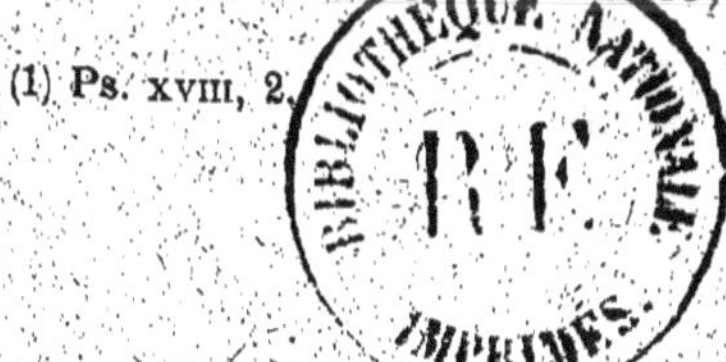

faire appel, pour élever votre âme, aux grands spectacles de la nature : aux élancements superbes de la mer, aux mélancoliques bruissements des forêts, aux rayons d'or d'un soleil couchant ; votre horizon s'arrête à votre fenêtre, trop souvent à demi close.

Consolez-vous, cependant. Vous pouvez interroger, avec fruit et intérêt, les objets les plus humbles qui peuplent votre chambre : ils vous feront des réponses souvent admirables, si vous voulez les comprendre, et très salutaires, si vous vous efforcez de les mettre en pratique.

****

Nous venons de parler du *lit* du malade, tout à la fois lieu de la souffrance et lieu du soulagement et du repos. — Assez ordinairement, au moins chez les personnes aisées, en face, sur la cheminée, se voit une *pendule*, portant un sujet historique, symbolique ou religieux. Dans la maison du simple artisan, on trouve, à la même place ou sur une table, un *réveil* au tic-tac régulier et monotone. Chez le pauvre, une *montre* d'un métal commun est appendue, par un clou, à la muraille.

Je crois que partout, aujourd'hui, on peut constater la présence d'un de ces instruments de cuivre, de marbre, d'argent, d'or ou de bois, pour mesurer la marche du temps.

Cela peut paraître étrange, de prime abord. On croirait, en effet, qu'il importe assez peu aux pauvres patients, condamnés jour et nuit à l'inaction forcée, et qu'aucune occupation ni n'attend ni n'appelle, de connaître le mouvement du temps, puisque, dans leurs maisons, tout se règle sans leur intervention. — Rien, cependant, de plus réel que ce besoin chez les malades de *savoir le temps*. Dix fois le jour, plus souvent encore la nuit, — j'en ai fait l'expérience personnelle, — on tourne les yeux vers la pendule, et, si la faiblesse ne permet pas de se rendre compte par soi-même de la marche des heures, on pose cette question : « Quelle heure est-il ? »

Après tout, quand on réfléchit bien, cela se comprend. Lorsqu'on souffre, physiquement ou moralement, dans son corps, dans son âme ou dans son cœur, on éprouve le besoin de sentir qu'il y a du *mouvement*, et partant du *changement* autour de soi. Le présent étant douloureux, on aime à se persuader que *l'avenir* nous apportera du soulagement, et on l'appelle comme d'instinct... Changer est déjà un adoucissement.

C'est pourquoi, ce qui m'effraie le plus dans l'éternité considérée en elle-même, c'est son implacable immobilité, dans laquelle rien ne remue, rien n'arrive et rien ne s'en va... O éternité ! éternité !!

. Il faut ajouter encore que le malade, bien que délivré de la plupart des soucis matériels du travail, de la surveillance et de la direction de sa maison, est assez souvent placé dans un état de crainte ou d'espérance, c'est-à-dire *d'attente*.

Un ami a promis sa visite; elle fera certainement diversion aux pensées tristes ou monotones qui l'assiègent; le moment fixé approche. — Ne sera-t-il pas en retard ?...

Le médecin doit passer pour constater la situation, le déclin ou le progrès de la maladie. Avec quelle impatience on l'attend ! on croirait volontiers qu'il apporte infailliblement la santé. — Pourquoi ne paraît-il pas ?...

Il y a mieux : c'est Dieu même qui va venir honorer sa pauvre créature, caché sous les voiles eucharistiques, et l'élever au plus haut degré de la vie surnaturelle. — L'émotion, le désir, l'espérance voudraient hâter le moment divin.

Et ainsi s'expliquent et se justifient les désirs, disons le mot, les besoins des malades de suivre en quelque sorte pas à pas le progrès des heures. Chers associés de souffrance, aspirez, je le veux bien, de toutes les puissances de votre âme, après la guérison; mais, en même temps, évitez toute impatience, et laissez à Dieu, qui est sagesse et bonté, le soin de choisir

comme il lui plaira le moment de votre délivrance.

Pendant que Dieu nous retient dans notre
chambre, peut-être sur une couche douloureuse, méditons avec un grand esprit de foi
les leçons que nous donne le temps. La maladie, en tenant le monde à l'écart, place notre
âme dans un milieu absolument favorable aux
salutaires réflexions. Dans la santé, nous vivons
presque toujours en dehors de nous-mêmes ; à
peine si nous pouvons trouver dans toute une
journée quelques minutes rapides de recueillement. Quand le mal physique nous atteint, forcément et naturellement, à défaut d'objets
extérieurs, nous *rentrons en nous-mêmes*, suivant l'expression vulgaire et très juste, et nous
prenons connaissance de ce qui nous intéresse
personnellement.

Par le mouvement continu de ses aiguilles,
l'horloge ou la pendule ne cesse de nous rappeler que :

§ I. — LE TEMPS PASSE.

N'essayons pas de définir le temps : à quoi
bon ? Nous savons tous ce qu'il faut entendre
par ce mot. Les savants nous disent que, pour
nous, il est l'impression que laisse dans la mé-

moire une suite d'événements dont nous sommes certains que l'existence a été successive. Nous nous contenterons, comme chrétiens, d'avoir présente à l'esprit cette vérité que : *le temps* est, pour nous, le prix du sang de Jésus-Christ ; et que, par lui, en conséquence, nous pouvons acheter la bienheureuse éternité.

Le reste nous importe peu. Aucune richesse ne peut l'égaler, aucun trésor lui être comparé. Avec lui, rien n'est jamais perdu sans ressource, car *une minute* peut mériter *une éternité.*

Ecoutez le récit évangélique :

Au Calvaire, à côté de Jésus innocent, mourant pour le salut du monde coupable, un insigne voleur était attaché à un gibet infamant, châtiment digne de ses crimes. Sur le point d'exhaler son âme dans le blasphème et le désespoir, il est touché par la vue du Juste, qui meurt à son côté dans la douceur, la patience et la charité : « Seigneur, s'écrie-t-il, dans un acte de foi, de repentir et d'amour, souvenez-vous de moi dans votre paradis... — Aujourd'hui même, lui répond la divine Victime, vous serez avec moi dans mon royaume. » — O temps ! que vous êtes donc puissant ! Un seul de vos moments bien employé suffit pour acheter une éternité !

Le temps passe ! Pauvre ami souffrant, faites produire à chaque instant qui se présente à vous et disparaît des fruits de sanctification. Ne murmurez pas ; ne regrettez même pas l'état d'impuissance où vous jette la maladie ; mais, puisque telle est actuellement la volonté de Dieu, laissez-vous faire et bénissez sa Providence : votre vocation *présente* est de le glorifier dans la souffrance.

§ II. — LE TEMPS PASSE VITE.

Il m'est arrivé quelquefois, retenu dans ma chambre par la maladie, de suivre attentivement des yeux la marche de ma pendule. Les deux aiguilles se trouvaient d'abord superposées..., puis se formait un angle à peine sensible..., peu à peu, il s'élargissait, et arrivait bientôt à l'infini, ses deux côtés ne formant plus qu'une ligne droite sur le prolongement l'un de l'autre. Alors un nouvel angle prenait naissance en sens inverse, très large d'abord, et finissait par s'évanouir.

Et je me disais : « *Une* heure vient de passer ! Avec quelle rapidité ! Ainsi les jours, qui ne se composent que d'un petit nombre d'heures ! Ainsi les années ! Ainsi la vie !... Un angle qui s'ouvre et qui se ferme, telle est l'existence humaine.

« Mais cette heure qui vient de passer, qu'en reste-t-il ? — Au cadran de ma pendule, un certain progrès, presque imperceptible sans doute, mais enfin un mouvement en avant... L'aiguille principale a fait un pas.

« Et, pour moi, qu'a-t-elle produit ? Qu'ai-je fait de bien ? Malade, souffrant, je devais être un exemple de courage, de patience, de soumission filiale, d'union avec la sainte Victime du Calvaire. Ai-je été fidèle à cette mission ? L'heure qui vient de disparaître comptera-t-elle pour mon éternité ? »

§ III. — LE TEMPS NE S'ARRÊTE JAMAIS.

Quoi que je fasse, le temps ne cesse de marcher. Ma montre, mon horloge, ma pendule, à certains intervalles, doivent être remontées ; sinon, le ressort étant détendu, l'instrument s'arrête.

Dieu n'a pas besoin de tendre à nouveau le ressort du temps, qui ne cesse d'avancer. Que je veille ou que je sois endormi, dans la souffrance ou dans le plaisir, heureux ou malheureux, *lui* continue sa route. Son mouvement est perpétuel. En vain voudrait-on le retarder, il court, il vole. Il semble que quelqu'un le presse, sans jamais de repos, et l'aiguillonne en disant : Marche ! marche ! Encore et toujours ! !

Mais notre âme ressemble à l'horloge : la longueur de la route la fatigue, l'épuise ; elle finirait bientôt par perdre toute activité, si on ne prenait soin de la remonter de temps en temps, et même *très souvent* en certaines circonstances.

Le *remontoir* de l'âme, c'est *la prière*, qui adjoint à la volonté faiblissante de l'homme la toute-puissance divine.

Chaque jour, donc, même plusieurs fois le jour, ô chers malades, appelez Dieu à votre aide, pour qu'il relève votre courage et soutienne en vous l'énergie de la foi. Dites-lui souvent : « *Deus in adjutorium meum intende;* mon Dieu, hâtez-vous de venir à mon secours ! — Je n'ai plus la force de marcher; Seigneur, soutenez-moi ! — Je sens que je ne puis plus rien sans vous ! Mais je sais aussi qu'avec vous, je puis tout ! — Quand même je marcherais au milieu des ombres de la mort, je ne crains rien, du moment que *vous êtes avec moi !* »

§ IV. — LE TEMPS PASSE ET NE REVIENT PAS.

Où êtes-vous, belles, heureuses et innocentes années de mon enfance ? Où êtes-vous, jours si pleins d'espérance de ma jeunesse ? Qu'êtes-vous devenue, fière vigueur de mon âge mûr ?

— Tout a disparu. Les heures, les jours, les années sont allés où vont toutes choses ici-bas... à l'abîme insondable de l'*éternité !*

Demain, les aiguilles de ma pendule reprendront le même chemin qu'elles auront parcouru aujourd'hui ; elles accompliront leur même voyage, et achèveront leur même tâche. Mais ce moment qui s'écoule pendant que je parle, me reviendra-t-il *jamais ?* — L'écho des siècles disparus et des générations évanouies me renvoie ma parole : « *Jamais !* »

Hélas! je ne reçois les *instants* que successivement, un à un, et quand ils disparaissent. Ils sont pour moi comme les adieux d'un ami que je ne dois plus revoir. L'hirondelle part à l'automne, et revient à son nid au printemps ; le temps nous quitte, et c'est pour toujours.

Cependant, en un certain sens, par la miséricorde de Dieu, le temps est *réparable.* Je n'ignore pas que le poète du paganisme a dit : « *Fugit irreparabile tempus ;* le temps fuit, et c'est sans retour » (1). Il a raison : les jours écoulés, matériellement, ne reviendront plus ; le fleuve ne remonte pas à sa source. Mais, grâces à Dieu, au point de vue religieux et moral, cette sentence cesse d'être vraie absolument et dans sa forme rigoureuse... En vérité,

(1) Virgile.

ce serait désespérant pour certaines âmes, s'il en était autrement.

Je le dis donc hautement, non pas pour justifier la perte ou autoriser l'abus du temps, — ce qui est toujours criminel, — mais pour la consolation des chrétiens qui ont eu le malheur de dissiper follement les riches années de leur jeunesse, et pour stimuler le zèle, l'ardeur des âmes de bonne volonté : *le temps est réparable devant Dieu en vue de l'éternité.*

Oh ! la grande parole de saint Paul : « *Redime tempus,* rachetez le temps », comme firent les ouvriers de la onzième heure, dont parle l'Evangile, qui se montrèrent d'autant plus actifs, plus diligents, plus courageux, plus appliqués, qu'ils avaient commencé plus tard à travailler.

Chers amis souffrants, rendez grâces à Dieu : la maladie, qui est une expiation, est un grand moyen de réparer le temps. Accueillez-la avec une soumission filiale, supportez-la avec esprit de foi, unissez-la à toutes les douleurs de la Passion de Jésus-Christ. Ainsi vous rachèterez le temps.

§ V. — LE TEMPS PASSE AVEC UNE RÉGULARITÉ
PARFAITE.

Rien n'en modifie le mouvement : ni la joie, ni la tristesse ; ni la maladie, ni la santé ; ni la vie, ni la mort. Mon *horloge*, qui le mesure, marque avec le même calme tranquille, sans aucune modification, les heures d'angoisse comme les heures d'espérance.

Il nous arrive souvent, dans nos insomnies laborieuses, de laisser échapper ces plaintes : « Mon Dieu ! cette nuit ne finira donc jamais ? Est-ce que le jour n'apparaîtra pas bientôt ? Avec quelle lenteur désespérante s'écoulent les heures ! » Ne nous y trompons pas : la vérité est que le temps reste toujours égal à lui-même ; notre appréciation seule varie, selon que nous sommes heureux ou malheureux, malades ou en bonne santé. Le chagrin, l'ennui, la souffrance, des désirs véhéments, les impatiences ajoutent, évidemment à l'impression que nous avons de la durée. Mais tout se passe au dedans de nous-mêmes ; en soi, dans sa nature essentielle, rien ne saurait modifier le temps.

Imitons, autant qu'il est possible, ce calme parfait de la *pendule*, dans toutes les circonstances de la vie, joyeuses ou désolées. Sans doute, nous ne pouvons pas être insensibles, parce que nous ne sommes ni d'or, ni d'argent, ni de bois, ni de marbre ; mais rappelons-nous qu'une âme vraiment soumise à Dieu doit recevoir, avec une même égalité de sentiments, les biens et les maux que la Providence juge utile de lui envoyer. A tout, elle devrait répondre : « *Ita, Pater, quoniam sic fuit placitum ante te;* oui, Père, qu'il en soit ainsi, puisque c'est votre bon plaisir. » (1)

****

Ames chrétiennes, cœurs éprouvés, martyrs de toutes conditions, profitons du temps, sans rien en laisser perdre, pour assurer notre éternité. Dieu veut bien nous le distribuer, *aujourd'hui* encore ; qui sait si, *demain,* nous n'entendrons pas retentir cette parole à nos oreilles : « *Tempus non erit amplius;* voici qu'il n'y aura plus de temps... » ? (2) — Le moment actuel est triste, mais ce n'est qu'un *moment;* la grâce de Dieu l'adoucira ; il passe vite, d'ailleurs, et, bien employé selon les vues divines, il nous vaudra un bonheur sans fin : « *Momentaneum quod cruciat, æternum quod delectat.* »

(1) Matt. xi, 26,
(2) Apoc. x, 6.

X

L'HORLOGE DE LA PASSION

Par une association d'idées qui s'explique facilement, la méditation que nous venons de faire sur l'*Horloge*, a éveillé en nous un souvenir religieux que nous voulons communiquer à nos chers malades, parce que nous croyons qu'il leur sera bienfaisant. Il nous a même semblé que toutes les âmes chrétiennes, quelle que soit leur situation, pourront y trouver édification et courage.

Nous voulons parler de la pratique religieuse appelée l'*Horloge de la Passion*. Son nom seul en fait connaître l'objet et l'esprit. Elle consiste à suivre, de la pensée et de cœur, le Sauveur Jésus, pas à pas, heure par heure, depuis le jeudi saint au soir jusqu'au vendredi saint après l'ensevelissement divin au sépulcre. A chacune de ces vingt-quatre heures, correspond une circonstance de la Passion, qui rappelle une nouvelle douleur ou une marque d'amour de l'innocente Victime.

Nous ne prétendons pas que les divers événements dont nous retraçons le souvenir, se soient accomplis exactement aux heures précises que nous indiquons ; aucun témoignage ni de l'Evangile ni de la Tradition ne nous apporte des détails assez circonstanciés pour nous permettre de fixer, d'une manière absolument certaine, le commencement et la fin de chacune des scènes du grand drame religieux. Nous tenons cependant à dire qu'elles occupent, pour l'ordre chronologique, la place même que leur donne le Livre sacré.

La pieuse *pratique* que nous recommandons ici est facile, et même très accessible aux intelligences les moins cultivées. Il suffit, en effet, pour en faire usage, de connaître d'une façon élémentaire les moments les plus caractéristiques de la Passion de Notre Seigneur Jésus-Christ.

Or quelle est l'âme simplement chrétienne qui n'a pas entendu souvent les noms de *Flagellation, Couronnement d'épines, Crucifiement, Descente au sépulcre* ? Quel est l'homme à qui sont inconnus les noms de *Caïphe, Hérode, Pilate, Judas, Soldats romains et Docteurs juifs* ? Les lieux mêmes où se passent les événements ne nous sont pas étrangers. Notre enfance et notre jeunesse se sont, pour ainsi dire, familiarisées avec *Jérusalem*, le *Cénacle*, le *Jardin des Oliviers*, le *Prétoire*, la *Voie douloureuse*, le *Calvaire*, le *Saint-Sépulcre*.

A tous donc est accessible le pieux exercice de l'*Horloge de la Passion* : il suffit d'un peu d'attention et de bonne volonté.

Nous reconnaissons cependant que *tous* nos chers malades ne peuvent pas *toujours*, à cet égard, suivre les inspirations de leur cœur. Il y a parfois des états de crise aiguë, violente, où il est absolument impossible de se recueillir pour appliquer son esprit à un sujet déterminé : l'intensité du mal force à la lutte et met obstacle à la méditation.

C'est vrai. — Cependant, même dans ces extrémités, lorsqu'on s'est quelque peu accoutumé à ce pieux exercice, rien que le souvenir de quelqu'une de ses considérations suffit à endormir le mal ou à inspirer la patience.

Quant aux malades languissants, affaiblis, condamnés non seulement à garder la maison et la chambre, mais, peut-être, même le lit, souvent exposés au découragement et à l'ennui, nous ne saurions trop leur recommander cette pratique de piété ; nous pouvons leur donner l'assurance qu'ils y trouveront, dans leurs insomnies, leurs souffrances ou leurs tristesses, une véritable douceur, et en retireront des fruits abondants de patience, de courage et de force.

JEUDI SAINT

6 heures du soir : LEÇON D'HUMILITÉ

Contemplez à cette heure votre Sauveur Jésus, dans la grande salle du Cénacle. Il est entouré de ses douze apôtres, et accomplit, pour la dernière fois, la cène antique.

Voyez... Il se lève, se ceint d'un linge, verse de l'eau dans un bassin, et, s'agenouillant devant chacun de ses disciples, il leur lave les pieds humblement. Il ne dédaigne même pas de remplir cet office auprès de Judas, dont il connaît cependant toute la perfidie.

O admirable, ô touchant et éloquent spectacle, soyez-nous un enseignement dans toutes nos humiliations !

7 heures du soir : LE GRAND ACTE D'AMOUR

Heure merveilleuse, adorable, unique dans l'histoire du ciel et de la terre ! — Regardez et écoutez.

Jésus prend du pain, le bénit, et prononce cette parole toute-puissante : « Prenez et mangez : *ceci est mon corps.* » De même, il dit en présentant le calice : « Buvez-en tous : *ceci est mon sang*, le sang de la Nouvelle Alliance, qui sera répandu pour les péchés du monde. »

Et, depuis lors, tous les jours, des milliers d'âmes s'abreuvent aux sources divines ! O Eucharistie, soyez mon soutien, ma consolation, mon espérance et ma vie !

8 heures du soir : SOUMISSION ET CONFORMITÉ

C'est à ce moment que commencent les ineffables douleurs de la Passion. Suivez, en esprit, Jésus sortant du

Cénacle et se rendant au jardin de Gethsémani. Dès son
entrée, son âme est saisie d'une tristesse mortelle... Il
tombe à genoux sous le poids de ses angoisses... Il se
prosterne la face contre terre, en soupirant, à trois
reprises différentes, cette prière : « Père, si vous voulez
bien, éloignez de moi ce calice ! Cependant que votre
volonté s'accomplisse, et non la mienne. »

Touchantes paroles ! — Pauvre mortel qui souffrez,
redites-les souvent, à la suite de Jésus, pendant cette
heure ; elles ont une vertu divine pour adoucir les agonies du cœur et de l'âme.

9 heures du soir : LES DÉLAISSEMENTS

Jésus se relève. Il s'approche des trois disciples privilégiés qu'il a voulu associer à ses premières luttes, mais
qu'il a laissés un peu à l'écart. Oh ! les amis de la terre !
Il les trouve plongés dans le sommeil !.. « Hé quoi ! dit-
il, pas même une heure, vous n'avez pu veiller avec
moi ! » Et il s'éloigne.

Cher malade, il vous arrive, peut-être, de vous attris-
ter, en voyant vos proches, vos amis se livrer au repos
ou aux affaires pendant que vous êtes brisé par la souffrance. Vous voudriez les voir prendre une part plus
grande à votre martyre... Ne vous plaignez pas ; la
nature est faible : *oculi eorum erant gravati*; mais
unissez votre délaissement à celui de Jésus.

10 heures du soir : INQUIÉTUDES ET TERREURS

Jésus est seul dans la nuit, livré à ses pensées. Devant
lui, passent et repassent trois tableaux pleins de désolation. Il voit *d'abord* se dérouler sa Passion, avec tout
le cortège affreux des cruautés et des ignominies ; —
puis, tous les péchés de l'humanité l'enveloppent
comme d'un hideux vêtement ; — *enfin*, il lui est mon-

tré qu'un grand nombre d'âmes se perdront encore, malgré son sacrifice.

A cette vue, les impressions de la sainte Victime montent à un tel degré de violence que son sang, refoulé par le cœur, s'échappe par tous les pores et découle jusqu'à terre. C'est ici le grand acte de contrition offert à la justice divine pour le salut du monde.

Dans vos souffrances morales les plus pénibles, considérez, avec amour et pitié, notre Victime littéralement baignée dans son sang.

11 heures du soir : TRAHISON ET MAGNANIMITÉ

Voyez l'apôtre infidèle, entrant au jardin des Oliviers, suivi d'une foule en désordre, armée de glaives et de bâtons, et portant de sinistres lanternes, comme s'il s'agissait d'arrêter un dangereux malfaiteur. Il s'approche de Jésus, avec toutes les apparences de l'amitié : « *Maître*, lui dit-il, *je vous salue !* » Puis il lui donne le baiser de paix.

Et la douce Victime, qui sait cependant le fond des cœurs, ne le repousse pas. Elle se contente de lui dire : « Ami, dans quel dessein êtes-vous venu ?... O Judas, c'est dans un baiser que vous trahissez le Fils de l'Homme !! »

Devant une telle magnanimité, qui pourra se plaindre de la trahison d'un ami ?..

VENDREDI SAINT

Minuit : CRIME ET FAIBLESSE

Heure et puissance des ténèbres !.. Voyez l'attentat sacrilège qui va se commettre. Au signal donné par le traître, les émissaires de la Synagogue se précipitent, tous ensemble, sur leur proie, la saisissent avec impétuosité, la lient étroitement avec des cordes, et la traînent, plutôt qu'ils ne la conduisent, vers la ville.

A cette vue, les disciples, restés fermes jusque-là, abandonnent leur Maître aux mains de ses ennemis, et se dispersent.

O Jésus, quand les dévoûments de l'amitié me feront défaut ou qu'ils seront frappés d'impuissance, vous, du moins, ne m'abandonnez pas, soyez ma consolation et mon refuge.

1 heure du matin : TRAITEMENTS INDIGNES
ADMIRABLE PATIENCE

Ames chrétiennes, suivez Jésus chez le pontife Anne, puis chez le grand prêtre Caïphe... Ici s'est assemblé le Conseil des Juifs pour juger l'Accusé. Des témoins choisis et payés déposent contre Jésus ; mais, comme il arrive souvent en pareil cas, les accusations ne concordent pas : *iniquitas mentita est sibi...* Des valets, pour plaire à leurs maîtres, insultent la divine Victime, et la frappent lâchement.

Regardez Jésus, pendant cette heure, comme un agneau au milieu de loups affamés... Il ne se plaint pas ; il ne murmure pas ; il ne se justifie pas ; il garde, avec une souveraine dignité, le silence de l'innocence faussement accusée. — Exemple sublime et salutaire pour nous tous !

2 heures du matin : RENIEMENT ET PARDON

La chute de saint Pierre était prévue : Jésus l'avait clairement annoncée. Malgré cela, quel retentissement douloureux durent avoir sur le cœur du divin Maître ces lamentables paroles du chef des apôtres: « Je ne connais pas cet homme ! — Je ne sais de qui vous voulez parler ! — Je jure que je n'ai rien de commun avec cet homme »!

Malheureux apôtre, n'est-ce pas vous qui avez rendu ce témoignage : « Vous êtes le Christ, le Fils du Dieu vivant » ? N'est-ce pas vous encore qui vous êtes lié par cet engagement : « Quand tous les autres vous abandonneraient, moi, je ne le ferai pas » ?

O Jésus, je comprends la blessure de votre cœur : c'est dans le temps de l'épreuve que les délaissements de l'amitié sont le plus sensibles ! — Vous pardonnez cependant à saint Pierre... Ayez toujours pitié, Seigneur, de nos faiblesses.

3 heures du matin : HYPOCRISIE ET FAUX ZÈLE

Les accusations devant le Conseil présidé par Caïphe se multiplient, et, malgré cela, l'innocence de Jésus apparaît de plus en plus manifeste.

Il faut pourtant en finir. Alors le grand prêtre, avec la solennité qui convient à son caractère et à la haute mission qu'il remplit : « Je t'adjure par le Dieu vivant de nous dire si tu es le Christ, le Fils du Dieu vivant ! » D'une voix calme, Jésus répond : « Vous l'avez dit : je le suis ! »

On n'attendait que cette parole. « Il a blasphémé, s'écrie le grand prêtre ; que vous en semble ? » — Et l'Assemblée de prononcer l'arrêt sollicité : « Il a mérité la mort ! »

Pensons à cette iniquité, quand nous avons à nous plaindre des jugements et de la justice des hommes : le serviteur ne saurait être mieux traité que le maître.

4 heures du matin : CRUAUTÉ — EXPIATION

Enfin, la Victime leur appartient. La sentence rendue, les juges se retirent, abandonnant Jésus aux mains des valets et de la foule sans pitié.

Vous qui souffrez, regardez votre Sauveur. On lui

crache au visage, on le frappe indignement, on s'en fait
un jouet. On le tire d'un côté, de l'autre ; on le pousse
de la manière la plus inhumaine. Et Lui !.. Il ne se plaint
pas : il expie nos sensualités et notre orgueil, il efface
les péchés du monde.

Que notre sort, même dans les crises très douloureuses,
est plus doux !.. Dieu et les nôtres nous gâtent. — Merci!
mon Dieu ; je veux porter avec douceur ma part de
souffrance expiatrice.

5 heures du matin : INGRATITUDE POPULAIRE

La condamnation à mort par le grand Conseil ne tarda
pas à être connue. Elle se répandit avec le jour qui
commençait, et amena devant la maison de Caïphe une
multitude bruyante.

En ce moment, les portes s'ouvrent, et Jésus paraît,
enchaîné et entouré de gardes. Une immense clameur
de haines satisfaites l'accueille, et le suit jusqu'au palais
de Pilate. C'est à ce magistrat qu'il appartient de confirmer le jugement du peuple juif. Les injures, les blasphèmes, les mépris ne cessent pas un instant d'accompagner la Victime... C'est ce même peuple qui, cinq
jours auparavant, lui formait un cortège triomphal, aux
cris mille fois répétés de : « *Hosanna Filio David !*
Béni soit celui qui vient au nom du Seigneur !* »

Ne croyez guère aux louanges du monde ; mettez
avant tout votre confiance en Dieu.

6 heures du matin : INNOCENCE RECONNUE
ET PROCLAMÉE

Entrons avec Jésus dans le grand prétoire romain.
Pilate écoute les accusations : « C'est un perturbateur
public ; — c'est un blasphémateur ; — c'est un ennemi
de César ; — d'après la loi de Moïse, il doit mourir. »

Le gouverneur interroge Jésus. A la sagesse de ses réponses, à la dignité de sa tenue, à la fermeté calme de sa parole, il a bientôt reconnu l'innocence de l'Accusé, et il la proclame hautement : « Je ne trouve en lui aucun motif de condamnation, dit-il aux accusateurs. »

Mais rien ne peut apaiser la haine de ses ennemis : « *Crucifigatur !* qu'on le crucifie ! — Quel mal a-t-il donc fait ? — Cela n'importe pas : qu'il soit crucifié !.. »

O âmes souffrantes ou persécutées, méditez cet exemple, et soyez résignées.

7 heures du matin : EXPÉDIENTS CRIMINELS

Pilate ne peut se résoudre à condamner un innocent ; mais, d'autre part, il manque de courage pour le délivrer. Comme tous les caractères faibles, il a recours aux expédients. Sachant qu'Hérode, dont l'autorité s'étendait sur la Galilée, se trouvait pour le moment à Jérusalem, il fit conduire à ce prince Jésus le Galiléen.

Nouvelles ignominies réservées au Sauveur. Hérode, qui voulait être témoin de quelque prodige, se trouve déçu dans son attente. Il n'obtient de la Victime aucun miracle, pas même une parole. Blessé dans son orgueil, il s'en vengea, avec toute sa cour, par le mépris et les insultes. Il fit revêtir Jésus d'une robe blanche, livrée de la folie ; puis, l'abandonnant aux moqueries de la soldatesque, il le renvoya à Pilate avec une compassion pleine de mépris.

8 heures du matin : IGNOMINIEUX PARALLÈLE

Pilate est destiné à prononcer sur le sort de Jésus : son expédient auprès d'Hérode n'a pas réussi. Il essaie de nouveau d'échapper à sa responsabilité, en proposant au peuple d'user de son droit de grâce en faveur de l'Accusé, ni plus ni moins que s'il avait été convaincu de crime et condamné.

C'était déjà une injustice. De plus, il le met en comparaison avec un insigne malfaiteur, nommé Barabbas, justement frappé par la loi pour plusieurs meurtres : « Lequel des deux voulez-vous que je vous délivre, Jésus ou Barabbas? » Extrémité lamentable qui place l'innocence au même niveau que le crime, l'assassin au même rang que le Bienfaiteur de l'humanité...

O justice humaine, que de fois depuis lors tu as renouvelé le crime de Pilate !.. Ne nous plaignons pas, âmes chrétiennes ; nous sommes avec Jésus sur la route du Calvaire.

9 heures du matin : SILENCE DIVIN

Comme on devait s'y attendre, la foule répondit à la proposition qui lui était faite par un redoublement de fureur : « Enlevez-le ! A mort! à mort ! » Ce que voyant le gouverneur, il a recours à un troisième expédient, plus misérable, plus cruel et plus injuste que les deux autres... La faiblesse appelle la faiblesse : *Abyssus abyssum invocat*. Il fait lier à une colonne sa Victime, dépouillée de ses vêtements ; et deux bourreaux armés de cordes et de verges la frappent alternativement, jusqu'à ce que son corps ne forme plus qu'une immense plaie toute saignante. Les soldats et les valets ajoutent à la cruauté du maître, en plaçant sur la tête de l'Accusé une douloureuse couronne d'épines... Horreur !

Et Jésus n'ouvre pas la bouche pour se plaindre de ce traitement injuste, inutile et barbare !!

Seigneur, je ne veux pas me plaindre des souffrances que j'éprouve dans mon corps... Je vous regarde : c'est assez... Aidez-moi seulement à imiter votre résignation, votre douceur et votre silence.

10 heures du matin : CONDAMNATION A MORT

Pilate, voyant l'état déplorable de sa Victime, crut le moment favorable pour toucher de pitié la foule surexcitée... « Regardez, s'écria-t-il en montrant Jésus, le voilà ! voilà l'Homme ! » Ce spectacle eût ému des tigres. Mais les multitudes dont on a soulevé les passions, n'ont plus ni cœur ni entendement ; tout sentiment humain a disparu. « Crucifiez-le ! *Crucifigatur !* » telle fut la réponse du peuple. — « Mais il est innocent, reprit le juge désespéré. – Crucifiez-le. »

Et le malheureux gouverneur, après un semblant d'interrogatoire, arriva, de concession en concession, à leur livrer Jésus pour être crucifié. L'Evangile emploie ici une parole qui fait pleurer de pitié : « *Tradidit voluntati eorum ;* il l'abandonna à leur bon plaisir. »

11 heures du matin : LE CHEMIN DU CALVAIRE

Le genre de supplice avait été fixé par la foule : « *Crucifigatur !* qu'il soit crucifié ! » Aussitôt la sentence prononcée, une grande croix est façonnée à la hâte. Jésus la trouve au bas de l'escalier du palais de Pilate. Malgré son extrême faiblesse, on la lui pose sur l'épaule, Et le voilà qui s'avance péniblement.

Suivons-le, encore plus avec notre cœur qu'avec nos yeux et nos souvenirs. Pauvre cher Sauveur, il tombe jusqu'à trois fois, se déchire les genoux aux pierres du chemin, se relevant sans murmurer sous les fouets, et gravissant enfin la montée du Calvaire...

Voici le lieu du sacrifice...

Midi : SUPRÊME OBÉISSANCE

Considérez ici, avec une compassion mêlée d'admiration, l'Agneau de Dieu, qui va être immolé pour les péchés du monde.

Les bourreaux s'approchent de leur Victime, et la
dépouillent de ses vêtements. La croix est couchée sur
le sol. Au premier signe, Jésus s'y étend de lui-même,
et s'y dispose pour l'horrible sacrifice. Il présente la
main droite, que les bourreaux saisissent, appuient sur
le bois et fixent avec un énorme clou. Ils tirent la main
gauche qu'ils transpercent de même. Enfin, ils achèvent,
sur les pieds divins, leur œuvre de sang, et, à l'aide de
cordes et d'échelles, on élève la croix entre le ciel et la
terre !

Vexilla regis prodeunt ! Hosanna au Fils de David !

1 heure de l'après-midi : LES TESTAMENTS DIVINS

Pauvres patients, qui souffrez dans tous vos membres,
regardez votre Dieu, le corps meurtri contre le bois de
la croix, suspendu par des plaies qui vont sans cesse
s'élargissant sous le poids, insulté par la populace de
Jérusalem, et perdant son sang à flots. — Oserez-vous
vous plaindre ?...

Malgré ces extrémités où il se trouve, Jésus — ô
bonté ineffable ! — dit au criminel repentant qui va
mourir à son côté : « Aujourd'hui même, vous serez
avec moi dans mon royaume ». Et puis, tournant son
regard mourant vers sa Mère, la Vierge au cœur
transpercé, il lui dit, en pensant à nous : « Femme,
voilà votre fils !... » et à l'Apôtre bien-aimé : « Disciple,
voilà votre mère ! »

Merci, ô mon Sauveur béni, de cet adorable testament !...

2 heures de l'après-midi : ABANDON

La terre seule s'est élevée contre le Christ. Pour que
les délaissements soient complets, il faut que le Ciel
lui-même se détourne de lui.

Ecoutons la voix qui descend de la croix : « Mon Dieu ! mon Dieu ! pourquoi m'avez-vous abandonné ?... » Plainte de la nature humaine, mais plainte soumise ; soupir d'un cœur qui souffre de se voir délaissé. Ne murmurons pas si les dévoûments les plus généreux se trouvent quelquefois en défaut.

Aussitôt après, Jésus laisse échapper cette prière : « *Sitio* ! J'ai soif ! » Soif matérielle : ses lèvres sont en feu ; soif du salut des âmes ; soif d'un regard paternel de Dieu ! — Pendant cette heure, en union avec notre divin Sauveur, ô malades chrétiens, soyez prêts à tous les renoncements, même les plus pénibles.

3 heures de l'après-midi : CONSUMMATUM EST !

Heure unique dans l'histoire du monde... La nature entière s'émeut... **Tout est consommé !**... Jésus dit : « Père, je remets mon âme entre vos mains.... » Il incline la tête... et, ayant poussé un grand cri, il expire.

O conséquences adorables de la mort de Jésus ! La justice divine est satisfaite, le monde est racheté, les hommes retrouvent leurs titres d'enfants de Dieu, l'enfer est vaincu, le ciel se rouvre.

O Jésus, votre exemple adoucira, jusqu'à la fin des temps, les angoisses de la mort !.. Faites qu'à ma dernière heure, je puisse dire, à votre suite : « J'ai rempli ma tâche ; je retourne à mon Père : *consummatum est.* »

4 heures de l'après-midi : COMPASSION

Considérez ce corps méconnaissable. On enlève les clous qui le tenaient suspendu, et on le descend au pied de la croix. Là, se trouve Marie, la Mère du Supplicié... Elle tend les bras et aide à soutenir le précieux Trésor... Elle peut alors considérer à loisir les innombrables meurtrissures, les traces des verges et des fouets, le côté entr'ouvert, les affreuses plaies des pieds et des mains, le front déchiré par les épines…

O Vierge au cœur martyr, ô Mère de douleur, soutenez de votre compassion et de votre amour mes amis et mes proches, au moment où mon âme, appelée au jugement de Dieu, ne laissera plus entre leurs mains qu'un cadavre inanimé.

5 heures de l'après-midi : SÉPULTURE

Le corps divin est déposé sous la pierre de l'onction, embaumé, entouré de parfums et d'aromates variés… Des amis l'enveloppent d'un suaire, et le transportent dans un sépulcre neuf.

Des gardes juifs roulent une grosse pierre à l'entrée, et se tiennent auprès. Travail inutile, vaines précautions. La Victime a dit : « Je ressusciterai le troisième jour. » Sa parole ne trompe pas.

Ayons confiance. Notre corps, sans aucun doute, sera livré un jour à la dissolution du tombeau : c'est la solde du péché. Mais Dieu le ressuscitera : nous en avons pour garantie la victoire de Jésus sur la mort… Inclinons-nous, avec humilité, sous le juste décret qui a frappé toute notre race… Mais gardons, au fond de notre âme, l'inébranlable espérance et la consolante conviction que nous revivrons un jour… pour l'immortalité.

LE MIROIR

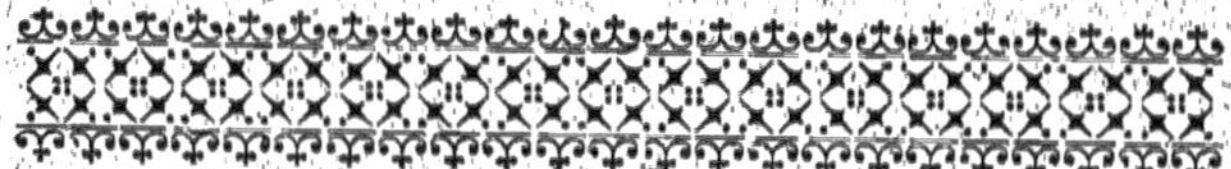

En lisant ce titre, *le miroir*, plus d'un lecteur se demandera, sans doute, quelles pensées morales, quelles leçons religieuses, et surtout quelles consolations peuvent bien s'abriter derrière ce nom. Assurément, il est mieux connu dans le boudoir de la jeune mondaine que dans la chambre d'un pauvre vieil infirme.

Entretenez-nous de la *souffrance*, me dira-t-on peut-être ; parlez-nous de l'*insomnie* et des moyens de la sanctifier ; exposez-nous les motifs de la *résignation chrétienne*, et laissez à la jeune fille de dix-huit ans le soin et le plaisir d'étudier son miroir.

Cette réflexion, nous en convenons volontiers, a une apparence de vérité. Mais, puisque nous avons entrepris de faire connaissance avec les différents objets qui peuplent la chambre d'un malade, du moment qu'ils peuvent fournir, soit directement, soit indirectement, quelque sujet utile de méditation, nous devons nous arrêter même à ceux qui n'ont que des rapports éloignés avec la souffrance.

Le crucifix, l'eau bénite, les saintes images nous parlent naturellement *piété* ; le lit, la pendule, le miroir ne peuvent offrir aux pauvres reclus que des distractions, plus ou moins salutaires selon les dispositions de leur esprit. Mais enfin, même à ce point de vue très restreint, ces sujets ne manquent pas d'utilité. Ils fournissent, en effet, des pensées, des méditations, voire même des enseignements religieux, qui aident à charmer l'ennui des longues journées et la fatigue des nuits plus longues encore.

« Que faire en un gîte, a dit notre grand fabuliste, à moins que l'on ne songe ? » — Je dirai de même : que faire, en sa chambre silencieuse, privé des beaux spectacles de la nature, entre la prière et la souffrance, à moins que l'on ne médite ?

Méditons donc notre miroir.

***

D'abord, avez-vous remarqué que, dans son

acception la plus générale, le *miroir* se trouve un peu partout?

Qu'est-ce que la *création* tout entière, avec ses admirables spectacles, ses puissances énergiques, ses harmonies ravissantes, ses impénétrables mystères, sinon le reflet, l'image, le *miroir* des attributs divins ? Pour qui sait lire dans ce livre toujours ouvert et d'ailleurs accessible à toutes les intelligences, la bonté, la sagesse, la puissance, la grandeur de Dieu apparaissent comme dans une splendide et transparente manifestation. On peut dire que chaque être appelé à l'existence, porte le cachet et comme le regard créateur du Verbe qui l'a enfanté : *per quem omnia facta sunt.* (1)

En ce sens, la nature est le *miroir de Dieu.*

Malheur aux hommes qui disent : « Où est Dieu ? Montrez-nous votre Dieu. » Aveugles, ouvrez les yeux, levez-les vers le ciel, abaissez-les sur la terre ; voilà son image : *Cœli enarrant gloriam Dei.* (2)

Qu'est-ce que la figure humaine ? — Le *miroir de l'âme.*

Si j'interroge les moralistes les plus auto-

(1) Paroles du *Credo.*
(2) Ps. XVIII, 1.

risés, ils m'assurent que le visage et, particulièrement, les yeux sont un reflet fidèle des
habitudes, des tendances, des sentiments, en
un mot, de l'état de l'âme. L'amour, la haine,
l'admiration, le mépris, la joie, la douleur, la
noblesse et l'abjection y sont gravés d'une
façon tellement apparente que l'erreur sur ce
point est bien difficile. L'être moral se peint
sur le visage.

A force d'adresse et de combinaisons savantes, on peut essayer de fausser ce fidèle
interprète ; on n'y arrive jamais complètement.
Les vrais observateurs ne s'y trompent pas,
non plus que les âmes pures et sincèrement
vertueuses. Dieu est trop sage pour livrer la
Bonne Foi et l'Innocence à la merci d'une
beauté d'emprunt, perfide et fardée. L'art de
tromper a ses limites ; et ce qu'un sourire
étudié voudrait cacher, un trait du visage, un
froncement presque imperceptible des lèvres,
un éclair subit des yeux vous le disent, et vous
avertissent d'être en défiance. Les maladies de
l'âme et du cœur, comme celles du corps, ont,
sur la figure humaine, leur expression particulière facilement reconnaissable. Défiez-vous
de la beauté qui manque de candeur.

Montons d'un degré.
L'Eglise catholique appelle la Mère du Verbe

incarné *un miroir* : « *Speculum justitiæ*, miroir
de justice, priez pour nous. » La sainte Vierge,
en effet, reproduit d'une manière supérieure,
quoique toujours finie, les traits, les vertus et
les perfections de son divin Fils. Elle reflète
ses sentiments et la beauté morale de sa vie,
comme l'astre des nuits s'illumine des rayons
éblouissants du soleil.

Marie est le *miroir de Jésus*.

Oserons-nous monter encore plus haut ? —
Oui, nous pénétrerons jusque dans l'éternité,
au sein même de la Trinité divine. Là, le Père
engendre perpétuellement son Verbe, son Image
substantielle, son *miroir vivant* ou, pour
employer la parole même des saints Livres, *sa
splendeur..... splendor Patris.*

Avez-vous compris ces hautes vérités ? Médi-
tez-les quelquefois dans le silence de votre
chambre de malade ; elles vous arracheront aux
tristes préoccupations de votre état présent,
consoleront votre solitude, et élèveront votre
âme dans les pures régions de la foi et de la
lumière.

* *

Mais, me dites-vous peut-être, il ne s'agit pas
ici, en ce moment, de ces grandes et religieuses
spéculations, mais simplement de ce *petit*

meuble de famille, large de quelques centimètres carrés, qui reproduit l'image des objets qu'on place devant lui.

Cela est vrai ; et nous allons ramener notre étude à des limites plus rapprochées, et partant plus accessibles à tous les esprits.

Il y a bien peu de chambres, si toutefois il y en a, qui ne possèdent leur miroir. Dans toutes mes visites, depuis près d'un demi-siècle, faites aux malades, pauvres ou riches, vieillards ou jeunes filles, j'ai partout constaté la présence du *petit meuble*, que l'on accuse quelquefois de se faire trop souvent le complice de la vanité, mais à qui nous reconnaissons une utilité réelle.

Chez les privilégiés de la fortune, je l'ai vu sous la forme élégante d'une glace vénitienne, coquettement encadrée dans un ovale métallique brillant ; chez l'ouvrier, simple carré de verre poli et étamé, enchâssé entre quatre baguettes de bois, il est suspendu par un clou à la muraille ; ailleurs, chez les plus pauvres, je l'ai découvert, au naturel, sans place fixe et sans encadrement, tantôt sur la tablette d'un châssis, tantôt mêlé à d'autres objets de toilette dans un tiroir entr'ouvert. Mais, modeste ou luxueux, humble ou coquet, je répète que j'ai trouvé le *miroir* partout. Les moins favorisés de la nature en usent ni plus ni moins que les beautés célèbres ; et cela remonte à des siècles, peut-être bien au berceau de l'humanité.

« Je me suis regardé dernièrement dans le cristal des eaux, — miroir primitif, — dit Corydon, un berger dans Virgile, et j'ai vu que je ne suis déjà pas si laid, *nec sum adeo informis* »; ce qui voulait dire, dans sa pensée, qu'il se trouvait passablement beau, et n'avait rien à craindre de la comparaison avec ses rivaux. — Faut-il en conclure que la vanité est de tous les âges et de toutes les conditions, comme de toutes les figures ?... La conclusion est peut-être vraie, sans néanmoins être contenue dans les prémisses.

Il y a des moralistes sévères qui condamneraient volontiers et absolument l'usage du miroir, sous prétexte que l'amour-propre et la vanité en abusent.

Mais, comme on l'a fait remarquer mille et mille fois déjà, de quoi la liberté humaine n'abuse-t-elle pas ? — On abuse de la religion ; faut-il la proscrire ? On abuse de la science ; faut-il la déclarer nuisible ? On abuse de la parole ; faut-il condamner tous les hommes au silence ? On abuse de la confiance et de l'amitié ; faut-il s'obliger à vivre tous dans l'indifférence et l'isolement perpétuel à l'égard les uns des autres ?

N'exagérons rien. Réprimons les excès, réformons les abus, mais gardons les usages légitimes.

Or, pour ma part, je trouve que le *miroir* a bien ses avantages.

Je le suppose fidèle sans être flatteur, et reproduisant les images dans leur vérité naturelle. C'est alors un moraliste sûr, éprouvé, qu'aucune considération ne saurait faire dévier de la ligne droite. Il signale les défauts et les qualités, sans atténuation comme sans passion. Il nous montre à nous-mêmes tels que nous sommes. Dans notre temps de demi-vérités, de nuances fondues, qui donc nous rendrait le même service?

C'est un mentor qui ne laisse rien dans l'ombre. — Vous avez une tache sur la figure : il vous l'indique charitablement. Une souillure apparaît sur votre vêtement ; personne ne s'en est encore aperçu : il vous la montre. Il y a du désordre dans votre chevelure : aussitôt il appelle votre attention sur ce point.

Remarquez qu'en agissant ainsi, il ne se propose pas de jouir de votre embarras, comme pourraient le faire des amis prétendus charitables, mais uniquement de vous engager à y porter remède.

En combien de circonstances délicates, il fait preuve de dévoûment jusqu'à l'abnégation ?... Pas même vos connaissances les plus intimes ne se risqueraient à remplir son office, de crainte de perdre votre confiance et vos bonnes grâces.

Qui, par exemple, osera dire à la femme mondaine qui cherche à prolonger sa jeunesse au delà des limites légitimes, et conserve la prétention de passer, dans la rue, pour la sœur aînée de sa fille; qui osera lui dire que l'on aperçoit, deçà, delà, quelques cheveux blancs sur sa tête? Qui avertira celle qui ne veut pas vieillir, et travaille par tous les moyens les plus savants à *réparer des ans l'irréparable outrage*, qu'une triple ride commence à s'accuser au coin des yeux, et va en s'élargissant sur les tempes?

Le *miroir* seul peut avoir de ces audaces.

Il donne, du reste, ses avertissements dans l'intimité, et sous la sauvegarde d'une discrétion absolue. Il ne parle qu'aux intéressés eux-mêmes, et lorsqu'ils viennent l'interroger. Dès qu'ils prennent congé de lui, il ne conserve plus la moindre trace de ses découvertes ni de ses révélations. Tout reste enseveli comme dans un tombeau. Il est bien le symbole et le modèle, sur ce point, de la charité parfaite. Dix personnes peuvent venir l'interroger successivement; à chacune d'elles, il donnera le conseil qui convient, sans jamais laisser échapper la plus petite allusion sur celles qui les ont précédées.

Oh ! soyons tous, les uns pour les autres, des *miroirs discrets et charitables.*

* *

Gardez donc votre *miroir*, ô jeunesse rieuse ; consultez-le consciencieusement, et croyez, je le veux bien, à son témoignage. Il répondra à votre sourire par un sourire gracieux, et vous montrera dans leur fleur vos dix-huit ou vingt printemps. — Mais, de grâce, n'en tirez pas vanité. Ce que vous êtes et ce que vous avez vient de Dieu. Ainsi que le chante le Roi-Prophète : « *Fecisti nos, Domine, et non ipsi nos* ; c'est vous, Seigneur, qui nous avez faits ce que nous sommes, et ce n'est pas nous. » (1)

Rendez donc grâce et gloire à qui elles sont dues ; usez avec prudence et discrétion d'un don qui n'est pas toujours sans danger ; travaillez à établir un accord harmonieux entre la beauté visible et les qualités de l'âme et du cœur ; enfin, que les charmes de la terre tendent à vous élever, comme saint Augustin, plus haut, encore plus haut, jusqu'à la *beauté toujours ancienne* et *toujours nouvelle,* Type et Auteur de toute perfection, jusqu'à *Dieu.*

Gardez votre miroir ; consultez-le consciencieusement, et croyez à son témoignage, vous

(1) Ps. xcix, 3.

qui êtes entrés dans l'âge de la réflexion et de l'expérience. Il vous dira peu à peu, jour par jour, que les avantages physiques se transforment et passent vite : « La grâce est trompeuse, et vaine est la beauté ; *fallax gratia et vana est pulchritudo.* » (1). Où est la candeur charmante de votre enfance ? — Disparue. — Où sont les attraits séducteurs de votre adolescence et de votre jeunesse ? — Evanouis. — Les traits si doux de votre visage se sont accentués ; les couleurs si délicates, si transparentes de votre teint ont durci : la force a remplacé la grâce.

N'oubliez pas que l'heure a sonné pour vous des œuvres viriles, des rudes combats de la vie, et des généreux dévouements.

Gardez votre miroir ; consultez-le consciencieusement, ô vieillards vénérables, et croyez à son témoignage. Ne l'accusez pas : il est toujours fidèle, comme il y a un demi-siècle. Ce n'est pas lui qui a changé ; et, s'il vous montre aujourd'hui, au lieu de lignes harmonieusement arrondies, des sillons et des rides, il ne fait que reproduire l'image que vous lui présentez. La vieillesse aussi, du reste, a sa beauté, grave, religieuse, indulgente, comme la forêt

(1) **Prov.** xxxi, 30.

dépouillée de sa parure verdoyante par les premiers froids de l'hiver, garde ses mystérieuses attractions.

Oh ! pendant que vous en avez encore le temps, *dum tempus habemus*, rendez votre vie utile, afin que, plus tard, au jour de la défaillance, la jeunesse, en vous regardant, découvre sur votre physionomie les traces de vos bienfaits et les souvenirs de vos vertus.

Enfin, j'en viens à vous, chers malades : gardez votre *miroir*, et ne craignez pas de le consulter.

Il m'a toujours semblé que c'était d'une fausse délicatesse de faire disparaître toute glace de la chambre d'un malade, pour lui éviter des constatations douloureuses. — Ne sommes-nous plus chrétiens ? Et la vérité nous fait-elle peur à ce point ?... N'est-il pas opportun de nous rappeler, chaque jour, que notre corps va à la dissolution ?... La destruction progressive de la partie matérielle en nous, doit avoir pour effet de nous détacher de la terre, et de nous rapprocher de Dieu.

Écoutez une jeune chrétienne de vingt-deux ans, dont nous avons raconté la vie, il y a quelques années :

« Je viens de passer devant *une glace*, et j'ai presque reculé d'horreur. La mort se montre déjà sur mes lèvres, et la pâleur de mon visage ressemble à celle d'un cadavre... Il me faudra mourir dans quelques mois, dans quelques semaines, peut-être... »

Quelles, pensez-vous, vont être les conclusions de semblables prémisses ? — Ecoutez :

« Mon Dieu, je ne vous demande plus qu'une seule chose : vous aimer toujours davantage. Avec votre amour, je ne regrette rien, et je ne crains rien. »

Voilà comment pensent et parlent les âmes vraiment religieuses.

Pour finir, je veux ajouter un dernier trait.

La maladie, même très grave, ne conduit pas toujours à la mort : Dieu rappelle quelquefois des portes du tombeau.

Il y a de longues années déjà, une jeune fille, de vingt ans environ, fut frappée d'une de ces maladies qui inspirent la terreur, parce qu'elles laissent trop souvent sur le visage le souvenir visible de leur passage. La pauvre enfant fut atteinte de la petite vérole.

Dieu l'avait douée d'une beauté peu commune. Elle le savait ; et, malheureusement, elle en jouissait comme d'un bien propre et personnel. Sans rester étrangère à la religion, elle suivait plus fidèlement les exemples du monde que les maximes de l'Evangile.

Lorsque le mal s'abattit sur elle et qu'elle en connut la nature, une préoccupation l'absorba tout entière, même au milieu de ses plus vives souffrances. Elle se demandait, avec inquiétude, si la terrible *Visiteuse* ne la marquerait pas de son cachet. Plusieurs fois, elle interrogea sur ce point les membres de sa famille, à mots couverts, — car la vanité aussi a sa pudeur, — mais, toujours, ceux-ci avaient réussi à lui faire une réponse étudiée, qui la calmait au moins pour quelques instants.

Elle avait bien remarqué que le miroir de sa chambre avait disparu ; et cette constatation n'avait fait qu'augmenter ses appréhensions.

Un jour qu'elle se trouvait seule, elle n'y tint plus. Malgré sa faiblesse, elle se lève, se traîne jusqu'au meuble où elle savait trouver son *conseiller fidèle*, s'en saisit convulsivement, et y jette un regard rapide. La pauvre enfant faillit s'évanouir. Son front, autrefois si pur, portait comme deux larges cicatrices, traces ineffaçables...

Elle ne dit rien de sa découverte ; mais on remarqua dès ce moment, sans en connaître la raison, qu'elle devenait chaque jour plus douce, plus patiente, plus pieuse et plus aimante.

Lorsque sa guérison fut complète, ses bonnes dispositions ne se démentirent jamais. Elle

devint l'ange consolateur de la famille. Les
sociétés mondaines ne la virent plus ; mais la
maison paternelle profita de ses dévoûments.
Prévenante pour ses vieux parents, confidente
et conseillère de ses frères et sœurs, affable et
charitable pour les malheureux, elle était pour
tous un exemple et une bénédiction.

Il y a peu de temps qu'elle a quitté la terre,
pleine de jours et de mérites, pour échanger
définitivement la beauté fugitive de la vie présente contre la beauté impérissable de l'éternité.

Elle avait compris et mis en pratique la
leçon de la maladie ; et le *miroir* avait été pour
elle ce que fut pour saint Paul le coup de tonnerre sur le chemin de Damas : une grâce
insigne et un principe de vie supérieure et
divine.

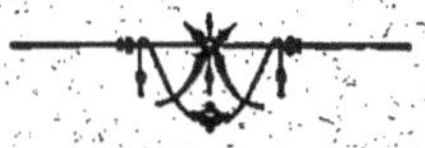

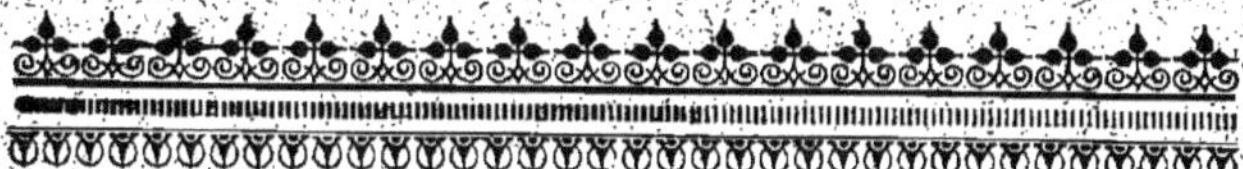

XII

LA VEILLEUSE

Tout est calme dans ma chambre, et, dans la
rue, le mouvement et les bruits ont cessé. On
dirait que toute vie est éteinte autour de moi,
tant le silence est profond.

L'horloge vient de sonner minuit.

Maintenant le travailleur, qui a porté le poids
du jour, repose ses membres fatigués ; parents,
serviteurs, amis se livrent à un sommeil réparateur... Que Dieu les garde !

Seul, je veille en ce moment. Brisé par la
souffrance, agité par la fièvre, je me tourne et
retourne sur ma couche en désordre, sans pouvoir tenir en place... Encore une fois, je suis
tenté de m'écrier : « Mon Dieu ! que les nuits
sont longues au pauvre malade ! »

Soudain, mes yeux s'arrêtent sur la petite
veilleuse, qui projette un pâle rayon de lumière

sur les murailles de ma chambre. Depuis bien des nuits, sans doute, elle est ma fidèle compagne ; et, jusqu'ici, je ne m'en étais pas aperçu.

Ceux-là qui ont passé par l'épreuve de la maladie et ont connu les longues nuits de l'isolement, me comprendront ; dès ce moment, je me sens moins abandonné ; il me semble qu'au milieu du silence universel, une âme répond à mon âme.

Mon Dieu, que de pensées, que de souvenirs, que de rapprochements, que de contrastes éveille en moi cette humble lumière, qui m'apparaît soudainement dans ma solitude comme un ami vient nous distraire de nos douloureuses préoccupations ! Ainsi l'étoile qui perce à travers les nuages dans une nuit sombre, réjouit le matelot ballotté sur le vaste océan.

Reste là, et parle-moi comme une sœur à son frère, humble compagne du malade, ô fidèle *veilleuse* ; remplis la bienfaisante mission que t'a confiée la Providence d'aider, de soutenir, même de consoler les pauvres malades, trop souvent délaissés.

** **

La *veilleuse* se montre à moi, tout d'abord, comme la personnification des âmes charitables et religieuses qui consument leur vie, les jours et les nuits, auprès des membres souffrants de

Jésus-Christ, sans autre témoin que Dieu, sans autre récompense ici-bas que le bonheur de faire du bien, en soulageant le malheur.

Soyez bénis, anges du dévoûment et de la consolation, quels que soient votre nom et votre vêtement, Petites Sœurs des Pauvres, Garde-Malades des indigents et des ouvriers, Filles de Saint-Vincent-de-Paul, Enfants de Saint-Camille!... Vous avez sacrifié toutes vos affections comme toutes vos espérances de la terre, pour appartenir sans réserve à tous ceux que la douleur étreint et qui manquent de consolateurs.

Les puissants du jour peuvent vous méconnaître, vous persécuter, vous proscrire ; mais tous les malheureux, les martyrs de la souffrance, les délaissés vous bénissent. Continuez, même sous la persécution basse et haineuse, votre admirable mission. Laissez faire les méchants ; leur règne n'a qu'un temps, la charité est éternelle. Soyez toujours, comme la petite *veilleuse*, clairs et chauds dans la chambre du pauvre malade, c'est-à-dire lumière et consolation.

O Dieu tout-puissant, gardez à votre Eglise et à ses enfants les plus nobles, au moins le droit de se dévouer ! Ne permettez pas que notre France bien-aimée, jusqu'aujourd'hui la terre des grandes âmes et des grands cœurs, soit déshéritée désormais, par la malice de l'enfer, des belles et saintes œuvres qui ont fait, dans tous les siècles, sa gloire, sa force et son bonheur.

****

Mais voici que, par suite d'une association d'idées assez naturelle, je me trouve transporté dans le saint lieu. Je vois là ma petite *veilleuse*, suspendue entre le ciel et la terre, devant le grand Délaissé de nos temples, Jésus dans l'Eucharistie.

Elle remplit une fonction plus auguste que celle de se montrer la compagne fidèle des douleurs humaines ; elle est, pour ainsi dire, associée aux esprits angéliques supérieurs, les Trônes, les Chérubins et les Séraphins, sans cesse prosternés en face du Tout-Puissant. Que de fois je l'ai aperçue, le soir, dans la nuit, à travers les vitraux du sanctuaire, éclairant le tabernacle où réside le Dieu d'amour ! Elle semblait dire à ceux qui passaient près de la maison de la prière : « Prenez garde ! Dieu est là ! » ou encore : « Ayez confiance ! Dieu veille sur vous ! »

Sans interruption, elle se consume au service de l'Hôte adoré, jusqu'à extinction, pendant que le monde, insouciant, se rend à ses travaux, court à ses plaisirs ou se livre au repos.

Bien souvent, je t'ai porté envie, ô petite lumière du sanctuaire. Les devoirs d'état, les nécessités de l'existence, le rude labeur journalier nous privent des joies intimes de l'adoration. Mais toi, ta vocation te fixe en face du Saint des Saints. — Remplace-moi donc devant le Seigneur, pendant que je me rends au milieu des hommes, mes semblables. Je te charge de me rappeler à sa pensée, et de lui parler de mes besoins et de mon amour.

En vérité, c'est une sainte coutume, quelque naïve qu'elle puisse paraître à plusieurs, de confier à la petite lampe du sanctuaire, quand nous devons quitter la maison de Dieu, le soin de nous représenter, de briller et brûler devant le divin Sacrement, comme symbole de notre foi et de notre amour.

*
* *

La petite *veilleuse*, je l'ai aperçue quelquefois encore, le soir, bien tard dans la nuit, à travers les fissures d'une fenêtre mal jointe, dans la mansarde du pauvre. Elle me disait : là, une âme dévouée, une jeune chrétienne, inspirée et soutenue par sa foi, ajoute aux heures de travail du jour une partie des heures de la nuit. Après une journée laborieuse passée dans les ateliers, les ouvroirs ou les magasins publics, elle dépense le reste de ses forces au service de parents âgés ou infirmes, jusque dans la nuit avancée ; et, demain, dès la première heure, elle reprendra son fardeau accoutumé et recommencera sa tâche.

« Ma fille, lui dit sa mère malade qui s'éveille, quoi ! encore levée ! Ne te fatigue pas outre mesure, je t'en prie, il est temps de prendre ton repos. Que deviendrions-nous si, à ton tour, tu allais tomber ? — Ma mère, Dieu nous garde... Il sait que j'ai besoin de ma santé et de mes forces pour vous... Cela suffit. » Et l'aiguille continue de marcher... Le travail, du reste, touche à son terme. Demain, il sera échangé contre le pain ou les médicaments que réclament les vieux parents.

Va, continue la mission que la Providence t'a dévolue, ô cœur généreux, noble enfant du peuple. Reste pure dans ta pauvreté. Jésus te bénit et t'aime... Et la petite lumière qui t'éclaire, c'est l'œil de Dieu qui te regarde, t'encourage et compte chacun de tes mouvements, pour n'en laisser aucun sans récompense.

**

Cette humble *veilleuse* m'apparaît encore, dans la chambre du malade, comme un symbole et une leçon permanente.

Sa mission providentielle est d'éclairer, comme la mienne, pauvre victime, est de souffrir.

Que l'on veille auprès d'elle, ou que l'on dorme ; qu'elle soit utile ou non ; que personne ne s'aperçoive de sa présence ; qu'on la délaisse ; qu'on la relègue dans un des coins ignorés de la place, elle continue d'épuiser sa substance jusqu'à la fin, sans rien attendre que l'indifférence et l'oubli.

Elle mourra alors seulement qu'elle aura tout sacrifié et tout donné.

Ainsi, pauvre malade, je dois laisser consumer mes forces peu à peu, comme il plaît à Dieu, dans l'impuissance et la souffrance, en brillant et chauffant par la foi et l'amour.

« Seigneur, aussi longtemps que vous le voudrez, ma vie s'épuisera ici, lentement, jour par jour, heure par heure, devant vous, comme un hommage respectueux et filial rendu à votre puissance souveraine. A quelque heure et dans quelques circonstances que vous me demandiez mes services, je vous répondrai, comme les étoiles du firmament: *Ecce adsumus*, me voici ! ! Je me tiens à votre disposition. — S'il vous plaît de rallumer le flambeau de ma vie qui baisse, *fiat ! fiat ! !* — si vous voulez, au contraire, que sa flamme reste faible, pâle et tremblante, *fiat ! fiat ! !* — s'il est écrit, enfin, au Livre de vos volontés, que ma destinée est remplie sur terre, j'adore vos décrets, toujours infiniment sages, et je veux rester, dans la mort comme dans la vie, la petite *veilleuse* nocturne, fidèle, obéissante, m'éteignant sans murmure, après avoir déposé à vos pieds ma reconnaissance pour les années que vous m'avez accordées, et que vous ne me deviez pas.

* *

Il viendra donc un jour, — Dieu le connaît, — une heure, — c'est Lui-même qui l'a fixée, — où la vie me sera retirée. L'activité, le mouvement, la sensibilité me manqueront soudainement. Mon âme retournera à son Créateur, pour lui rendre compte de son passage sur la terre d'exil ; mon corps rentrera dans le limon d'où il a été tiré : *Memento, homo, quia pulvis es, et in pulverem reverteris.*

Autour de moi régneront le silence et le vide.

Toi, humble et pâle *veilleuse*, tu éclaireras, de tes dernières lueurs, ma chambre fermée. Là, sur cette table, à côté de l'eau sainte et du buis bénit, tu *veilleras*, le jour, la nuit, sur ma dépouille mortelle. Tu verras défiler, devant mon cadavre insensible, quelques amis sincères et la foule des indifférents.

Sois-moi propice en ce moment, et apparais, à tous ceux qui approcheront de ma couche funèbre, comme une suppliante qui implore une prière pour mon âme, transportée devant le Souverain Juge... « Seigneur, soyez-moi miséricordieux ! »

Puisses-tu également faire comprendre à tous, — par l'office même que tu rempliras auprès de moi, — le peu de consistance de notre vie ici-bas, et combien fugitifs et trompeurs sont les jours de notre pèlerinage !

Mais arrière les pensées de la mort ! Nous sommes les fils de la lumière et de l'espérance !... Reste pour nous, toujours, ô petite *veilleuse*, le symbole de la foi, de l'amour, de la grâce, et des splendeurs de l'éternité.

XIII

LE FAUTEUIL

Il est là, tout à côté de moi, toujours prêt à
m'accueillir, quand la fatigue ou l'atmosphère
du lit me font chercher un peu de repos ou de
fraîcheur ; et voilà que, par une étrange distraction, au moment où je cherche autour de moi,
dans ma chambre, un nouveau sujet de médi-
tation et d'étude, je ne l'apercevais pas.

Il est tellement lié, en effet, à toutes mes habitudes de malade, qu'il semble faire partie de
moi-même.

Je l'oubliais donc, comme on oublie facilement les dévouements les plus généreux, du
moment que l'on peut compter sur eux et qu'ils
se répètent souvent.

Singulier phénomène, qui n'est pas à notre
louange : nous sommes tout reconnaissance

pour nos bienfaiteurs d'occasion, et la fidélité constante finit pas passer inaperçue !

Que de souvenirs touchants le *fauteuil* me rappelle ! Que de bons offices il m'a rendus ! Que de leçons il ne cesse de me donner !

Ami des petits et des grands, symbole de la science et de l'autorité, gardien des antiques traditions, soutien de la vieillesse, il m'apparaît surtout, en ce moment, comme un aide compatissant pour le malade.

****

J'étais bien jeune, sept ans au plus, et l'aîné de quatre enfants. Je revois, par le cœur tout autant que par la mémoire, notre pauvre mère, épuisée, à demi couchée dans un grand *fauteuil*, ses longs cheveux noirs dénoués et retombant des deux côtés jusqu'à terre. C'est là qu'elle passait de longues journées, en nous regardant avec tristesse, et des nuits plus longues encore.

Un matin, je vis le fauteuil vide. Notre mère avait été replacée sur son lit, plus pâle que jamais... Elle semblait endormie. Mais tout le monde pleurait dans la chambre.... Nous n'avions plus de mère.

Quelques années plus tard, ce fut le tour de ma sœur. Nos deux plus jeunes frères, privés des soins qu'une mère seule peut donner, et que les dévoûments les plus généreux ne sauraient suppléer, étaient retournés au ciel.

J'avais de douze à treize ans.

Ma sœur se mourait de consomption et de maladie de cœur. Une toux opiniâtre la fatiguait beaucoup, et amenait de temps en temps, au bord de ses lèvres, un peu de salive rougie. Elle ne pouvait plus supporter le lit.

Un jour, le médecin dit en entrant : « Cette enfant étouffe dans cette position... Vous la placerez dans un *fauteuil* ; elle en éprouvera un grand soulagement. »

Hélas ! après la mort de notre mère, nous avions quitté la maison paternelle ; notre pauvre mobilier avait été vendu, et le fauteuil avait disparu avec le reste.

On n'emprunte guère un fauteuil de malade, parce que cela ne se prête pas ; il semble à tous, en effet, qu'il renferme quelque chose de trop personnel.

Cependant on hasarda quelques démarches auprès de familles aisées ; mais, à leur grand regret et malgré leur dévoûment bien connu, elles déclinèrent notre demande.

A la fin, une voisine à demi infirme, ayant appris notre situation, nous fit offrir son propre fauteuil, se privant ainsi de son soutien ordinaire.

Les pauvres aussi ont leur délicatesse.

Je me souviens encore du bonheur que j'éprouvai, lorsque je vis le fauteuil tant désiré entrer dans notre maison. Je crus vraiment qu'il amenait avec lui la guérison, les forces et la joie. Le médecin n'avait-il pas dit : « Il lui faudrait un fauteuil ; elle en éprouvera un grand soulagement... » ? Et il était là, maintenant, ouvrant ses deux bras pour recevoir notre jeune malade.

On l'y installa, aussitôt qu'elle put supporter le changement. Comme elle était bien, la tête appuyée et un peu renversée en arrière sur le dossier, avec ses grands yeux noirs et son visage d'une blancheur virginale, regardant devant elle comme si elle avait voulu pénétrer nos pensées !

En la voyant ainsi, calme, essayant même de sourire, malgré certains soubresauts du cœur par intervalles, nous ne pouvions nourrir que des espérances.

Hélas ! elles ne devaient pas se réaliser.

Quelques mois passèrent. — Un jour, il y eut grande solennité religieuse, à la maison. Ma petite sœur allait faire sa première et... dernière communion. Elle avait à peine dix ans. Mais la souffrance mûrit avant le temps. Elle était, d'ailleurs, si douce, si bonne, si résignée, que je me dis, aujourd'hui encore, à

plus de soixante années de distance : « Le bon
Dieu lui devait bien cette consolation et ce bonheur. » Je l'en remercie et m'en réjouis, surtout
à la pensée que la félicité des élus, au ciel, est
d'autant plus grande que leur union, sur la
terre, avec Notre-Seigneur a été plus intime.
Peut-être ne s'arrête-t-on pas assez à cette considération, qu'une communion en plus ici-bas
procure un degré de gloire en plus là-haut.

Huit jours plus tard, le grand fauteuil quittait la maison : ma sœur avait trouvé le vrai
et définitif repos au sein de Dieu.

Nos lecteurs nous pardonneront ces souvenirs par trop personnels, peut-être ; mais ma
conviction est que des réminiscences de ce
genre ne me sont pas particulières, et que le
récit qui précède a dû réveiller des émotions
dans plus d'une âme. Car, dans presque toutes
les familles, sous d'autres formes, sans doute,
et dans des circonstances différentes, le *fauteuil* a son histoire, touchante, instructive ou
religieuse.

*
* *

J'ai dit, en commençant, que le fauteuil était
quelquefois le symbole de l'autorité. — Qu'on
me permette encore un souvenir.

Il y a un quart de siècle, je faisais mes visités d'arrivée, comme curé, dans une paroisse de campagne. J'étais entré dans une ferme de modeste apparence. On alla chercher le maître de la maison, qui était sorti ; bientôt, les enfants revinrent de l'école ; on s'assit en cercle autour du foyer. Seule, la mère de famille se tenait debout, derrière un antique fauteuil de cuir, placé à droite, sous le haut manteau de la cheminée.

« Madame, lui dis-je en souriant, pour la première visite de votre pasteur, vous ferez bien trêve quelques instants à vos occupations... Tenez, voici votre place, ajoutai-je en désignant le vénérable siège.

— Oh ! non ! me répondit-elle vivement, c'est le *fauteuil du père !* »

Je la regardai d'un air qui disait clairement : Je ne comprends pas... Qu'est-ce que le *fauteuil du père ?*..

— Oui, reprit le fermier, nous avons eu la douleur de perdre notre bon père, il y a dix mois environ... Quel saint homme ! M. le Curé, ajouta-t-il, avec des larmes dans les yeux et un tremblement dans la voix ; quel esprit droit ! et quel cœur dévoué !...

« C'est là qu'il est mort, fit-il en me montrant le fauteuil, pleuré de tous, en paix avec Dieu et avec les hommes, après nous avoir bénis...

« Depuis ce jour-là, il y a près d'un an, le

père conserve toujours, chez nous, sa même place ; personne jusqu'à présent ne l'a encore occupée. Il nous semble parfois qu'il va venir la reprendre... Pour ma femme et pour moi, ce fauteuil est une chaire de vérité qui éclaircit nos doutes, un livre où nous lisons notre devoir, un tribunal qui nous juge, un exemple qui nous encourage au bien. Pour nos enfants, que vous voyez, le père est toujours présent... Ce fauteuil a hérité de son autorité. »

J'étais ému plus que je ne voulais le laisser paraître. Je me levai, sur ces derniers mots, et, me plaçant en face de l'homme qui venait de parler, je lui pris les mains et lui dis : « Vous êtes un homme de cœur et de foi, je le sens. Avec le respect que vous venez d'exprimer pour les traditions paternelles, je suis sûr de me trouver ici dans une maison honnête et chrétienne. Je souhaite trouver dans ma paroisse beaucoup de familles qui ressemblent à la vôtre, et où *le fauteuil du père est entouré de la vénération de tous.* »

* *

Que de scènes charmantes, naïves et touchantes, ce fidèle témoin des jours anciens pourrait nous raconter, si Dieu voulait lui prêter la parole ! Il ferait revivre devant nous les traditions d'autrefois, si bonnes et si religieuses, si consolantes et d'ailleurs si naturelles.

C'est le soir ; toute la famille est réunie. Le vieillard prend place dans *le grand fauteuil*, au coin du foyer. C'est le signal. Toute la jeune nichée s'élance et monte à l'assaut d'une caresse, d'un baiser ; c'est à qui sera le plus privilégié ; mais l'aïeul les aime également : son cœur les embrasse tous d'un même amour.

Mais voici que la troupe bruyante et remuante devient soudain sérieuse. Elle se blottit autour du vieux fauteuil, ou sur les genoux du *bon père* ou de la *bonne mère*, joint pieusement les mains, et redit, à la suite, les saintes paroles de la prière ; puis, elle reçoit la bénédiction paternelle avec le dernier baiser du soir, et va prendre son repos sous la sauvegarde des anges.

Spectacles tout à la fois édifiants et charmants, dont je n'ai pu, malheureusement, jouir pour mon propre compte, mais auxquels il m'a été donné d'assister quelquefois, dans des familles chrétiennes, en témoin attendri ! On m'assure qu'ils deviennent plus rares de jour en jour ; le progrès moderne tend à les détrôner.

Je le regrette. Sans doute, il nous a donné, en échange, la vapeur, l'électricité, les chemins de fer et les ballons à peu près dirigeables ; mais, en attirant la vie au dehors, il a emporté, probablement pour toujours, une large part du bonheur familial. Qui nous rendra jamais les douces habitudes et les intimes affections du foyer domestique... avec le *fauteuil légendaire* de l'aïeul ?...

Plus j'y réfléchis, et plus je me persuade que le *fauteuil* est comme la caractéristique d'une génération.

Il symbolise, à mes yeux, les respectables familles d'autrefois, solidement établies dans leurs terres, inébranlables dans leurs croyances, fidèles à leurs traditions, glorieuses de leurs titres de noblesse, et fixées aux lieux qui les ont vues naître.

La simple chaise, plus légère, plus mobile, j'allais dire plus inconstante, sans traditions comme sans histoire, représente assez bien la famille moderne, parvenue, facilement transportable, parce qu'elle n'a pas eu le temps de s'attacher au sol.

On s'assied dans un *fauteuil*, pour s'y reposer ou méditer à son aise et aussi longtemps qu'on le trouve utile ou agréable ; on se place sur une chaise, comme pour y faire une simple halte, en passant, ainsi que fait l'oiseau sur la branche de l'ormeau.

Quoiqu'il en soit de cette réflexion, il est certain qu'il me serait absolument impossible de me représenter les anciens patriarches, bénissant leurs enfants, au moment de la mort, assis sur leur chaise ; pas plus que les vieux sénateurs de Rome, y attendant, dans leur majesté silencieuse, d'être égorgés par les hordes gauloises.

*
* *

Le *fauteuil* est donc noble. Il est encore savant et puissant.

A l'Académie française, les quarante littérateurs, philosophes, orateurs, publicistes, poètes, qui composent la docte assemblée, se confondent, en quelque sorte, avec le fauteuil qu'ils occupent. On les désigne par le numéro d'ordre de leur noble siège, et on dit d'eux : le *21ᵉ fauteuil*, le *37ᵉ fauteuil*, au lieu, peut-être, de Montalembert, de Victor Hugo, de Lamartine ou d'Olivet. Leur illustration reçoit, du reste, un nouvel éclat du fauteuil qui leur est échu.

Il y a encore le fauteuil qui signifie la *puissance*. Qu'est-ce qu'un *trône*, sinon un *fauteuil* plus ou moins orné de tentures ? Et les rois qui viennent s'y asseoir, ni plus ni moins que les savants dont nous venons de parler, s'identifient avec leurs sièges, dans le langage ordinaire.

Quand un monarque ouvre une nouvelle session à son parlement, on appelle le discours qu'il prononce en cette circonstance non pas : *Discours du Roi*, mais bien : *Discours du Trône*.

De même, dans nos Assemblées politiques,
on ne peut rien faire officiellement qu'après que
le président s'est assis au *fauteuil*. Cette condition est de rigueur : les lois les plus justes, les
plus favorables à la religion, à la morale, à la
liberté, à l'égalité, à la fraternité, seraient nulles
et non avenues, si le vote avait été émis en
dehors de la présence du président au fauteuil.

*
* *

Mais laissons ces choses qui doivent nous
rester étrangères. Ce qui nous intéresse plus
spécialement, c'est le *fauteuil du malade* ou de
l'infirme. Voilà le véritable ami, qui nous attend
pour nous enlacer de ses deux bras et nous
procurer, en son sein, un réel soulagement.

Je me souviens du jour où, après une maladie
de plusieurs mois, le médecin dit à mon entourage : « Il pourra se lever et *s'asseoir dans son
fauteuil*, deux heures environ dans la journée. »

Pour moi, c'était l'annonce de la convalescence, et bientôt de la santé. A partir de ce
moment, quand le temps était favorable et que
le soleil envoyait à la terre quelques-uns de ses
chauds rayons, on me voiturait, en fauteuil, jusqu'à la fenêtre ouverte, d'où je pouvais respirer
à pleins poumons, et jouir de l'admirable spectacle de la nature. J'éprouvais surtout une
suprême volupté de malade, lorsqu'il m'était

permis, transporté sur mon fauteuil par des bras vigoureux, de jouir, à l'entrée du jardin, de la vue des bosquets et des fleurs, du ramage des oiseaux, et des parfums qui s'échappaient des parterres et du verger. J'en bénissais Dieu avec effusion ; et, encore en ce moment, je le remercie d'avoir toujours placé, à côté de l'épreuve, la consolation ; à côté de la faiblesse, le soutien.

**

Arrêtons-nous ici, pour ne pas prolonger, au delà de toute mesure, des réflexions déjà trop longues. Il me resterait pourtant un dernier mot à dire du *fauteuil de la vieillesse*.

Je commence à apprécier ses services.

Quelquefois, il m'est bon, surtout vers le crépuscule du soir, la tête appuyée sur son dossier incliné, de me laisser aller à mes souvenirs. Les années écoulées passent, avec toutes leurs vicissitudes, devant mon esprit ; je vois des visages amis, bien connus, qui semblent me saluer, et s'évanouissent. Je revis, en un moment, toute mon existence, bons et mauvais jours... en laissant tomber de mes lèvres cette plainte douloureuse de Job : « *Homo, brevi vivens tempore... quasi flos egreditur, et fugit velut umbra ;* l'homme vit peu de temps ; il passe comme la fleur des champs, et disparaît comme une ombre. » (1)

D'autres fois, mes yeux plongent dans l'espace profond du firmament ; j'écoute comme les bruissements de la nature et le mouvement de la vie universelle, ressemblant à l'agitation des vagues lointaines sur la haute mer, et je rends grâces à Dieu, que j'admire et que j'adore dans ses œuvres.

Alors, presque à mon insu, il se forme en moi un désir nullement raisonné ; — car vous savez, Seigneur, que ma volonté est humblement et parfaitement soumise à la vôtre, pour le lieu, le temps et la nature de ma mort ; — néanmoins, en ces moments de contemplation muette, il me semble que j'aimerais à fermer les yeux à la terre pour les ouvrir dans l'éternité, assis dans mon vieux fauteuil en face de la belle et grande nature, la conscience en paix, fortifié par tous les secours de la religion, entouré de parents et d'amis fidèles priant pour moi.

Seigneur, que toute votre volonté s'accomplisse.

(1) Job. xiv, 1-2.

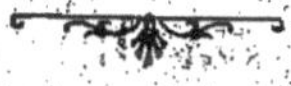

XIV

LES REMÈDES

« Je le pansai, Dieu le guérit. »
(Amb. Paré.)

Depuis le commencement de ma maladie, j'aperçois des hôtes nouveaux qui ont élu domicile dans ma chambre. Des fioles et des bocaux de dimensions différentes, aux étiquettes variées, s'alignent sur la tablette de ma cheminée.

Ce sont les ordonnances du médecin.

Il m'est prescrit de prendre, à intervalles égaux, chaque demi-heure, ni plus ni moins, une quantité toujours la même de leur contenu.

Avec une régularité parfaite, la bonne religieuse qui me prodigue ses soins, s'approche de mon lit ; et, me présentant la potion déterminée, tantôt douce et agréable, tantôt amère et répugnante, elle me dit de sa voix la plus persuasive :

« Prenez, Monsieur : c'est la santé, c'est la vie.

— Merci, ma Sœur ! » et j'absorbe ou la pilule ou le liquide.

****

Il est donc vrai que certaines créatures, plantes ou minéraux, renferment dans leur nature intime une vertu secrète, mystérieuse, capable de réparer les désordres causés par la maladie dans le corps humain ?...

En douter serait fermer les yeux à l'évidence elle-même. La science, l'histoire, l'expérience, voire nos Livres saints présentent sur ce point des témoignages indiscutables.

Dès les temps les plus reculés, on a reconnu à certaines herbes, à certaines sources ou même à de simples pierres, des propriétés très précieuses, qu'on a utilisées pour la guérison des maladies. L'Ecriture sainte fait même entendre que Salomon, le roi le plus savant comme le plus magnifique qui ait paru sur la terre, avait composé un livre dans lequel il indiquait, par le détail, les qualités de toutes les plantes propres à conserver ou à rétablir la santé.

Ce trésor, fruit d'une sagesse inspirée de Dieu, n'est pas, malheureusement, arrivé jusqu'à nous ; il a disparu dans le cours des siècles. Mais la nécessité, les recherches et le progrès des sciences, la pratique de l'expé-

rience ont pu, avec le temps, réparer cette
perte ; et, aujourd'hui, c'est une croyance assez
répandue, non seulement parmi le peuple,
mais encore chez des savants de première marque, qu'il n'y a pas de maladie qui n'ait son
remède, son antidote, dans les produits de la
nature.

Le mérite et l'honneur de la science consistent précisément à le découvrir, et à l'appliquer
à propos.

Cette persuasion est bien d'accord, confessons-le, avec ce que nous savons de la sagesse
de Dieu et de sa providence pour nous. Nous
ne saurions trop l'en bénir et lui en témoigner
notre reconnaissance.

**

On peut donc avoir confiance dans l'emploi
des remèdes, et en espérer sa guérison ?... —
Assurément, nous venons de le reconnaître. Il
est certaines essences, certaines vertus des
plantes, certaines compositions savantes, travaillées par des hommes instruits et expérimentés, qui méritent notre attention. Il serait
déraisonnable de les rejeter de parti pris ; un
Père de l'Eglise, saint Jérôme, va même jusqu'à faire rejaillir sur Dieu le mépris dans
lequel on les tiendrait : « *Non esse spernendam
medicinam, quæ usu constet et experimento,*

quia et hanc fecit Deus; ne méprisez pas la médecine, qui repose sur l'usage et l'expérience, parce que c'est Dieu même qui l'a faite... »

Mais il est des bornes à cette confiance ; et j'ai constaté plus d'une fois qu'elles étaient facilement franchies. En général, les malades, brisés par la souffrance, inquiets sur l'issue de leur indisposition, désireux d'ailleurs d'être rendus au plus tôt à leur famille et à leurs affaires, sont naturellement enclins à accueillir toutes les espérances de prompte guérison. Dans leur impatience de reconquérir la santé, ils attribuent sans réflexion, sans examen, une vertu quasi surnaturelle à des remèdes qui, en eux-mêmes et séparés de leur premier Auteur, qui est Dieu, ne sont que des instruments inconscients, toujours très bornés.

J'ai connu des malades qui attendaient, chaque matin, la venue de leur docteur, avec une impatience que l'on avait peine à maîtriser. Il leur semblait qu'il devait leur apporter un remède nouveau et, cette fois, souverain.

Je comprends fort bien que la visite d'un homme savant, expérimenté et dévoué, soutienne l'espérance et relève le courage ; mais ce qui m'a toujours paru d'une exagération déraisonnable, c'est de voir certains patients ne tenir compte des conseils et des recommandations du médecin qu'autant qu'ils sont accompagnés d'une ordonnance nouvelle.

Il m'est arrivé, ainsi, d'être en relation assez longtemps avec un malade, chez qui j'aurais pu compter le nombre des visites du praticien, par le nombre de boîtes à pilules, de paquets de différentes poudres, de bocaux et de bouteilles petites et grandes, qui garnissaient trois ou quatre rayons d'une étagère.

Encore une fois, que l'on attende, de certains remèdes, des effets salutaires, rien de plus naturel ; mais il faut prendre garde de porter cette confiance jusqu'à la superstition. Les remèdes ne sont que des moyens ; espérez *quelque chose* de leur emploi, mais n'attendez *tout* que de Dieu.

****

Je viens de résumer, dans ces deux dernières lignes, toute la pensée de ces pages : « Ayez recours à la science humaine, mais n'oubliez pas d'invoquer en même temps le nom de Dieu ».

Ecoutez la recommandation de la Sagesse :

« Mon fils, dans ton infirmité, prie le Seigneur, et il te guérira... *Fili, in infirmitate, ora Dominum, et ipse curabit te.* »

Il est bien éloigné de ma pensée d'engager, dans les maladies du corps, à n'avoir recours qu'à des remèdes surnaturels, comme la prière, l'aumône et les sacrements ; ce serait tenter la Providence. Je dis seulement qu'il serait également imprudent de négliger de recourir à Dieu, qui est et reste toujours le *Maître de la maladie et de la santé, de la vie et de la mort.*

A ce sujet, je veux rappeler un fait bien remarquable, tiré de nos Livres saints, et qui vient à l'appui de la réflexion qui précède.

Asa, roi de Juda, étant tombé malade, fit assembler les médecins les plus savants et les plus renommés de son royaume, pour étudier son mal, prescrire les remèdes, et amener sa guérison.

Mais, quoique prince pieux et ami de Dieu, il négligea en cette circonstance, comme il n'arrive que trop souvent, d'implorer avant tout le secours du Ciel.

Les savants déployèrent, nul n'en peut douter, toutes les ressources de leur art, prodiguèrent leurs soins les plus dévoués et toute leur expérience à leur royal client. Les remèdes les plus rares, les mieux éprouvés et les plus puissants furent mis à contribution...

.... Et le roi Asa mourut....

Or voici la réflexion de l'auteur sacré ; elle est assez frappante pour être sérieusement méditée :

« *Nec in infirmitate suâ quæsivit Dominum,*

sed magis in medicorum arte confisus est, dor-
mivitque cum patribus suis, et mortuus est;
dans sa maladie, il ne chercha pas le Seigneur,
mais plaça plutôt toute sa confiance dans l'art
des médecins, et il alla rejoindre ses pères dans
leur repos, et il mourut. » (1)

Ces paroles, par elles-mêmes, et l'interpréta-
tion qu'on font les commentateurs, donnent
clairement à entendre que, si le roi n'avait pas
négligé de recourir à Dieu en même temps qu'il
en appelait à la science, il eût obtenu sa guérison en cette circonstance.

** **

D'ailleurs n'est-il pas de la sagesse la plus
élémentaire de réclamer les lumières et l'assistance du Créateur, toutes les fois qu'un désordre survient dans son œuvre, et que l'on prétend y porter remède ? Lui seul peut éclairer à
fond le médecin sur les causes, la gravité, la
nature et les circonstances du mal.

Or connaître est bien le premier besoin du
praticien avant d'agir. Quelque habileté qu'il
possède, quelle que soit son expérience, son
jugement peut s'égarer ; et ce n'est point calom-

(1) II Par. xvi, 12-13.

nier la science que d'affirmer qu'elle n'est pas infaillible.

Le corps humain, du reste, est soumis à tant d'influences diverses, il renferme tant de mystérieuses profondeurs, qu'il est bien difficile aux regards les plus puissants d'en pénétrer tous les secrets. Au milieu de tant de parties diverses qui le composent, de tant d'éléments variés, de fonctions si multiples, qui pourra saisir, sûrement et toujours, le point précis où l'harmonie a été troublée, et assigner les causes exactes de ce trouble ?

Ajoutez à cette considération que les tempéraments varient comme les individus. Il n'y a pas, a-t-on dit, dans le monde deux âmes tout à fait semblables, pas plus qu'on ne trouverait dans nos forêts deux feuilles d'arbres absolument identiques ; ainsi n'y a-t-il pas deux corps, ni partant deux maladies qu'on puisse assimiler sur tous les points.

Ces difficultés et beaucoup d'autres nous font dire avec le poète latin, dans un sens particulier : « *Felix qui potuit rerum cognoscere causas !* Ils sont rares ceux qui peuvent découvrir les causes des choses ! »

Dieu seul peut les révéler d'une manière certaine ; et c'est pourquoi, sans doute, l'Ecriture sacrée fait cette recommandation aux médecins : « *Ipsi vero deprecabuntur Dominum ut dirigat... sanitatem;* ils auront soin de demander à Dieu de diriger leurs recherches, et d'envoyer la santé » (1).

***

Ce n'est pas tout. — Il ne suffit pas de connaître le mal dans ses causes, et même dans sa nature intime, il faut en outre posséder la science certaine du remède propre à le guérir.

L'intervention de Dieu est encore ici nécessaire, à un double point de vue : d'abord, parce qu'il est précisément l'Auteur des remèdes, de *tous* les remèdes ; car lui seul a pu déposer, dans les plantes et les essences, leurs vertus mystérieuses : « *Altissimus creavit de terra medicamenta... et dedit hominibus scientiam...* C'est le Très-Haut qui a créé, de la terre, tous les médicaments, et en a donné la science aux hommes » ; (2) — ensuite, parce que c'est Dieu encore qui accorde aux remèdes, prescrits par la science, outre la vertu générale qu'ils tiennent de leur nature, la puissance spécifique et actuelle d'atteindre le point malade, et de produire le soulagement et la guérison.

On oublie trop, en général, que Dieu luimême opère dans les remèdes, comme dans

(1) Eccli. xxxviii, 14.
(2) Eccli, xxxviii, 4-6.

tout agent, du reste. Il n'est point de créatures qui ne reçoivent de lui, à chaque instant, le mouvement et la vie : *In ipso vivimus, et movemur, et sumus.* (1) De quelque mystère que son action soit entourée, il est, en toutes choses, le moteur principal, et entre pour la part la plus importante dans notre vie, dans les aliments qui nous nourrissent, dans l'air que nous respirons, dans les battements de notre cœur et la circulation de notre sang.

Aussi, pour en revenir à notre sujet, elle ne fait que rendre hommage à la vérité, cette parole de la *Sagesse :* « Ce ne sont pas uniquement les *simples* et les *cataplasmes* qui rendent la santé, mais c'est votre *parole*, Seigneur, qui guérit tout ; *etenim neque herba, neque malagma sanavit eos ; sed tuus, Domine, sermo qui sanat omnia.* — Vous êtes, en effet, Seigneur, le maître de la vie et de la mort ; *tu es enim, Domine, qui vitæ et mortis habes potestatem !* » (2)

Qui ne comprend l'immense avantage, pour tous, de s'adjoindre Dieu lui-même comme coopérateur ?

C'est ce qu'ont fait, du reste, les hommes les plus savants et les plus illustres de tous les temps, sans en excepter les païens eux-mêmes.

(1) Act. xvii, 28.
(2) Sap. xvi, 12-13.

Ecoutez le prince de la médecine dans l'antiquité, Hippocrate : « *Omnes morbos quos medicinat vincit, ope deorum vincit ;* toutes les maladies que la médecine guérit, elle les guérit par le secours divin. »

J'ai cité, en commençant, cette autre parole d'un maître dans l'art de guérir, aussi modeste qu'expérimenté : « C'est moi qui l'ai pansé ; c'est Dieu qui l'a guéri ! » Je puis y ajouter encore cette autre d'un praticien des plus illustres, dont la renommée était universelle, le docteur Récamier : « Quand je trouve la médecine impuissante, je m'adresse à Celui qui peut tout guérir. »

Il me paraît inutile d'insister davantage sur ce point.

Après cela, que des médecins, appelés à travailler sur l'être humain, créé à l'image même de Dieu, prétendent ne s'appuyer que sur leur science et leur expérience, et repoussent toute influence surnaturelle dans le traitement des maladies, c'est leur affaire et celle de leurs clients. Quant à moi, si, quelque jour encore, je dois avoir recours aux lumières et aux dévoûments de la *Faculté,* je continuerai à mettre de mon côté, selon le proverbe, *deux assurances plutôt qu'une :* la *science de la terre et la puissance du Ciel.*

12

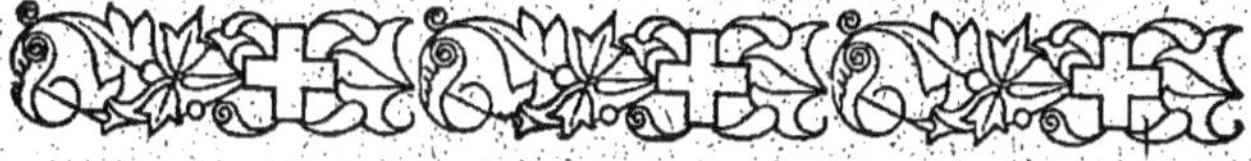

XV

LES LIVRES

« Une bonne bibliothèque est le trésor
des remèdes de l'âme. »
(Sentence Egyptienne.)

Nous avons parlé des vertus mystérieuses et salutaires que Dieu a déposées dans les essences organiques, en vue de remédier aux maladies du corps ; et nous avons trouvé, dans cette méditation, des motifs d'admirer la sagesse du Créateur et de bénir sa bonté.

Mais nous avons fait remarquer, en même temps, que l'emploi de ces forces secrètes et leur application à la vie humaine, ne pouvaient être abandonnés à la fantaisie, au caprice ou à l'ignorance ; ils réclament une direction éclairée et sage, sous menace d'ébranler la santé, et même de compromettre très gravement l'existence.

L'âme, comme le corps, est tributaire de la

maladie. Elle souffre, tantôt dans son intelligence, tantôt dans son imagination, quelquefois dans sa mémoire, ou encore dans sa volonté. Elle a ses doutes, ses tristesses, ses découragements, ses ennuis, ses craintes, ses remords ; elle est aux prises avec les passions les plus diverses, qui sont de véritables maladies : la vanité, la haine, l'ambition, la jalousie, l'avarice, la sensualité, la paresse... Si le corps est sujet à mille désordres qui l'affaiblissent, les troubles de l'âme peuvent aussi s'appeler *Légion*.

On se demande, peut-être, s'il y a pour elle, comme pour son associé de passage, des remèdes aux différents maux qui l'affligent. — Assurément ; et même, en raison, sans doute, de son incontestable supériorité, il en est d'absolument souverains.

La société païenne prétendait trouver, dans l'étude de l'histoire, des sciences physiques ou de la philosophie, des remèdes certains aux maladies de l'âme. Je reconnais volontiers leur efficacité ordinaire ; mais en combien de circonstances j'ai constaté leur radicale impuissance !... Il y a des douleurs spirituelles et morales sur lesquelles les spéculations les plus élevées n'ont aucune prise ; il y faut l'action divine.

Rendons grâces à Dieu encore une fois, nous, chrétiens fidèles, car nous sommes vraiment privilégiés sous ce rapport.

Quelle souffrance, en effet, si pénible soit-elle, qui ne s'adoucisse aussitôt par la vue de *notre crucifix*, et par les souvenirs qu'il rappelle ?... Quelle inquiétude ne s'évanouit-elle pas, à la suite d'une *prière* humble et confiante ?... Et que dire des *sacrements* de l'Eglise et, en particulier, de la *communion ?...* Et la *grâce* de Notre Seigneur Jésus-Christ, qui suffit à tout ?... Et les *promesses,* et les *espérances* certaines de récompenses incomparables et sans fin ?...

Ah ! que notre sort est donc meilleur et plus avantageux que celui des païens ! Remercions Dieu de nous avoir privilégiés, et surtout d'avoir mis ces faveurs à la portée des plus malheureux comme des plus petits.

*   **

Mais, enfin, nous reconnaissons très volontiers que l'Antiquité a eu raison de dire, en un certain sens, que : « Une bonne bibliothèque est le trésor des remèdes de l'âme. » Les *livres,* en effet, sont des amis dans la vraie acception du mot. *Patients,* ils attendent qu'on leur donne audience ; *dévoués,* ils restent à votre portée, pour le moment où il vous plaira de les rappeler ; ils supportent sans froissement l'indifférence et la mauvaise humeur ; ils vous entretiennent des sujets qui vous sont agréables, en vous épargnant même la fatigue d'ouvrir la bouche... Vraiment, ils présentent les caractères de l'amitié désintéressée.

C'est surtout dans le temps de la maladie que l'on éprouve leur dévoûment.

Les amis du monde viennent bien nous visiter, et égayer notre solitude. Mais qui ne sait le peu de loisirs dont ils disposent? Une apparition de quelques minutes ; et puis, sous prétexte de ne pas fatiguer, on se hâte de prendre congé. Alors, c'est l'isolement avec ses ennuis, ses craintes et ses souvenirs.

Dans ces moments, toujours si longs et si pénibles, heureux les pauvres malades qui conservent assez de liberté d'esprit, de force et de possession d'eux-mêmes, pour appeler un ami, je veux dire un livre, auprès d'eux ; il leur tient lieu de toute une société.

Je me souviens de l'impression de tristesse, presque de découragement que j'éprouvai, un jour que le docteur, m'ayant trouvé une fièvre plus forte que d'ordinaire, me dit brusquement : « Il faut cesser vos lectures ; je vous en fais un cas de conscience... Tenez, ajouta-t-il en me présentant un miroir, regardez-vous, vous voilà tout remué... le visage en feu... et, sans doute, la tête endolorie... »

Je n'avais rien à répondre : c'était vrai ; je me sentais coupable. J'avais fait, au lieu d'une simple lecture reposante, une *étude laborieuse*. J'acceptai la *punition* de bonne grâce, en avouant qu'elle était méritée.

Mais qu'il m'en coûta de me séparer de mes chers amis de réclusion ! Je les regardais d'un œil d'envie ; il me semblait qu'eux-mêmes n'étaient pas indifférents à la situation qui m'était faite, et qu'à leur tour, ils me regardaient...

Je ne retrouvai la paix que quand le bon docteur, qui ne voulait pas ma mort, mais ma conversion, put me dire : « Je vous rends votre liberté... Lisez, mais pas d'excès !... »

A tous ceux que la maladie condamne au repos, je dis également : « Si la nature de vos souffrances vous permet la lecture, je vous félicite : lisez ; mais évitez l'excès, qui amène toujours la fatigue. »

***

Il y a trois sortes de livres qui ne doivent pas être mis aux mains des malades :

1° Les produits d'une littérature décadente, en opposition presque perpétuelle avec la religion et la morale chrétiennes ; aucune bibliothèque honnête, d'ailleurs, ne peut les recevoir ;

2° Les drames passionnants, quelque apparence religieuse qu'ils affectent, parce qu'ils surexcitent malheureusement la sensibilité sans

aucun profit pour l'âme, qu'ils habituent à vivre
dans le vague et le vide des doctrines ;

3° Enfin, les ouvrages qui exigent une attention soutenue, et un travail sérieux de l'esprit.

Nous écrivons pour d'honnêtes gens et pour
des chrétiens ; nous ne nous arrêterons donc
pas longtemps à la première catégorie.

Dans les vues de Dieu, le temps de la maladie est un temps d'expiation et de sanctification.
Les pensées sérieuses de la foi, de nos responsabilités, de la mort et des jugements de Dieu
doivent, par conséquent, être prédominantes.
Donner audience dans la chambre du malade,
qui est presque un sanctuaire, à une littérature
malsaine, impure ou impie, au conctact de laquelle l'âme perd fatalement de sa virginité,
serait un attentat monstrueux et presque un
sacrilège.

Fermez également votre porte aux drames et
romans prétendus honnêtes, mais dont les fortes émotions et les situations violentes tendent,
au plus haut degré, tous les ressorts de la sensibilité. Rien de plus imprudent, au regard du
rétablissement de la santé.

Le médecin, nous l'avons tous entendu, ne
cesse de répéter qu'il faut épargner aux malades
les secousses morales, tout autant que les

bruits matériels, les tumultes de la rue et les
cris des enfants. Or les romans à sensation,
surtout dans l'état de faiblesse où l'on se trouve,
remuent, ébranlent, absorbent, font pleurer :
c'est dire qu'ils placent les patients dans un
état absolument défavorable à la guérison.

Enfin, remettez à une autre époque les lectures qui exigent une attention soutenue, et
comme une concentration des facultés de l'âme.
Ce n'est pas la science qu'il faut rechercher
pendant la maladie, mais une douce et bienfaisante distraction.

J'ai conté plus haut ma mésaventure. Ce fut
à la suite d'une lecture, dans Thucydide, sur la
peste du Péloponèse. On sait que cet historien-
philosophe ne brille pas toujours par la clarté
ni la limpidité du style ; ses périodes, concen-
trées, ressemblent bien quelquefois à des problèmes... Et j'avais voulu, malade, me mesurer
avec lui !... Je fus justement châtié de ma témérité. — Au contraire, je me suis toujours fort
bien trouvé des scènes calmes et naturelles de
la vie d'intérieur, de l'histoire des voyages, des
annales de notre pays, de la vie des hommes
illustres, bienfaiteurs de l'humanité... Un livre,
pour un malade, doit présenter assez d'intérêt
pour le distraire, pas assez pour l'absorber.

**

Chers malades, je me permettrai ici, puisque l'occasion s'en présente, de donner un conseil qui ne manque pas d'importance : « Profitez de votre réclusion forcée pour faire par vous-même, si vous le pouvez, ou par l'intermédiaire d'un ami prudent et religieux, l'inspection de votre bibliothèque. »

Vous la croyez honnête et morale ; mais que de livres, avec le temps, pénètrent dans la salle du festin, comme le convive de l'Evangile, sans être revêtus de la robe nuptiale !

Qu'on me permette, ici encore, de faire appel à mes souvenirs personnels.

Il y a environ un quart de siècle, je visitais un ami malade, excellent homme et chrétien pratiquant. Je m'aperçus vite que sa bibliothèque, installée dans sa chambre, renfermait un certain nombre d'ouvrages dont le choix n'avait pas été fait avec une sévérité suffisante.

Sans mot dire, mais avec intention, chaque fois que j'entrais chez lui, je m'arrêtais un moment devant la vitrine.

« Je vois que ma bibliothèque vous intéresse, me dit-il un jour.

— Elle ne m'intéresse pas seulement, répondis-je, elle m'inquiète.

— Ah ! fit-il en me regardant, étonné... »

Nous restâmes l'un et l'autre quelques instants silencieux ; et je me retirai. Je sentais bien que le coup avait porté.

L'ayant revu quelques jours plus tard : « Ainsi, me dit-il brusquement, comme pour renouer une conversation interrompue, vous pensez qu'il y aurait une sélection à faire parmi mes livres ?

— Je pense, lui répondis-je simplement et franchement, que votre responsabilité y est engagée... Vous avez des enfants, des domestiques, des parents... Et puis, si vous veniez à disparaître, en quelles mains... ?

Il m'interrompit.

— Rendez-moi donc le service, je vous prie, de purifier ma chambre », me dit-il en souriant, et en regardant sa bibliothèque.

Je me mis à l'œuvre sur-le-champ. Je revins le lendemain et le jour suivant, pour achever la besogne. Je me montrai impitoyable : plus de soixante volumes furent mis à l'écart, comme on isole des lépreux d'une société saine. Quelques-uns avaient une réelle valeur matérielle.

« Voilà, dis-je, les *boucs séparés des brebis* ; ainsi sera-t-il procédé au jugement dernier.

— Jetez-les au feu », répondit-il, sans vouloir même les regarder, et en continuant l'*allusion évangélique*.

Je fis emporter chez moi les condamnés ; et,

dans la journée même, je présidai un magnifique *autodafé*.

Quand je revis mon ami, il me serra les mains avec reconnaissance : « Vous m'avez rendu un véritable service, me dit-il. La pensée de ce sacrifice nécessaire m'était venue plusieurs fois déjà, depuis le commencement de ma maladie. Mais je ne me sentais pas le courage d'agir, malgré les avertissements réitérés de ma conscience. Toujours, quelques raisons spécieuses, quelques motifs de convenance ou autres venaient s'interposer entre ma volonté et mon devoir.

« Maintenant, grâces à Dieu, que c'est un fait accompli, je suis content, et je vous remercie. »

Que de bibliothèques, même honnêtes, même chrétiennes, même prétendues pieuses, auraient besoin de passer aussi par l'épreuve du feu ! On ne peut ni oublier ni négliger l'*anathème évangélique* : « Malheur à celui *par qui* le scandale arrive ! »

***

Ai-je rempli ma tâche en expulsant, de la chambre du malade, les hôtes indignes qui s'y étaient donné rendez-vous, sous des déguisements trompeurs ? Ai-je tout dit, en vous invitant à ne faire que des lectures simples, calmes, naturelles et agréables ? — Je ne le crois pas.

Cher malade, il ne suffit pas d'écarter les
aliments empoisonnés, ou même simplement
dangereux ; il faut à votre âme, comme à votre
corps, une nourriture saine et fortifiante.

Où la trouverez-vous ?

Avant tout, dans l'Evangile. Avez-vous lu
l'Evangile, une fois au moins, à la suite et
complètement, dans toute votre vie ? Ne répondez pas. Je sais des chrétiens, même pieux,
qui n'ont jamais lu en entier ce *Livre divin*,
qui est le fondement de notre foi et la charte
de notre noblesse, de nos droits, de nos devoirs
et de toutes nos espérances.

Pour vous, accordez chaque jour une audience,
au moins de quelques instants, à ce puissant
consolateur ; gardez-le auprès de vous, comme
une suprême ressource dans les crises de tristesse ou de découragement ; il vous sera toujours une lumière pour votre esprit, une force
pour votre âme, et un soulagement pour votre
cœur.

Même à ne le considérer qu'au point de vue de
l'intérêt, rien n'est plus attachant que l'Evangile.

Ecoutez le cantique des anges au-dessus des
collines de Bethléem, au jour béni de la nativité
de Jésus : « Gloire à Dieu au plus haut des
cieux. » Suivez le divin Proscrit, dans la nuit,
fuyant vers l'Egypte. — Considérez, avec une
admiration religieuse, le vrai Fils de Dieu *fait*

ouvrier, dans l'atelier de Nazareth ; puis, le baptême dans le Jourdain, et les voix du ciel qui descendent ; la triple défaite de Satan sur le mont de la Quarantaine ; les courses apostoliques à travers les bourgades de la Judée, de la Galilée et de la Samarie, sur les bords des lacs, au versant des montagnes, sous le beau ciel de l'Orient. — Recueillez pieusement les enseignements d'un Maître qui parlait comme jamais homme n'avait parlé...

Mais, surtout, recevez, comme vous étant adressées, à vous-même, toutes les paroles de vie qui s'échappent de son cœur divin :

« Laissez venir à moi les petits : c'est à leurs semblables qu'appartient le royaume des cieux ! — Ce ne sont pas ceux qui se portent bien qui ont besoin de médecin, mais ceux qui sont malades ! — Vos péchés vous sont remis, parce que vous avez beaucoup aimé. — Heureux les pauvres en esprit ! Heureux les cœurs purs ! Heureux ceux qui pleurent, parce qu'ils seront consolés ! — C'est chez vous que je veux descendre aujourd'hui ! »

Mon Dieu ! mon Dieu ! ce *Livre* est bien le trésor des remèdes de l'âme : tout ce qu'il y a de plus doux et de plus fort, de plus simple et de plus sublime, de plus humain et de plus divin !.. Pourquoi nous en étonner ? c'est l'histoire d'un HOMME-DIEU.

Cher ami malade, encore une fois, laissez-moi vous recommander de garder ce *Livre* à votre portée... Ouvrez-le à la suite de vos crises les plus douloureuses, et lisez :

« Ne craignez pas ; c'est moi ! La paix soit avec vous ! — Venez à moi, vous tous qui souffrez, vous tous qui êtes surchargés, et je vous soulagerai, et je vous referai. »

J'aime à voir, à côté de l'Evangile, la Bible des Familles. Autrefois, on la trouvait d'ordinaire exposée sur la table du salon.

C'est vraie jouissance et grand profit de vivre un moment de la vie des patriarches, avec Abraham recevant les anges sous sa tente ; avec Eliézer, le serviteur fidèle, ramenant de la Mésopotamie une épouse, la sage Rébecca, à son maître Isaac ; avec Joseph, vendu par ses frères, et devenant leur sauveur, image de Jésus-Christ ; avec Moïse, le grand législateur ; et Job, le type des malheureux ; et Ruth, et Judith, et David, et Salomon... en suivant pas à pas les traces lumineuses d'une Providence qui conduit toutes choses à leur destination, à travers les péripéties de la liberté humaine.

Réservez encore une place à la Vie des Saints. Leurs travaux, leurs combats, leur patience, leur intrépidité, leurs souffrances pour Dieu, l'Eglise et les âmes, sont éminemment admirables. On rougirait de se plaindre, lorsqu'on met en présence leur héroïsme et les sacrifices qui s'imposent à nous dans la maladie.

On loue les vies des *Hommes Illustres* de Plutarque; entre eux et nos saints, il y a la distance de la terre au ciel.

On raconte de saint Ignace, gentilhomme espagnol, qu'ayant été grièvement blessé au siège de Pampelune, il se vit condamné à une inaction forcée. Pour distraire ses loisirs, il demanda, selon les goûts du temps, un roman de chevalerie. Naturellement, on n'en trouva pas dans le couvent où il avait été transporté. On lui offrit, en place, un volume de la VIE DES SAINTS. Il commença à le parcourir avec distraction; puis les exemples de courage et les vertus des martyrs, des vierges, des pontifes, des missionnaires, firent une telle impression sur son âme, qu'il ne tarda pas à quitter la carrière des armes pour entrer dans la milice du Roi du ciel. Il devint prêtre, Fondateur et Père de cette Famille religieuse, illustre entre toutes, qui est toujours frappée la première aux jours des persécutions, parce qu'elle se trouve toujours au premier rang.

Je pourrais nommer beaucoup d'autres livres encore qui jouissent de l'estime générale; je

me contenterai d'en citer un dernier : l'IMITA-
TION DE NOTRE SEIGNEUR JÉSUS-CHRIST. C'est
vraiment le Livre de l'humanité, s'adaptant à
tous les besoins, répondant à tous les doutes,
adoucissant et sanctifiant toutes les souffrances.

Cher malade, remerciez Dieu d'avoir placé
auprès de vous ces anges consolateurs ; con-
sultez-les, écoutez-les ; et puisse le Seigneur
abréger pour vous les jours de la faiblesse et
de l'épreuve.

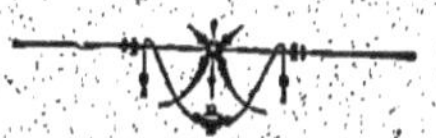

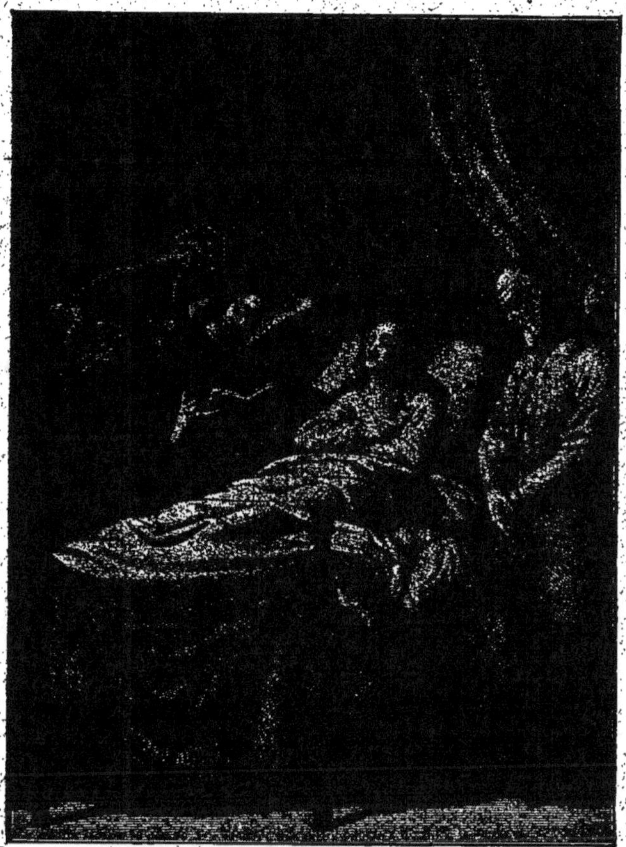

Deux anges revêtus de l'habit des Religieux Camilliens, les suppléent, pendant trois jours, auprès d'une personne de Rome, gravement malade, et ne la quittent qu'après son dernier soupir.

XVI

LES VISITES[1]

1902-1903

Une année vient de disparaître ; une autre lui succède, sans interruption ni secousse, et comme naturellement. Le temps ne chôme jamais.

Ainsi va notre vie : mouvement perpétuel en avant, du berceau à la tombe. — Vous seul, ô Seigneur, ne changez pas : *Semper idem permanes.* La terre et les cieux se transforment ; ils passeront : *Cœlum et terra transibunt ;* mais votre parole restera éternellement, et les années ne vous feront jamais défaut : *Anni tui non deficient.*

[1] Nous laissons ici ces réflexions préliminaires, écrites dans les premiers jours de 1903, encore qu'elles n'aient aucun rapport avec nos méditations ordinaires, comme une protestation de la conscience catholique contre le régime d'oppression, d'injustice et d'impiété, qu'on prétend lui imposer.

(L'Auteur).

Nous n'avons pas à nous demander ici ce qu'a été l'année ~~qui vient de retomber dans~~. l'éternité, au regard de la religion, de la liberté, du progrès moral, du bien-être matériel, et de la paix des consciences et des familles ; un seul mot me paraît pouvoir la caractériser exactement : *désastreuse !*.... Confiance et crédit publics manifestement amoindris ; — luttes fratricides sans cesse renouvelées entre les différentes classes de la société ; — guerre sacrilège à Dieu, à Jésus-Christ et à son Eglise ; — et les chemins de l'exil sillonnés par les représentants les plus dignes de la vertu et du dévoûment.

Mais laissons à d'autres la douloureuse besogne de faire ces constatations ; notre rôle est plus modeste et surtout plus consolant.

Pendant toute l'année qui vient de finir, nous nous sommes enfermés **dans la chambre du malade ;** et, avec lui, successivement, sans effort, dans une conversation familière, nous avons interrogé les objets que nous avions sous les yeux, demandant à chacun d'eux un conseil, une bonne pensée, une consolation.

A l'entrée du sanctuaire de la souffrance, nous est apparu le Bénitier, qui nous a recommandé de ne porter jamais aux pauvres patients que des paroles sanctifiantes de foi et d'espérance. — Le Crucifix, bien en évidence, à la

place d'honneur et sous les yeux du malade,
nous a prêché la résignation dans les déchirements de l'âme, du corps et du cœur, avec
l'abandon filial au bon plaisir divin. — L'Horloge, la pendule ou même la simple montre de
l'artisan, appendue à la muraille, n'ont cessé
de nous avertir que le temps passe, que l'éternité s'avance, et que nous ne savons ni le jour
ni l'heure... Sommes-nous prêts, ainsi que le
recommande l'Evangile : *Estote parati ?* (1) —
Voici, autour de la chambre, de Saintes Images
qui nous mettent sous les yeux, ou l'amour
généreux de Notre-Seigneur, ou les épreuves
très douloureuses de Marie, sa Mère, ou les
exemples et les sacrifices des héros du christianisme, dont les admirables vertus et les triomphes éclatants sur les tyrans persécuteurs sont
des encouragements toujours opportuns. — Là,
sur une petite table à l'écart, la Veilleuse, qui
dit, au milieu des insomnies ou de la solitude :
« *Sursum corda !* Tenez votre cœur uni au
Cœur de Jésus, prisonnier du tabernacle. » —
Ici, le Lit, berceau de l'enfant, lieu de repos du
travailleur épuisé, témoin des douleurs du
malade, et couche funèbre du chrétien qui
entre dans son éternité. — Ailleurs, le Miroir,
qui révèle, avec une franchise sans atténuation,

(1) Matt. xxiv, 44.

tous les changements qui s'opèrent dans la physionomie humaine, sans jamais se modifier lui-même. — Auprès du foyer, voici le FAUTEUIL, si aimé du convalescent, si plein de touchants souvenirs, et si fécond en leçons de sagesse. — Plus loin, la collection de bouteilles, fioles, bocaux, donnant asile aux REMÈDES, et leur conservant les vertus mystérieuses et bienfaisantes qu'ils tiennent du Ciel. — Enfin, plus rapprochés et, pour ainsi dire, sous la main du malade, quelques LIVRES, amis choisis et discrets, qui éclairent, distraient, édifient et consolent.

Évidemment, il nous eût été bien facile d'ajouter à ces objets ; mais il nous semble que, déjà maintenant, pour le malade qui réfléchit quelque peu, sa chambre doit lui paraître moins silencieuse et moins vide ; chaque objet lui adresse, pour ainsi dire, la parole ; lui-même peut interroger : il lui sera répondu.

Nous rendons grâces à Dieu, si nous avons pu, par ces études rapides, distraire, instruire ou consoler quelques-uns de nos frères souffrants.

***

Nous nous proposons de parler maintenant, non plus des objets qui font partie en quelque sorte intégrante de la chambre, mais des hôtes de passage, c'est-à-dire des *Visites*.

Que de saintes, utiles et intéressantes considérations se présentent déjà à notre esprit ! Fasse Dieu qu'il nous soit donné de les exprimer dignement !

Rappelons d'abord que les visites faites aux pauvres, aux malades, aux malheureux, sont non seulement des actes, mais souvent des devoirs de charité fraternelle. L'apôtre saint Jacques dit expressément que « la vraie religion et la piété sans tache aux yeux de Dieu, notre Père, consiste à *visiter* les orphelins et les veuves dans leur affliction, et à se conserver pur de la contagion du siècle. » (1)

Cette doctrine de l'apôtre n'est, d'ailleurs, que la traduction des paroles et de toute la conduite de Notre Seigneur Jésus-Christ. « Venez à moi », dit-il à tous ceux qui souffrent, « et je vous soulagerai ». (2) — Mais, ô bon Maître, prenez donc garde qu'ils ne sauraient aller à vous : la maladie les enchaîne au lit de l'impuissance. Ecoutez la réponse : « J'irai et je les guérirai. »

Je me demande quelquefois si nous pensons assez à nos frères souffrants d'ici-bas. Au milieu des affaires, des soins de la famille, des convenances de société, des jouissances qui se suc-

(1) Jac. i, 27.
(2) Matt. xi, 28.

cèdent, accordons-nous, autant que nous le pourrions, un souvenir efficace au pauvre ouvrier, retenu sur une couche douloureuse par l'épuisement et la fièvre; à la mère de famille, impuissante à remplir sa tâche quotidienne; au vieillard infirme, trop souvent livré à la solitude; ou même à des malades qui ne connaissent pas les besoins matériels, mais dont les souffrances et l'ennui appellent une consolation, qu'il nous serait facile de leur procurer?

Sans doute, le calme et le silence sont désirables pour les malades; mais encore ne faut-il pas les confondre avec un isolement complet, et une sorte de séquestration, surtout si la situation se prolonge. On ne saurait oublier que l'homme est un être essentiellement sociable, et qu'il a besoin, dans ses épreuves, de s'appuyer sur une affection et un dévoûment sincères; de sentir une main amie presser sa main, et faire passer dans son âme une vraie et chaude sympathie. Même les natures les plus énergiques attendent une parole d'encouragement et d'espérance; ou, plus souvent, elles cherchent un cœur ami dans lequel elles puissent verser, en toute confiance, l'aveu de leurs souffrances et le secret de leurs inquiétudes. Que de fois il m'est arrivé, en quittant des malades dont le cœur m'avait pourtant paru peu sensible, d'entendre ces paroles de reconnaissance : « Votre

visite m'a fait du bien ; je vous remercie. Vous
reviendrez, n'est-ce pas ? »

Il y a dix-huit siècles, le Christ-Rédempteur,
Jésus, entrait au jardin de Gethsémani, pour
inaugurer le drame de sa Passion. Il ne veut
pas être seul, au moment de s'offrir aux coups
de la justice divine, et de porter le fardeau des
iniquités humaines. Il prend avec lui trois de
ses disciples les plus privilégiés... Mais voilà
qu'au milieu d'une, de ses plus douloureuses
agonies, s'étant rapproché d'eux, il constate
qu'ils sont endormis... Il est bien seul, abandonné de ceux qui auraient dû apporter un soulagement à ses angoisses... Ecoutez sa plainte :
« Eh quoi ! vous n'avez pas même pu veiller
une heure avec moi ! » (1). — C'est le cri de tout
cœur humain qui se sent délaissé dans sa souffrance. Sommes-nous bien sûrs que jamais nos
amis, nos proches, nos simples connaissances
n'ont prononcé cette parole, en pensant à nous ?

O vous tous à qui Dieu accorde la faveur de
la santé et qui pouvez disposer de votre temps,
si, du reste, les circonstances le permettent,
n'oubliez pas vos frères, membres souffrants de
Jésus-Christ, surtout les plus pauvres et les
plus abandonnés. Vos dévoûments auront leur
récompense certaine : car, si la visite des ma-

(1) Matt. xxvi, 40.

lades est consolante pour ceux qui la reçoivent, elle est très salutaire pour ceux qui la font.

****

Il y a quelques années, un de mes amis, homme du monde, et bon chrétien dans le sens large du mot, était venu passer plusieurs jours de sa convalescence dans mon presbytère de campagne. Je remarquai qu'il aimait à se plaindre, non sans quelque amertume, de son état de santé, qui le privait de ses affaires et de sa famille.

Un jour, je fus appelé auprès d'un malade, à l'extrémité du village. Je lui proposai de m'accompagner, comme but de promenade ; ce qu'il accepta très volontiers.

La maison où nous nous arrêtâmes était l'une des plus pauvres de ma paroisse. Je trouvai là, sur un lit, ou plutôt au milieu d'un amas de chiffons, un malheureux ouvrier, dévoré par la fièvre, et arrivé au dernier degré de la phtisie. Auprès de lui, sa femme était occupée à réparer quelques mauvaises hardes ; les enfants étaient aux écoles.

Je m'approchai du malade, et l'encourageai par quelques paroles que la religion et une sympathie vraie amènent toujours sur les lèvres.

Mon ami regardait autour de lui, profondément ému du spectacle qu'il avait sous les yeux : trois ou quatre chaises à demi défoncées ; quelques assiettes, déposées sur une vieille armoire ; la terre nue pour pavement de la chambre, comme l'aire d'une grange. Au moment de nous retirer, il s'approcha du pauvre patient, qu'un accès de toux sèche venait d'ébranler : « Mon cher ami, je vois que vous souffrez beaucoup, lui dit-il ; que Dieu vous donne courage et résignation. » — Les paroles étaient assez communes, mais elles étaient dites avec un vrai sentiment de compassion ; je vis même une larme briller dans ses yeux... ; et, avant de sortir, il glissa discrètement une aumône à côté de quelques hardes, laissées sur la table.

Quand nous fûmes dehors, il me regarda : « Je ne croyais pas possible un tel dénûment », me dit-il... Et comme je restais silencieux, il ajouta sous forme de conclusion pratique : « Nous sommes bien coupables, nous, hommes du monde, de nous plaindre pour la moindre indisposition... et plus encore d'ignorer qu'il existe de semblables douleurs. »

Ces sentiments, tout nouveaux pour lui, étaient déjà la récompense de notre visite.

Que d'hommes comblés par la Providence auraient besoin de descendre, de temps en temps, chez les malades pauvres! Ils apprendraient à porter avec plus de dignité et de force d'âme les épreuves, souvent très adoucies, de leur vie. — Oserai-je ajouter : que de femmes chrétiennes à qui Dieu fait des loisirs, auraient à gagner, en patience comme en mérite, à voir de plus près les grandes douleurs de la maladie dans la pauvreté !

A ce premier avantage, joignez cette considération que Notre-Seigneur promet ses bénédictions les plus fécondes aux âmes généreuses qui remplissent cette mission de charité. Il veut bien regarder comme fait à Lui-même tout ce que l'on fera pour les malheureux, les petits, les abandonnés : « J'étais malade », dira-t-il, au jour de la justice absolue, « et vous m'avez visité. » (1) Parole étrange, incompréhensible pour ceux qui ne connaissent pas les trésors infinis de l'amour divin. — « Seigneur, quand donc avons-nous pu vous visiter, vous consoler ? » Et il nous sera répondu : « Ce que vous avez fait pour le dernier des miens, c'est à moi-même que vous l'avez fait. » (2)

O consolante assurance, qui devrait bien, pour peu que nous aimions Jésus-Christ, nous rapprocher des malheureux ! Nos paroles d'encouragement et d'espérance, l'aumône faite, le pressement sympathique de notre main, — y

(1) Matt. xxv, 36.
(2) Ibid. 40.

avons-nous quelquefois sérieusement réflé-
chi ? — s'adressent à la personne même du
Sauveur! Quelle pensée! et elle est simplement
vraie.

Il y a une scène, au début de la Passion, qui
émeut toujours vivement : c'est l'apparition, au
lieu même de l'agonie, de l'ange consolateur,
envoyé du ciel pour *visiter* l'Homme-Dieu. Il
n'enlève pas la douleur : il fallait que le Christ
souffrît pour entrer dans sa gloire ; mais il l'encourage et le fortifie : *Confortans eum.* (1)

Cette mission divine, elle peut être la nôtre,
si nous le voulons ; par nos dévoûments à nos
frères souffrants, nous deviendrons les anges
consolateurs de Jésus.

Enfin, il y a une récompense qui surpasse toutes les autres, et qui devrait suffire, à elle toute
seule, à nous faire tous, les serviteurs dévoués
des malheureux : c'est la promesse d'être déli-
vrés du mal, aux jours mauvais : *In die mala
liberabit eum Dominus* (2).

Les jours mauvais, pour nous, c'est l'heure
de la tentation, de la maladie, du martyre de
l'âme ou du corps : *Liberabit eum Dominus…*

Le jour mauvais, c'est le moment de notre
propre agonie, lorsque, sous la poussée de la

(1) Luc. XXII, 43.
(2) Ps. XL, 1.

mort, nous devrons quitter la terre pour entrer dans les régions de l'inconnu et des ténèbres : *Liberabit eum Dominus...*

Le jour mauvais, c'est le jugement, qui fixera notre place pour l'éternité : *Liberabit eum Dominus.* Le Souverain Juge des vivants et des morts dira alors aux âmes compatissantes, suivant la promesse évangélique : « Venez, les bénis de mon Père, posséder le royaume qui vous a été préparé dès le commencement ; car j'étais malade, et vous m'avez visité (1). »

***

Nous aurons donc une belle et vaste carrière à parcourir, ainsi qu'on peut l'entrevoir déjà, en jetant un coup d'œil rapide sur les divers sujets qui vont se présenter à nos méditations.

Nous parlerons d'abord de la Visite des parents, père, mère, frères ou sœurs, épouse ou enfants... C'est la plus fréquente et la plus naturelle. Nous en dirons les bienfaits, et aussi les conditions.

Si l'indisposition prend un certain caractère de gravité, la prudence commande d'avoir recours au Médecin : « *Da locum medico, etenim illum Dominus creavit ; opera ejus sunt necessa-*

(1) Matt. xxv, 34-36.

ria ; appelez le médecin, car c'est Dieu qui l'a fait ; sa présence et ses soins sont nécessaires (1). »

Puis, nous laisserons entrer les AMIS ; j'entends les véritables, les dévoués, qui voient autre chose dans l'amitié que des intérêts ou des plaisirs. S'ils sont chrétiens, leurs conseils devront être grandement appréciés.

Nous avions pensé à donner ici audience aux VISITES MONDAINES, auxquelles il n'est pas toujours possible de fermer la porte de sa chambre, — ce qui serait le mieux ; — mais, après réflexion, il nous a paru qu'il nous suffira de souhaiter à nos chers malades, contre cette épreuve, du courage, de la résignation et une dose abondante de patience.

Voici maintenant le prêtre, LE PASTEUR ou le Père de la grande famille paroissiale ! Nous apprendrons à le regarder toujours comme l'envoyé de Jésus-Christ, dont il est bien la personnification vivante, et à recevoir les conseils de son expérience.

A un autre titre, le prêtre se présente à vous. Il est le ministre de la réconciliation et de la grâce. C'est le CONFESSEUR, à qui est due, avant tout, une confiance filiale.

A genoux ! maintenant, voici la VISITE même

____
(1) Eccli. xxxviii, 11-12.

14

DE DIEU... Jésus, sous les voiles eucharistiques, vient vous apprendre à diviniser la souffrance.

Sans être désespérée, votre situation devient plus grave ; elle inspire certaines inquiétudes... Réglez, je vous prie, s'il y a lieu, vos affaires temporelles, en appelant auprès de vous l'homme de la loi, le NOTAIRE, et disposez toutes choses avec lui, selon la justice et la charité.

D'après l'affaiblissement graduel de vos forces, il paraît bien que Dieu va opérer votre transformation ; personne ne vous le dit ; mais les regards sont inquiets, et le silence plus profond autour de vous. Vous constatez vous-même que les choses vous apparaissent sous d'autres formes... N'attendez pas plus long-temps ; réclamez vous-même le sacrement qui purifie des restes du péché, et prémunit contre les dernières luttes : demandez l'EXTRÊME-ONCTION.

Mon cher frère, ma chère sœur, vous savez la sentence portée contre toute la famille d'Adam, dès le commencement : « *Statutum est omnibus hominibus semel mori*. Il a été décrété pour tous les hommes qu'ils mourront une fois... » (1). Ce moment décisif paraît arrivé pour vous. Accueil-lez, avec une soumission filiale, la venue de la terrible visiteuse, la MORT, en répétant la pa-

____

(1) Heb. ix, 27.

role de la douce Victime du Calvaire : « Seigneur, je remets mon âme entre vos mains ; *in manus tuas commendo spiritum meum.* » (1).

Enfin, pensée salutaire autant qu'effrayante, là même, sur le lit de repos qui vient de se transformer en une couche funèbre ; oui, là, en présence de nos parents et de nos amis, qui se demandent encore, incertains, si *c'est fini* ; l'âme, abandonnant son compagnon mortel, reçoit une dernière visite, celle du Souverain Juge, qui va fixer son éternité !...

Je ne m'arrêterai pas à faire remarquer combien sérieuses et pratiques peuvent être les considérations que nous venons d'indiquer sommairement : elles nous regardent tous, évidemment, sinon à l'heure présente, au moins dans un avenir plus ou moins rapproché ; d'autre part, elles présentent, pour chacun de nous, un intérêt supérieur. Il ne s'agit de rien moins, en effet, que de nous apprendre à sanctifier notre vie, particulièrement dans les crises qu'elle aura à traverser tôt ou tard, et à préparer notre entrée dans l'éternité.

Je demande à Dieu la grâce, après avoir assumé la très délicate mission de conseiller mes frères, de ne pas négliger moi-même de mettre en pratique mes recommandations.

(1) Luc. xxiii, 46.

O Père, ô Souverain absolu de la vie et de la mort, quelle que soit la destinée que vous me réserviez, je bénis ici par avance toutes les vues saintes de votre sagesse, et je dis maintenant, comme j'espère le redire au moment suprême : *Pater, fiat voluntas tua !*

XVII

LES VISITES. — LA FAMILLE

Est-ce bien *visite* que je dois écrire en tête de ce chapitre? — Ce mot indique une apparition passagère, un court point d'arrêt et un départ. Or les membres de la famille, très généralement du moins, habitent tous ensemble, et vivent de la vie commune. Mais on comprendra facilement ma pensée; il s'agit ici des entrevues des parents, enfants, frères et sœurs, avec le malade et dans sa chambre.

A peine l'aube a-t-elle paru, pâle encore et demi voilée, que la porte s'entr'ouvre discrètement, et que des voix connues et aimées se font entendre.

C'est une mère inquiète, dont le sommeil a été traversé par des visions troublantes; c'est un père que le travail appelle au dehors, et qui

ne veut pas s'éloigner sans emporter avec lui
des pensées d'espérance ; ce sont des frères,
des sœurs, qui viennent s'informer, avec un
intérêt très affectueux, des événements de la
nuit, et se rendre compte, par eux-mêmes, de
la situation du pauvre patient.

Ecoutez ; les questions se pressent, s'entre-
croisent, se superposent, si je puis ainsi dire :
« Comment s'est passée votre nuit ? — Avez-
vous beaucoup souffert ? — Etes-vous plus
reposé ? — Dites : n'est-ce pas que vous vous
trouvez mieux, ce matin ? » On sent que c'est
le cœur qui parle.

O affections très douces et très sincères de la
famille, vous êtes la consolation la plus puissante au milieu des épreuves douloureuses de
la vie ; un soutien nécessaire pour ne pas suc-
comber dans les luttes, perpétuellement renouvelées, d'ici-bas !

*
**

Au moment où j'écris ces lignes, j'ai là, sous
mes yeux, une scène d'intérieur, qui répond,
au moins en partie, à la pensée que je viens
d'exprimer. C'est une gravure de 1767, reproduisant une des belles œuvres de Greuze, si
apprécié au XVIIIe siècle comme peintre de
genre.

Le sujet est indiqué par ces mots : « Le paralytique servi par ses enfants. » — C'est donc bien une *visite de famille*, et nous sommes au centre même de notre étude.

Tous les membres sont là, rassemblés autour du vieillard.

Le pauvre infirme occupe le centre du tableau, à demi couché sur une chaise longue, et tous s'empressent à lui être utiles.

La mère de famille suspend un travail de couture, et considère avec une émotion vraie, en les encourageant, tous les pieux dévouements.

— Un jeune garçon apporte un bol de boisson, pendant que sa sœur soulève les oreillers et les soutient de la main, pour qu'ils offrent une couche plus commode. — Le fils aîné approche des lèvres du malade une cuillerée de liquide, tandis que sa femme soulève la tête du vieillard.

— A ses pieds, est assise une jeune fille tenant un livre ouvert, dans lequel elle vient d'achever une lecture, pour distraire ou édifier. — Un tout petit enfant, un bébé, présente, ne pouvant davantage, un de ses jouets, un oiseau. — Un autre, plus âgé, ramène, sur les jambes de l'infirme, la couverture qui a glissé. — Au second plan, une servante entr'ouvre la porte de la chambre, et dépose une potion sur la table, en jetant dans l'intérieur un regard tout empreint de sympathie. — Et, pour que le tableau soit complet, l'artiste n'a pas oublié de donner une place à l'ami fidèle de l'homme : un superbe danois s'approche de l'infirme, suivi de deux de ses petits, qu'il semble négliger pour prendre sa part de la sollicitude générale.

C'est charmant, en vérité. L'attention se repose avec complaisance sur ce petit poème intime, et l'on se dit : voilà bien la *visite de la famille* ; affection, prévenances, dévouement.

Cependant, l'avouerai-je ?.. je reste quelque peu froid devant cette savante et ingénieuse composition. J'admire le talent de l'artiste ; je rends justice à la distribution des différentes scènes, dont le vieillard infirme reste toujours l'objet unique ; la forme est parfaite ; mais l'âme est absente, l'âme religieuse surtout fait défaut. Le dévouement est tout extérieur et, si j'ose dire, matériel ; mon cœur ne vibre pas devant ce spectacle, bien propre cependant à remuer la sensibilité jusque dans ses profondeurs.

D'où vient cette impuissance à m'émouvoir ?.. Ah ! c'est que, dans cette chambre de malade, je cherche en vain un crucifix, avec le buis bénit ; pas un seul symbole qui me rappelle Jésus, le Consolateur ; rien qui parle de foi, d'espérance et d'amour ; rien qui montre les éclaircies sur l'éternité... C'est parfait, peut-être, comme étude ; c'est incomplet, comme révélation du cœur humain. Rien ne fait rêver ni ne découvre des horizons mystérieux... Disons tout en un mot : rien n'élève les regards et les âmes vers le Ciel.

Familles chrétiennes, imitez les enfants du paralytique dans leur dévoûment, auquel j'applaudis sans réserve ; mais souvenez-vous, en même temps, que la souffrance corporelle ne réclame pas seule vos soins pieux. L'âme aussi a ses besoins, qu'il n'est pas permis de négliger : ce n'est être consolateur qu'à demi, que de ne pas lui FAIRE VISITE, en lui inspirant les pensées de la foi, et en lui offrant les espérances de la religion.

* *

Les malades et leurs *visiteurs intimes* ont des devoirs à remplir à l'égard les uns des autres. Peut-être y aura-t-il avantage à les rappeler brièvement.

C'est à vous que je m'adresse tout d'abord, pauvre patient retenu sur une couche douloureuse, et je vous demande d'accueillir, toujours, *affectueusement* la visite des membres de votre famille.

Vous savez bien, en effet, qu'ils ne viennent à vous ni par simple convenance ni par calcul d'intérêt ; ce qui les amène, c'est l'affection, le

besoin de leur cœur, joint au désir et à l'espérance de vous procurer quelques moments de
distraction, et, s'il y a lieu, de vous rendre service.

Donc, alors même que leur visite vous vien-
drait à contretemps, ne blessez jamais ces
cœurs dévoués soit par des paroles d'impatience,
soit par un silence volontaire, toujours pénible.

Il se peut que votre nuit ait été laborieuse,
sans sommeil ; ne vous répandez pas cependant
en plaintes, en gémissements, en soupirs ;
évitez l'exagération de vos maux, défaut assez
ordinaire chez bon nombre de malades, qui s'étendent avec complaisance sur l'excès de leurs
souffrances, comme certains pauvres trouvent
leur plaisir à étaler leurs haillons. Croyez-moi,
il y a mérite devant Dieu et charité devant votre
maison, à faire le sacrifice de cette *sensualité*.

Assurément, je ne vous recommande ici ni
le stoïcisme ni le mensonge ; laissez voir que
vous souffrez, mais, de grâce, réservez vos
confidences plus complètes pour le médecin ;
elles auront alors leur justification, parce
qu'elles auront leur utilité.

Pauvre cher malade, n'oubliez jamais non
plus que vous devez l'*édification* à tous les
membres de votre famille. Votre état de victime prédispose en votre faveur, et vous donne

une rare puissance d'apostolat : remplissez votre mission.

Notre Sauveur Jésus a converti bien peu d'âmes par ses prédications et même par ses miracles ; mais, lorsqu'il eut été élevé en croix, ainsi qu'il l'avait annoncé, il attira tout à lui, *omnia traham ad me ipsum,* non seulement à cause des prodiges qui accompagnèrent son sacrifice, mais principalement par les exemples d'obéissance, de douceur, d'humilité, de miséricorde pour ses persécuteurs et ses bourreaux, par son abandon absolu à la volonté divine, qui lui fit incliner la tête au moment suprême, en disant : « *Père, je remets mon âme entre vos mains.* » — Ces vertus ne sont pas de la terre, se dirent les témoins de cet admirable spectacle ; et, se frappant la poitrine, ils confessèrent sa divinité : « Celui-ci est vraiment le Fils de Dieu ! »

Votre lit de souffrance, cher malade, peut devenir facilement une chaire éloquente qui invite à bénir « le Père qui est dans les cieux. »

Je me souviens encore, avec émotion, d'une parole qui m'a été dite, il y a bien longtemps, chez un pauvre ouvrier que je visitais. Atteint d'une sorte de lèpre qui lui avait rongé une partie du visage, il souffrait cruellement. Comme je l'encourageais par les exemples du Sauveur, avec toute la charité qu'une compassion sin-

cère et surnaturelle peut mettre dans l'âme d'un
prêtre : « Oh ! Monsieur le Curé, me dit la personne qui l'assistait, il est doux à la souffrance ;
jamais il ne se plaint. » Et elle ajouta, comme
pour résumer en un mot son admiration :
« C'EST UN VRAI CHRIST DU BON DIEU ! »

Je n'ajouterai rien à cette parole, si simple et
si profonde dans sa naïveté ; je me contenterai seulement de dire à tous ceux qui souffrent :
« Pour la plus grande gloire de notre sainte
Religion, pour l'édification de tous ceux qui
vous approchent, pour la multiplication de vos
mérites, efforcez-vous, avec la grâce de Dieu,
d'être aussi des crucifix vivants, *de vrais christs
du bon Dieu !* »

*
* *

Les parents, les enfants, les frères et sœurs
des pauvres malades ne doivent pas oublier
qu'ils ont eux-mêmes des devoirs très sérieux
à remplir.

Discrétion, dévoûment, religion, charité surnaturelle sont souvent nécessaires dans leurs
visites.

Nous reconnaissons et nous proclamons que
l'étiquette mondaine doit être bannie des entrevues de famille ; il n'est pas inutile cependant de
choisir ses moments : tous ne conviennent pas.

Avec l'aide de Dieu et cette intuition du cœur

que possède toujours l'affection vraie, on découvre facilement les heures les plus favorables. Du reste, tenez-vous prêts, toujours, à répondre au premier appel. La maladie, comme l'enfance et la vieillesse, est une faiblesse qui a un besoin continuel de serviteurs patients et dévoués.

Apprenez aussi à composer votre visage, de manière à ne pas produire une impression fâcheuse sur le malade, quand vous êtes frappés vous-mêmes de l'altération de ses traits, ou d'un état de faiblesse auquel vous ne vous attendiez pas. Evitez alors, par une condescendance charitable, les exclamations de surprise ou les larmes, qui amèneraient, presque fatalement, des questions pénibles et des explications embarrassées.

Je ne me permettrai pas d'insister ici sur le devoir du dévoûment : ce serait méconnaître la nature elle-même, et le cœur des épouses et des mères. Les malades, il est vrai, ont quelquefois des exigences qui exposent la charité la plus généreuse à de rudes tentations ; mais, par amour de Dieu, vous vous ferez toujours les *serviteurs* des membres souffrants de Jésus-Christ.

J'ajouterai une instante recommandation : efforcez-vous de rendre vos visites *édifiantes*, profitables à l'âme de vos malades. Trop souvent, les familles, quoique religieuses, se laissent détourner de ce devoir par une sorte de respect humain bien mal placé, ou de crainte excessive que le malade repousse ce genre de consolation. La souffrance, pourtant, prédispose à un rapprochement vers Dieu, et, plus d'une fois, j'ai pu constater que les considérations de la foi, une simple parole de l'Evangile, prononcée à propos, exerçaient une influence des plus salutaires, relevaient et consolaient très efficacement.

Parlez donc quelquefois de Dieu à vos malades ; priez pour eux, priez devant eux, priez avec eux, s'il est possible. Donnez à leur esprit, au moins de temps à autre, une direction surnaturelle, qui leur fasse recueillir le fruit de leurs souffrances soumises et unies à celles de Jésus-Christ.

Familles chrétiennes, soyez fidèles à cette sainte mission, et ayez à cœur de faire profiter vos chers malades de *tous* les mérites que leur situation comporte.

*
* *

J'en viens maintenant, non sans quelque hésitation, à mon dernier conseil, le plus délicat et le plus important.

Je suppose que vous n'avez négligé aucun de vos devoirs de charité et de dévoûment ; vous avez lutté, par des soins incessants, contre le mal. Mais la vie et la mort appartiennent à

Dieu. L'état du malade, au lieu de s'améliorer, prend un caractère de gravité inaccoutumée ; le médecin commence à dire : « Ce sera long, fort long, si toutefois on peut en sortir... »

N'hésitez pas. Si la démarche n'a pas été faite déjà, ce qui est souverainement désirable, proposez la visite du prêtre, ministre de la miséricorde et de l'amour de Dieu. Ne vous récriez pas : c'est un *devoir* qui s'impose à toute famille chrétienne. Il ne s'agit pas d'aborder le malade avec la rudesse du prophète Isaïe, disant au roi Ézéchias : « *Préparez-vous ! car vous allez mourir !* » Mais, enfin, il faut aider une âme à entrer heureusement dans son éternité. Et qui peut le faire plus naturellement et plus facilement que les membres mêmes de la famille ?... Il m'a toujours paru regrettable de confier cette délicate mission à des dévoûments étrangers. Qui donc pourrait l'accomplir avec plus de tact, d'affection, de zèle insinuant qu'un père, une mère, une sœur, une épouse, ou même un enfant pieux ?

Ne dites pas : ce conseil va le troubler ; et le médecin a tant répété : « *Pas d'émotion !* » — Oui, je le connais, ce mot fatal, pour avoir été souvent aux prises avec lui ; laissez-moi vous dire qu'il a compromis le salut de milliers d'âmes.

Je réponds maintenant à votre inquiétude, —

Voulez-vous donc laisser entrer en jugement avec Dieu celui que vous aimez, *sans prépara-tion?* — Oh! non; mais *plus tard!* — *Plus tard?* Encore une parole malheureuse et mau-dite, qui s'est transformée souvent en cette autre : *Trop tard!...* La démarche sera-t-elle alors plus facile, lorsque le malade affaibli, abattu, sera à peine capable d'un acte humain?... Et puis, êtes-vous assurés contre les surpri-ses?... Et vous sentez-vous la force de porter, toute votre vie, le remords d'une responsabilité méconnue et, peut-être, de la perte d'une âme?..

O vous, familles chrétiennes qui aimez, et voulez le bonheur de ceux que vous aimez, *com-mencez* par invoquer le secours de Dieu, et puis *remplissez votre devoir;* après tout, c'est une grâce, et une grande grâce que vous proposez.

Croyez-moi, d'ailleurs. L'acte de charité que je vous demande, est moins difficile qu'il ne paraît. Le malade lui-même a pensé aux secours de la religion; et c'est pour ne pas alarmer votre tendresse, qu'il garde le silence sur ce point. Il attend vos premières ouvertures; il les désire; et vous entrez pleinement dans ses sentiments, en lui proposant la visite du ministre de Jésus-Christ.

Quant à l'émotion redoutée au moment de la venue du prêtre, croyez-en une expérience déjà vieille. Pendant un ministère de plus de quarante années, je ne me souviens pas d'avoir jamais vu le moindre accident fâcheux provoqué par l'entrée du prêtre dans une maison. Le représentant de Dieu est toujours précédé, accompagné et suivi de grâces spéciales, qui tournent au bien-être du malade et à la satisfaction de tous.

Voulez-vous, d'ailleurs, *encore une fois*, rendre ce ministère moins difficile ? N'attendez pas que le malade soit *dangereusement* atteint, mais que son indisposition apparaisse *sérieuse*, pour solliciter la visite du prêtre. Sentant ses forces, le patient n'a aucun motif de s'effrayer ; et, peu à peu, si les circonstances le demandent, le messager de Dieu, avec sa science des âmes, l'amènera, sans frayeur et sans secousses, à *l'acte religieux* définitif.

Quelle consolation pour toute votre vie, après la séparation accomplie, de pouvoir répéter ces paroles de l'Apocalypse : « *Beati mortui qui in Domino moriuntur*. Bienheureux ceux qui meurent dans le Seigneur ! » (1). Notre frère est mort dans le baiser du Seigneur : nous nous retrouverons un jour ; et la famille, alors, sera reconstituée, dans le sein de Dieu, sur des bases indestructibles... O bonheur ! !

Une mère de famille touchait à ses derniers moments. Sa vie avait été sérieusement chré-

(1) Apoc. xiv, 13.

tienne, et ses enfants avaient suivi les exemples
de leur mère.

Pendant le cours de sa maladie, Jésus, le divin
Consolateur, l'avait visitée plusieurs fois, et
l'Eglise venait de faire descendre sur elle toutes
ses bénédictions.

Sentant sa fin arriver, elle fit approcher tous
ses enfants de son lit. Tous étant là, elle re-
cueillit ses dernières forces, pour prononcer
simplement leurs noms... Chacun des appelés
répondait, ému et retenant à peine ses larmes :
« Me voici, mère ! — Oui, mère ! — Je suis près
de toi, mère !! » Quand ce fut fini : « Mes enfants, leur dit-elle, je vous précède au rendez-
vous du ciel ; je vous nommerai tous à Dieu en
arrivant devant lui, comme je viens de le faire
ici... Et un jour, à la réunion de l'éternité, je
renouvellerai mon appel... Qu'aucun de vous
ne manque à la reconstitution de notre famille...
Pour cela, vivez en chrétiens, et souvenez-vous
de votre mère... A Dieu ! »

Je fais des vœux pour que toutes les séparations d'ici-bas soient accompagnées des mêmes
espérances consolantes ; peut-être, les *visites de
la famille dans la chambre du malade*, si nous
savons et si nous voulons les rendre patientes,
charitables, dévouées et édifiantes, aideront-
elles efficacement à obtenir cet heureux et si
désirable résultat.

LES VISITES. — LE MÉDECIN

Il fut un temps où le nom que je viens
d'écrire amenait, presque infailliblement, un
léger sourire sur les lèvres, parce qu'il évo-
quait dans l'esprit le souvenir de certaines
scènes, ridicules et grotesques, auxquelles les
poètes comiques, à tort ou à raison, ont trouvé
bon de le mêler.

Malgré ses grandes qualités, le siècle de
Louis XIV, en particulier, sous prétexte de
combattre des abus, quelquefois trop réels, a
frappé des coups regrettables, qui ont de beaucoup dépassé le but, et dont le retentissement
s'est prolongé jusqu'à nous.

La Magistrature, la Médecine, la Famille, la
Dévotion ont encore aujourd'hui à souffrir des
traits lancés contre les Perrin-Dandin, les Gé-
ronte, les Orgon et les Tartufe. Quoi qu'on pré-

tende, la plaisanterie, même la plus spirituelle,
est un instrument délicat, fort difficile à ma-
nier ; et, dans les questions morales, elle fait
souvent plus de blessures qu'elle n'en guérit.

Aujourd'hui, il est vrai, après plus de deux
siècles, à part quelques esprits légers, la génération actuelle rend au médecin sa place dans
l'estime publique.

C'est justice.

L'art de guérir mérite, en effet, toute considération, soit qu'on l'étudie en lui-même et
dans ses effets bienfaisants, soit qu'on le juge
dans ses représentants les plus autorisés. Il
m'a toujours paru que la médecine était comme
l'associée naturelle de la puissance divine.
Evidemment, c'est Dieu qui donne *la vie* et qui
la conserve ; mais il me semble que, dans les
dangers qui la menacent, dans les accidents
qui surviennent, il a chargé la *science*, comme
cause seconde, d'intervenir dans son œuvre
créatrice ; de réparer, de fortifier la vie, en
livrant un duel à outrance à toutes les causes
de destruction, et en arrachant, au moins pour
un temps, les existences humaines à la mort.

Quant aux hommes qui sont les auxiliaires
de la Providence dans l'exercice de cette noble
profession, ils ont droit, très généralement, à
la confiance publique, non seulement par leurs
connaissances réelles, mais aussi par leur

caractère et leur dévouement, porté quelquefois jusqu'à l'héroïsme. J'en ai vu souvent au milieu d'épidémies très menaçantes, dans une atmosphère absolument viciée, prodiguer leurs soins, sans souci du danger, avec autant de simplicité et de sang-froid que le prêtre lui-même ; avec plus de mérite, peut-être, puisqu'ils avaient une famille derrière eux.

Honorez donc le médecin, puisqu'il est dans l'ordre de la Providence, et que, tôt ou tard, vous en aurez besoin : *honora medicum propter necessitatem* ; honorez le médecin, parce que sa science, son expérience et son dévouement pourront vous être utiles, et que c'est pour vous venir en aide que Dieu l'a fait : *illum Dominus creavit.*

** **

Un jour donc, vous éprouvez un certain malaise inaccoutumé ; vous vous sentez fatigué sans motif, et ne pouvez même plus vaquer à vos occupations ordinaires.

Vous dites, et on répète autour de vous : « Ce ne sera rien ; quelques jours de repos suffiront à faire disparaître cette indisposition. » — Mais les jours passent, et votre impuissance augmente ; le désordre a pénétré votre organisme ; ce n'est plus seulement de la lassitude que vous éprouvez, mais de l'accablement et de la souffrance.

La prudence la plus élémentaire vous commande alors d'avoir recours au médecin : *da locum medico*. (1) C'est une obligation pour tous de conserver la vie que nous tenons de Dieu, et de garder notre corps dans un état qui lui permette d'aider l'âme à remplir ses devoirs, et à répondre à la mission reçue d'être utile ou à la famille ou à la société. Inutile d'insister sur ce point : généralement, nous le comprenons tous, et nous le pratiquons fidèlement.

Mais il pourrait y avoir excès en sens contraire, au moins chez certaines personnes, par trop sensibles aux légers malaises, et qui se laissent vivement impressionner par la moindre souffrance. Une simple névralgie, un embarras d'estomac, un peu de fièvre, cela suffit pour leur faire croire que leur vie est en danger. Ces craintes excessives dénotent généralement des caractères faibles, et aussi un attachement plus qu'il ne convient à la terre et à toutes les aises d'ici-bas. Ecoutez sainte Thérèse à ce sujet : « On doit pratiquer la patience touchant certains maux légers, qu'on peut endurer sans se mettre au lit, et sans tuer tout le monde à son sujet… Souvenons-nous de nos ancêtres, les Pères du désert : combien ils ont eu à souffrir de la faim,

(1) Eccli. xxxviii, 11.

de la soif, du froid ou de la chaleur, sans avoir à qui se plaindre, si ce n'est qu'à Dieu! Ils étaient pourtant revêtus d'une chair mortelle comme la nôtre. » J'ajouterai : voyez l'ouvrier et sa famille se livrer à leurs occupations, se rendre à leurs ateliers et à leurs magasins, dans des circonstances absolument pénibles, et dans un état de santé vraiment déplorable.

Vous êtes chrétien : apprenez donc à vous mortifier un peu, au souvenir des souffrances et de la Passion de Notre Seigneur Jésus-Christ. Vous faites profession de piété : prenez votre crucifix, et regardez la divine Victime, la tête percée par les épines ; ses pieds, ses mains horriblement traversés ; tout son corps meurtri par la flagellation, suspendu à la croix par des blessures... Associez vos souffrances, si minimes, à celles de l'Homme-Dieu ; vous trouverez dans cette pensée religieuse tout à la fois adoucissement et mérite. D'ailleurs, ne convient-il pas à des amis fidèles de suivre Jésus non seulement jusqu'à la Fraction du Pain, mais de monter avec lui au Calvaire ?

****

Est-ce donc que je vous conseille de n'avoir jamais recours au médecin? — Loin de moi, cette pensée. Je vous dis, tout au contraire : si l'indisposition dont vous souffrez résiste aux soins domestiques, et prend, à votre avis, un caractère plutôt grave, n'hésitez plus ; la prudence vous commande de faire appel à la *science*.

Mais, ici, une question des plus sérieuses se pose devant vous. Au milieu du grand nombre de praticiens qui se recommandent à votre choix, à qui donnerez-vous la préférence ?.. Question délicate, réponse brûlante et pleine de danger. Cependant je répondrai, à la lumière de la foi et de la raison.

Disons d'abord qu'il est souverainement important de faire un bon choix. Le médecin, en effet, que vous appellerez, va entrer immédiatement en communication intime avec vous. Vous l'introduisez dans votre maison, et, par la force même des choses, vous l'initiez à vos secrets de famille ; non seulement vous lui confiez votre existence, mais, jusqu'à un certain point, vous lui permettez de lire dans votre âme, et lui reconnaissez des droits à exercer une action sur votre vie religieuse et morale.

Mais, en vérité, lorsqu'on y réfléchit sérieusement, il faudrait à cet homme, outre des connaissances réelles, la discrétion d'un confesseur, la délicatesse d'une vierge et le dévoucment d'une mère.

Choisissez-le donc *entre mille*. — Or voici la recommandation de nos Livres sacrés : « Offre *d'abord* ton sacrifice à Dieu, et appelle *ensuite* le médecin ; et lui priera le Seigneur de bénir ses efforts, et de te rendre par ses soins la force et la santé (1). » — Qu'est-ce à dire, sinon, d'après ce texte, que le médecin doit avoir un caractère *religieux ?* C'est ainsi que l'a entendu, d'ailleurs, tout l'antiquité, qui associait l'art de guérir aux fonctions sacerdotales. Dès les temps les plus reculés, c'était aux prêtres qu'on demandait des remèdes contre les maladies : ainsi, en Egypte, aux Indes, chez les druides, parmi le peuple juif, l'art médical était pratiqué par des mains consacrées ; et, depuis l'ère chrétienne jusqu'au XVIIIe siècle, on constate une alliance constante et très étroite entre le sacerdoce et la médecine.

Aujourd'hui, très généralement du moins, l'alliance officielle est rompue ; il n'en reste pas moins très désirable que le médecin soit un croyant. Pour ma part, j'éprouverais une répulsion insurmontable et qui me paraît très justifiée pour un homme, si savant fût-il, qui ne croirait qu'à la *chair et au sang*, et ne s'inclinerait pas devant l'existence *d'un Dieu*, créateur et gouverneur du monde, et *d'une âme* en moi, libre, spirituelle, et donnant la vie à tout mon être.

(1) Eccli. xxxviii.

L'athée et le matérialiste ne peuvent me connaître que d'une manière incomplète et fausse, parce qu'ils ne tiennent compte que de la partie inférieure de mon être. Or il y a en moi un corps et une *âme*, unis par des liens très intimes et nécessaires. Si l'organisme physique influe très sensiblement sur ma constitution spirituelle, d'un autre côté, le principe immatériel qui est en moi, mon âme, modifie très souvent et très réellement les conditions d'existence de la partie corporelle. Tout le monde est d'accord, je crois, pour reconnaître que les passions, la colère, la jalousie, la haine, la joie, la tristesse, la paix, la crainte, les remords exercent une action véritable sur la circulation du sang, et ont leur répercussion sur les organes relatifs correspondants.

Quiconque veut agir sur l'être physique ne peut donc pas, systématiquement, négliger le principe spirituel, sous peine de faire fausse route.

C'est pourquoi chacun doit tenir à être traité dans son intégrité, corps et âme, et non pas seulement comme s'il n'était qu'un pur animal.

Ajoutons qu'il faut d'autant moins écarter l'âme, qu'elle est en nous la partie supérieure et prépondérante ; et que, quand nous sommes malades, nous pouvons dire, en toute exactitude, que c'est *notre âme* qui souffre dans *ses organes*.

*
* *

Pour bien d'autres motifs encore, il est très désirable que le médecin soit un croyant, et un croyant pratiquant.

J'entends ici un certain monde me dire : Qu'importent les croyances et les habitudes religieuses du docteur, lorsqu'il s'agit purement et simplement de *sirops*, de *juleps*, de *drogues* et de *pilules?*...

Plus que vous ne pensez, à mon avis.

Vous m'accorderez bien que Dieu est pour quelque chose dans la science du médecin, et dans la vertu des remèdes. C'est Lui qui éclaire et dirige les recherches ; Lui qui fait découvrir l'origine, les causes, le siège du mal ; Lui qui aide à trouver et à appliquer les médicaments convenables ; Lui qui donne aux sels et aux plantes leur puissance curative... Or n'est-il pas de la première évidence qu'il accordera sa coopération, de préférence, à ceux qui sont ses amis?... à ceux qui lui rendent leurs devoirs, qui l'adorent et qui l'aiment ?

Mais nous nous trouvons ici en présence du principe même de la *théologie de l'intercession*. Pourquoi, en effet, quand nous voulons obtenir une grâce de Dieu, avons-nous recours aux saints, et plus spécialement à ceux que nous croyons être ses *amis* les plus intimes et les plus privilégiés ? — Évidemment parce que nous croyons à leur crédit supérieur auprès de Dieu, en raison de leurs vertus ; entre Dieu et notre indignité, nous interposons des intercesseurs, que Dieu *aime* parce qu'ils lui ont prouvé, sur la terre, leur généreux dévoûment et leur inviolable fidélité. — Ne pouvons-nous, ne devons-nous pas croire que l'assistance divine, par une conséquence nécessaire de ce principe, est acquise, de préférence, aux médecins croyants et amis de Dieu ? Le doute ne me paraît pas possible ; et nos Livres saints le donnent clairement à entendre, lorsqu'ils disent : « *Ipsi Dominum deprecabuntur ut dirigat sanitatem* ; ils uniront la prière à leurs efforts pour que le Seigneur procure la santé. »

Mais, enfin, Dieu ne peut-il agir par la science d'un médecin *matérialiste et athée?* — Assurément, il le peut ; mais je persiste à croire et à proclamer qu'il accordera plutôt ses lumières et ses secours à *ses amis* ; tout homme de bonne foi en conviendra ; et rejeter cette doctrine serait nier l'ordre providentiel dans le gouvernement du monde.

Je préfère encore, auprès de moi, dans la maladie, un médecin qui croit à Dieu, à l'âme, aux responsabilités de cette vie et à l'éternité, pour garder l'assurance qu'il ne me nourrira pas d'illusions sur mon état, s'il devenait dangereux, jusqu'à la dernière extrémité. Je ne veux pas entrer dans la *maison de mon éternité* sans une sérieuse préparation ; non, je ne veux pas qu'on puisse dire de moi ce mot, que j'ai entendu et qui m'a paru bien cruel : « *Il est mort sans s'en douter !* »

Un médecin chrétien connaît son devoir à ce sujet ; et il saura le remplir avec toutes les délicatesses désirables.

Enfin, un dernier conseil. — Autant qu'il vous sera possible, choisissez un homme calme, modéré, se tenant en dehors des luttes ardentes et passionnées de la politique moderne. La surexcitation habituelle, ou même à jets intermittents, ne saurait convenir à la science. C'est dans la paix de l'esprit que les facultés intellectuelles se montrent dans toute leur force ; la passion, presque toujours, égare le jugement.

J'ai connu, il y a longtemps, un docteur assez en renom pour son expérience, qui, sous l'empire de certaines idées politiques, devenait absolument inabordable. A l'approche des élections, il ne voyait plus, il n'entendait plus ; une seule pensée l'absorbait tout entier : *le triomphe de son Parti...* ; et il lui arriva ainsi, par suite de cette constante préoccupation, de laisser, chez ses clients, comme ordonnance a présenter au pharmacien, une *profession de foi politique* ou un *bulletin de vote*. — Le médecin, qui tient quelquefois en ses mains la vie ou la mort, comme le prêtre qui a charge d'âmes, doit se tenir sévèrement à l'écart des opinions extrêmes et troublantes.

***

Vous avez donc, avec l'aide de Dieu, choisi votre médecin tel que vous pouvez croire à sa science, à sa religion et à son dévoûment. — Cela fait, ne lui ménagez pas *votre confiance*. Donnez-la-lui entière, de façon qu'il puisse réellement et sûrement juger de votre situation. Ouvrez-lui votre âme ; répondez à ses questions avec franchise ; aidez-le, par tous moyens, à découvrir la nature, l'origine et les développements de votre mal, en tant que vous les connaissez vous-même.

A la confiance que vous accorderez à son caractère moral, ajoutez la confiance à son savoir et à son dévoûment.

Ici, néanmoins, l'excès n'est pas rare : certains malades se figurent qu'ils peuvent tout attendre du médecin, et que la santé et les forces dépendent absolument de lui. — Illusion malheureuse !

Sachez que la science humaine est toujours courte par quelque endroit, et n'a nullement reçu du Ciel l'assurance de l'infaillibilité. Le médecin n'est pas tout-puissant ; ne lui demandez jamais des assurances qu'il ne peut vous donner. Il est l'instrument de la Providence, mais ce n'est pas lui qui dispose, à son gré, de la vie et de la mort ; il applique les remèdes, mais c'est *Dieu qui guérit*.

Ne murmurez donc pas contre les lenteurs de votre rétablissement. Votre maladie entre peut-être dans les vues de Dieu. — C'est une épreuve à laquelle il vous soumet, pour vous arracher aux préoccupations terrestres, et vous obliger de penser plus sérieusement à votre âme. — C'est une expiation miséricordieuse, qu'il vous impose pour les négligences et les faiblesses de votre vie. — C'est une leçon très salutaire qu'il vous donne, en vous faisant toucher du doigt votre état de complète dépendance, alors que vous paraissiez croire que rien ne serait capable de vous ébranler... Croyez-moi : confessez votre néant ; humiliez-vous, et attendez, avec patience et soumission, l'heure de la Providence.

C'est encore la volonté de Dieu que *vous obéissiez* au médecin, dans tout ce qui est du ressort de sa profession, et comme conséquence de ses responsabilités. Il se peut qu'il vous ordonne des potions amères, répugnantes ;

qu'il vous fasse suivre un traitement pénible, assujettissant, douloureux : inclinez-vous, cher malade, obéissez ; par amour de Jésus et de sa Passion, regardez le médecin comme le délégué de la Providence, comme le messager divin du jardin des Oliviers, qui apporte à la sainte Victime, avec le calice des douleurs, la force et les consolations : *confortans eum.*

Etrange état d'esprit de certains malades, qui supplient leur médecin de leur épargner tels ou tels remèdes, comme s'il lui était loisible de faire ses ordonnances à sa fantaisie, et pour le plaisir de ses clients.

« S'il vous plaît, Docteur, vous connaissez mes répugnances ; disposez-moi une autre potion...

— Je le veux bien, Madame ; mais à une condition, que vous voudrez bien comprendre et accepter...

— Oh ! très volontiers, tout de suite... Dites vite : que faut-il que je fasse ?

— Changez de maladie, Madame ; je changerai de remède. »

En recommandant aux malades l'obéissance, je n'ai pas prétendu que celle-ci doive être aveugle, absolue et pour toutes choses, comme celle d'un bon religieux envers ses supérieurs légitimes. Il y a des limites que la prudence impose, et que j'ai fait pressentir tout à l'heure, en disant : « Obéissez au médecin en tout ce qui est du *ressort de sa profession.* »

Ne descendez pas jusqu'à abdiquer votre personnalité ou morale ou religieuse. Il est, en effet, certains praticiens qui croient de leur devoir, aussitôt que l'on s'est remis entre leurs mains, — est-ce caprice? est-ce manie? — d'interdire toute pratique pieuse, toute observance des prescriptions ecclésiastiques. Plus de messe, même aux grandes solennités, parce que l'église est humide; — plus de prières ni surtout de lectures religieuses, parce que l'attention fatigue l'esprit; — plus de jeûnes, ni d'abstinences, ni de mortifications quelconques, bien qu'ils ordonnent le maigre ou même la diète la veille ou le lendemain. — Assurément, l'obéissance est une très belle vertu, très méritoire; mais à une condition, c'est qu'elle sera raisonnable, c'est-à-dire que votre docteur sera cet homme instruit, grave et craignant Dieu, dont nous avons parlé. Avec lui et sous sa direction, votre obéissance n'aura pas à craindre d'être amenée à violer tous les droits de la conscience, et les lois morales les plus imprescriptibles.

*
* *

Honneur au médecin sage, religieux et dévoué : *honora medicum !* Attendez-le, chaque

16

matin, avec l'espérance qu'il vous apportera du soulagement ; — recevez-le avec joie ; — parlez-lui avec sincérité et abandon ; — soumettez-vous à ses recommandations ; — soyez-lui reconnaissant de ses efforts ; — et surtout, âmes chrétiennes, n'oubliez pas de prier pour lui, afin que Dieu lui fasse découvrir et employer les moyens les plus efficaces de vous rendre à la santé : *ut dirigat sanitatem.*

XIX

LES VISITES. — LES AMIS

« Deux vrais amis vivaient au Monomotapa ;
L'un ne possédait rien qui n'appartînt à l'autre.
Les amis de ce pays-là
Valent bien, dit-on, ceux du nôtre. »

(La Fontaine.)

Malgré l'insinuation clairement malicieuse de notre fabuliste-philosophe, je persiste à croire qu'il n'est pas nécessaire de courir au pays des Cafres et des Malgaches pour rencontrer la *vraie amitié*. J'avoue, néanmoins, que cette perle précieuse est rare, et que nos Livres saints ont raison de proclamer *heureux* ceux qui l'ont trouvée.

« C'est un trésor, nous disent-ils, qu'un ami sage, sincère et fidèle ; son prix est inestimable. Il est une protection contre les injustices du monde, un remède dans les revers de fortune,

une source de lumières et de bons conseils, un assaisonnement dans la prospérité, un adoucissement dans les épreuves. » (1).

Il ne saurait échapper à personne que notre société chrétienne, fondée sur le dogme de la paternité divine, non moins que sur celui de la fraternité humaine, exerce une influence des plus puissantes sur le développement de ce sentiment.

« Aimez-vous les uns les autres, nous commande le divin Législateur ; c'est à ce caractère que je vous reconnaîtrai pour mes disciples. »

Lui-même nous a laissé des exemples bien touchants, non pas seulement de charité surnaturelle pour tous les hommes, mais encore d'amitié, tendre et forte tout à la fois, pour certains privilégiés.

Quand les sœurs de Lazare, Marthe et Marie, lui eurent fait parvenir le message si confiant : *Celui que vous aimez est malade*, Jésus, qui s'était réfugié par delà le Jourdain pour échapper aux poursuites des Juifs de Jérusalem, n'hésita pas un instant. Pour rester fidèle à l'amitié, il méprisa le danger, et dit à ses disciples : « *Notre ami Lazare est malade ; retournons en Judée.* »

Arrivé à Béthanie, il se trouva en présence

(1) Eccli, vi.

d'un tombeau : Lazare était mort depuis trois jours.

Alors, dit l'Evangile, Jésus se prit à pleurer : *Lacrymatus est Jesus.* Et les témoins émus de ce spectacle se disaient les uns aux autres : « Voyez donc comme il l'aimait ! *Ecce quomodo amabat eum !* » (1).

O Jésus, tous les beaux et nobles sentiments de la nature ont trouvé place dans votre vie ! Et c'est encore avec une reconnaissante admiration que je vous vois, au début de votre Passion, attirer à vous, contre votre cœur, l'Apôtre-Vierge, qui ne veut pas d'autre nom que celui de *Disciple que Jésus aimait.*

⁎
⁎

Les plus belles âmes, et les plus généreuses, ont fait l'éloge de l'amitié et par leurs paroles et dans leurs exemples. « On ne peut vivre heureux sans un ami », dit l'auteur de l'*Imitation.* Longtemps avant lui, saint Ambroise déclarait, avec plus d'énergie encore, que « la vie sans amis est une véritable mort. »

L'amitié est, en effet, le rayon de soleil qui brille dans un jour sombre ; l'oasis fraîche et verdoyante qui apparaît, au milieu des sables du

____

(1) Jo. XI.

désert, aux yeux charmés du voyageur, épuisé de la route et de la chaleur.

Quelle douce joie que l'union de deux âmes « s'épanchant l'une dans l'autre, sans arrière-pensée ni défiance, parlant avec la même liberté que si elles n'étaient pas deux, échangeant, dans des confidences mutuelles, les joies qu'elles rencontrent dans leur ascension vers Dieu, comme aussi leurs douleurs et leurs épreuves, qu'elles se communiquent avec une confiante hardiesse, et que l'amitié fait siennes ! »

Cette union est vraiment l'une des plus grandes félicités de la terre. Pour ceux qui s'aiment ainsi, chaque jour apporte de nouvelles forces, nées de cette douce communion. Ils supportent mieux, ensemble, les accidents et les longueurs du chemin ; ils opposent à l'ennemi leurs forces réunies, et s'affermissent, par une aide mutuelle, dans le travail qui mène à Dieu.

Mais, on le comprend sans qu'il soit besoin de l'exprimer, des sentiments aussi délicats et aussi profonds exigent un grand désintéressement, mieux que cela, une parfaite générosité. Ils ne peuvent, par conséquent, trouver leur plein épanouissement que dans des âmes vraiment bonnes et capables de tous les sacrifices.

Les cœurs bas ou corrompus ne sauraient avoir d'amis ; ils n'ont que des complices. — C'est un païen qui fait très justement cette remarque : « *Amicitia, nisi inter bonos, esse non potest...* L'amitié ne peut exist' qu'entre gens de bien (1). »

Pour aller jusqu'au fond des choses, nous dirons, *nous, catholiques,* éclairés des lumières de l'Evangile, que l'amitié parfaite doit avoir son fondement dans *l'amour de Dieu.* Alors, mais alors seulement, elle est ce trésor précieux dont parlent nos Livres saints ; cette association des esprits et des cœurs, qui a la vertu pour base et Dieu pour objet final...

Je voudrais bien m'étendre encore sur ces considérations, qui sont venues, comme d'elles-mêmes, se placer sous ma plume. Il fait si bon, au milieu des agitations stériles et affligeantes de la vie moderne, de se réfugier un moment, loin du bruit, des défiances et des haines, dans la méditation et la jouissance de ce sentiment si pur, si humain et si divin en même temps, de l'amitié chrétienne.

Mais il est temps de me rappeler que je n'ai pas à faire l'éloge des amis en général, mais à les montrer dans l'exercice de leur bienfaisante activité.

Que nos lecteurs, toujours si bienveillants, daignent me passer ces réflexions abandonnées, — Je n'y reviendrai plus.

(1) Cicéron.

**

La vraie amitié se révèle tout particulièrement dans la maladie et les épreuves de tous genres. Aussi longtemps qu'un homme n'a pas souffert avec son ami et pour son ami, on ignore ce qu'il est et ce qu'il peut. Mais, du moment qu'on l'a vu partager les peines avec plus d'empressement encore que les plaisirs, réclamer sa part du fardeau qui accablait les épaules fraternelles, et se rapprocher davantage, au lieu de s'éloigner, de la maison de la souffrance et du deuil, la preuve est faite, et la confiance mutuelle peut s'établir : « *Nihil sic probat amicum quemadmodum oneris amici portatio.* »

Puissiez-vous, cher malade, avoir rencontré quelqu'un de ces cœurs dévoués, qui vous aiment pour vous-même et pour Dieu. Il vous apportera distraction, édification, force, espérance et secours. Laissez-le donc pénétrer jusqu'à vous, librement et sans étiquette. Accueillez-le avec joie, et ne craignez pas de lui laisser voir la satisfaction intime que sa visite vous procure. Car, si vous aimez réellement, vous ne pouvez éprouver qu'un vif contentement à la recevoir, suivant cette parole d'un Père de l'Eglise : « Si la visite des amis est douce en tout temps, elle est de beaucoup plus douce encore dans les jours d'affliction et de deuil ; *visitatio amicorum semper suavis est ; multo tamen suavior, tempore luctus et afflictionis.* » (1).

N'essayez pas, je vous en prie, sous le poids de vos pensées attristantes, de vous renfermer dans une sombre solitude, en élevant une barrière infranchissable entre votre douleur et la sympathie de vos amis. Cette résolution farouche ne convient pas au chrétien ; elle est presque toujours inspirée par l'amour-propre en révolte contre la Providence. Outre qu'elle blesserait très justement ceux qui vous aiment, elle ajouterait à vos propres souffrances. Ne vous retranchez donc pas, volontairement, du reste du monde. Il est vrai que la maladie est une *retraite*, ménagée par la Providence pour le bien de votre âme. Mais n'exagérez rien ; et ne faites pas un *cachot* de ce qui doit être un *sanctuaire*.

La distraction est souvent aussi nécessaire pour l'esprit, que l'exercice pour le corps. Le silence, la solitude, l'inactivité ont leurs tristesses ; et le tête-à-tête perpétuel avec soi-même n'est déjà pas si agréable.

Heureusement, voici l'ami qui arrive. Rien que le son de sa voix, qui monte jusqu'à vous, égaie votre chambre comme d'un rayon de soleil

____

(1) Saint Jean Chrysostome.

ou d'un sourire. Il vient vous assurer que l'on pense à vous, qu'on s'intéresse à vous, qu'on fait des vœux pour votre guérison, et que vous tenez toujours votre place dans les cœurs. Il vous apporte quelques échos, affaiblis, des événements ou publics ou particuliers, en vous évitant la fatigue et les émotions ; et il ne vous quitte pas sans se mettre à votre disposition, pour toutes affaires et démarches où son intervention pourrait vous être utile.

N'est-il pas vrai qu'après quelques moments d'entretien intime et confiant, votre état vous apparaît moins désolé ? Votre cœur dilaté, je ne dis pas dissipé, s'ouvre plus facilement à l'espérance ; et vous vous trouvez ainsi fortifié et préparé, s'il le fallait, à soutenir de nouveaux assauts de la maladie. « Rien ne soulage et ne ranime un malade, dit un philosophe ancien, comme les témoignages d'affection de l'amitié ; *nihil æque ægrum reficit atque adjuvat quam amicorum affectus.* » (1)

*
* *

Distraire n'est pas l'unique, ni même le principal service que l'amitié chrétienne soit appelée à rendre dans la maladie ; sa mission est plus haute : elle doit *édifier.*

Un ami *religieux* saisit facilement, sans im-

(1) Sénèque.

poser ni efforts ni fatigue, toutes les occasions
d'élever l'âme vers Dieu : la bouche parle si
naturellement de l'abondance du cœur !

Tantôt un événement, survenu la veille ou
dans la journée, lui fournira matière à certaines
réflexions pieuses ; — tantôt l'approche d'une
fête, d'un anniversaire, lui inspirera de salutaires considérations, historiques et morales ;
— d'autres fois, il fera lecture de quelques pages
d'un bon livre ; — ou mieux encore, à la suite,
surtout, de crises plus douloureuses, il n'hési-
tera pas à rappeler, avec simplicité et conviction,
les souffrances incomparables de l'Homme-
Dieu ; les mérites de la résignation et de la
patience ; le bonheur du ciel, où toute douleur,
toutes larmes, tous deuils auront disparu, comparé aux angoisses sans cesse renaissantes de
la terre ; et les joies de la réunion sans fin, après
une séparation momentanée.

Oh ! que l'amitié chrétienne peut faire de bien,
si elle sait rester fidèle à sa mission !

* * *

Mais son intervention devient surtout salutaire, dans la maladie, lorsque apparaît le
danger d'une issue fatale.

Nous l'avons dit ailleurs, en le regrettant,
une excessive sensibilité chez les parents, l'indifférence religieuse de l'entourage, ou une

crainte peu justifiée d'émotions dangereuses semblent travailler, de concert, à dérober au patient les approches du départ.

C'est en cette circonstance, particulièrement délicate, que se montre l'affection sainte et dévouée.

Pour rendre plus facile l'accomplissement de ce devoir, j'approuve fort que deux amis fassent entre eux un pacte sérieux qui les oblige, en conscience et devant Dieu, à s'avertir mutuellement, dans le cas où la maladie mettrait l'un ou l'autre en danger.

Les ennemis de Dieu et des âmes, les hideux *solidaires* prennent bien leurs précautions contre le zèle sacerdotal et les sollicitations de la miséricorde divine, en s'engageant par écrit à mourir sans espérance. Pourquoi nous, chrétiens, ne nous assurerions-nous pas contre les troubles, les hésitations et les ignorances des derniers jours ?..

Même pour des âmes très religieuses, cette mesure nous paraît sage, en raison des surprises de la mort.

Il y a environ trente ans, il avait été convenu entre un mien ami et moi que nous nous rendrions ce fraternel service.

Nous habitions alors la même ville. Les circonstances nous séparèrent, et mirent entre nous une distance de quinze à vingt lieues : ce qui veut dire que nos relations devinrent rares.

Un jour, j'apprends que mon ami est malade. Je me hâte de me rendre auprès de lui. Son état, sans être désespéré, me parut grave, cependant, bien que le médecin prétendît qu'il ne courait aucun danger.

Sans m'arrêter à ce témoignage, j'adressai à Dieu une fervente prière, du fond du cœur ; et, quand nous fûmes laissés seuls, je m'approchai..

« Mon cher ami, lui dis-je à demi-voix et quelque peu ému, vous souvient-il encore de nos conventions ?...

Il m'interrompit, dès ces premiers mots.

— Mais je n'en suis pas là, me dit-il, en s'efforçant même de sourire.

— Evidemment, le danger n'est pas immédiat. Mais vous savez bien que notre pacte n'avait pas précisément pour but de nous avertir à la dernière extrémité, lorsque tout espoir de guérison aurait disparu... En ce cas, il eût été à peu près inutile de le former. Tout votre entourage, en effet, vous eût rendu ce service, rien que par son silence, son air contraint, et la tristesse peinte sur tous les traits.

« En ce moment donc, pour rester fidèle à nos engagements réciproques, et pour la décharge de ma conscience, je me crois obligé de vous dire que votre maladie ne semble pas tourner au gré de notre attente. Remarquez que je conserve l'espérance que Dieu vous rendra la santé ; — il est inutile que j'ajoute que c'est le plus vif de mes désirs ; — mais je crois le moment venu pour vous, dans la pleine possession de vous-même, de régler définitivement tout ce qui touche à vos intérêts personnels et à ceux de votre famille. »

Il me remercia, quelque peu étonné et ému, et suivit mon conseil.

Il fit bien. Moins de quinze jours après, il fut emporté dans une crise, *absolument imprévue...* comme l'affirma le docteur.

*
**

L'amitié chrétienne se montre peut-être plus bienfaisante et plus touchante encore, quand approche l'heure de la grande séparation. En cette extrémité, elle n'abandonne pas, elle ne fuit pas.

Quand Jésus expira sur la croix, il avait à ses côtés Marie, sa mère, et *Jean, le préféré* du cœur divin.

Les amis selon le monde disparaissent, au dernier moment : *Malus amicus est, qui in vita existit, et in morte deficit.*

Les amis selon Dieu savent bien que les mourants ont besoin de sympathie et d'encouragement.

Il existe dans certaines familles, même très

religieuses, un usage que je ne veux pas juger. Il est, pour ainsi dire, de bon ton d'entraîner, d'éloigner les plus proches parents, au moment où commencent les luttes suprêmes : on veut leur épargner un spectacle pénible, je le reconnais. Mais on ne se demande peut-être pas assez si le mourant n'a pas conscience du vide prématuré qui se fait autour de lui, et qui ressemble fort à un abandon anticipé.

L'ami véritable, lui, reste là. Ce n'est pas qu'il aime moins que la famille ; mais il aime autrement, et d'une manière plus virile. Il reste donc là, la main dans la main, priant, encourageant, pleurant tout bas, et faisant violence à sa douleur, pour rester fort jusqu'au bout.

Et quand la mort a fait son œuvre, ne croyez pas que l'amitié ait terminé la sienne. L'union des âmes ne finit pas. Pour nous, chrétiens, fils de l'immortelle Espérance, la tombe est impuissante à briser les liens des saintes affections. La mort ne termine rien ; elle n'est qu'un commencement. L'ami véritable ne se contente pas de conduire *son frère* jusqu'au lieu du repos, en parlant affaires ou plaisirs, et de jeter une pelletée de terre sur un cercueil insensible, comme un adieu suprême ; il garde, du disparu, un souvenir impérissable. Il revient quelquefois s'agenouiller sur sa tombe, et prier ; et leurs âmes, du reste, en vertu du dogme si consolant de la communion des saints, se retrouvent sans cesse, et s'entretiennent à travers la mort.

Écoutez cette gracieuse légende, qu'on voudrait regarder comme de l'histoire.

Deux religieuses étaient unies sur la terre par les liens d'une sainte et étroite amitié. L'une d'elles étant morte avant l'autre, apparut en songe à sa compagne et lui prédit, en ces termes, sa mort prochaine : « Apprends, chère bien-aimée, que je suis déjà dans une grande paix. Mais je ne saurais entrer au paradis sans toi. Prépare-toi donc, et viens au plus vite, afin que nous soyons présentées, toutes les deux ensemble, au Seigneur. »

Image vive et touchante de la douceur, de la force et de la persévérance de l'amitié chrétienne.

**

Mais, me dira-t-on, des amis de ce tempérament sont rares. — J'en ai convenu déjà. Néanmoins je répète que le christianisme n'a jamais cessé d'en produire ; et, pas plus aujourd'hui qu'autrefois, sa sève généreuse n'est épuisée. Quiconque en est digne finira par trouver ce trésor.

Il me reste, avant de terminer ce long entretien, à appeler votre attention, ô cher malade, sur le type parfait de l'amitié, toujours prêt à répondre à vos besoins, toujours sollicitant le don de votre cœur : *Fili, præbe cor tuum mihi* (1).

Vous l'avez nommé, c'est Jésus, la vie de votre âme, le compagnon fidèle de votre exil ici-bas, et plus tard, là-haut, la récompense assurée de vos triomphes.

Que je plains ceux qui vivent et meurent étrangers aux douceurs de cette amitié ! « Etre sans Jésus est un grand enfer, dit l'*Imitation* ; être avec Jésus est un doux paradis... Si Jésus n'est pas votre ami par-dessus tous les autres, vous serez grandement triste et désolé. »

O Christ bien-aimé, ô Jésus, ma douceur, ma force et ma vie, c'est à vous, avant tous les autres, que je consacre les tendresses de mon cœur ; soyez mon soutien au jour de la grande tribulation ; et visitez-moi dans le sacrement de vote amour.

Et puis, quand sera sur le point de sonner mon heure suprême, faites que mes yeux puissent se reposer sur votre image bénie, pour y trouver tout à la fois un encouragement et une force, une leçon et une espérance. — Oui, puissé-je alors, de ma main défaillante, serrer pieusement le crucifix, l'approcher de mes lèvres, et mourir en déposant un baiser de foi et d'a-

(1) Prov. xxiii, 26.

mour sur vos pieds sacrés, ô Ami divin, ô Jésus !...

TE SPECTEM, SUPREMA MIHI CUM VENERIT HORA;
TE TENEAM, MORIENS, DEFICIENTE MANU.

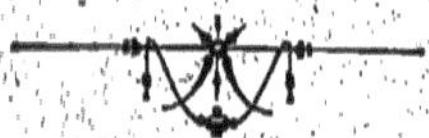

XX

LES VISITES. — LE NOTAIRE

Avez-vous quelquefois assisté à une dégradation militaire ? — Une seule fois, en ma vie, j'ai eu ce spectacle sous les yeux, et le souvenir m'en est resté aussi vivant, aussi poignant que s'il datait d'hier.

Un malheureux officier, dans un moment d'oubli, d'égarement, je devrais dire dans une heure de folie, avait forfait à l'honneur. Jugé par ses pairs, reconnu coupable, il avait été condamné à une peine infamante. Avant de la subir, il devait être rejeté de l'armée en passant par la dégradation.

Les troupes étaient sous les armes, et formaient un carré dans la cour de la caserne.

Une émotion des plus intenses étreignait les

âmes, et la tristesse était peinte sur tous les visages.

Un roulement de tambours annonça la venue du condamné. Une sorte de frémissement parcourut les rangs, lorsque le chef du détachement commanda : « Présentez armes ! », dernier hommage rendu à une vie jusque-là honorable et même glorieuse, et qui allait s'effondrer dans la honte.

Le coupable portait les vêtements militaires et les insignes de son grade. La croix de l'honneur brillait même sur sa poitrine.

Il fut conduit au centre du carré, pâle, défait et comme anéanti. La mort lui eût été mille fois plus douce.

Un greffier lut à haute voix le jugement et la condamnation ; après quoi, un sergent, je crois, s'approcha, chancelant d'émotion comme un homme ivre. Il lui enleva la croix, symbole de fidélité et de bravoure ; puis, successivement, il détacha... ou plutôt non, il arracha violemment les épaulettes, les galons, et jusqu'aux boutons de l'uniforme qui portaient le nom et le numéro d'ordre du régiment, et les jeta par terre, ne lui laissant que les haillons déshonorés du galérien.

C'était pitié, et je crois qu'aucun œil n'était resté sec. Je voyais là de vieux soldats dont la douleur faisait mal, malgré leurs efforts pour paraître fermes.

Dépouillé de tout, le malheureux fut livré à la justice.

***

Nos lecteurs me demanderont peut-être : « Pourquoi évoquer ce souvenir ? » Je leur répondrai bien simplement : « Parce qu'il se dresse comme fatalement et s'impose à moi, chaque fois que je suis amené à parler des dispositions testamentaires d'un malade ou d'un vieillard ».

Hommes pécheurs, nous avons tous été condamnés, par la justice de Dieu, à une mort ignominieuse : « Tu mourras de mort, *morte morieris;* — Poussière, tu retourneras à la poussière d'où tu as été tiré ; — Tu es entré nu dans la vie ; nu, tu rentreras dans la terre, d'où tu es sorti ».

Avant donc d'être livrés aux mains du ministre de la justice divine, nous sommes condamnés à être aussi dépouillés de tous les biens que nous paraissions posséder ici-bas.

Assistons, en esprit, à la scène des derniers renoncements : un jour, nous en serons nous-mêmes les acteurs ; et, dès maintenant, nous pourrons nous convaincre que, s'il y a moins d'apparat dans ce second spectacle que dans le premier, les conséquences sont les mêmes.

« L'heure est donc venue de régler les affaires de sa maison », selon la parole du prophète Isaïe au roi Ezéchias, « car la mort va venir. »

Avec bien des précautions, des réticences, des insinuations, la famille est arrivée à faire comprendre au malade, qu'il serait peut-être prudent de réclamer la *visite du notaire*.

Ce n'est pas que rien presse ; on a bien du temps devant soi ; et on espère toujours que cet acte restera sans application. Mais, pour entrer dans les vues du malade, lui enlever toute préoccupation fatigante, et lui assurer une tranquillité qui hâtera sa guérison, il paraît sage d'en finir avec les intérêts matériels.

Voici l'officier ministériel, *le notaire*, grave, dans une tenue irréprochable, bien pénétré de l'importance et de la délicatesse de sa mission. Il appartient, il faut le reconnaître, à une corporation qui a conservé une juste renommée de moralité professionnelle, dans le désarroi général causé par notre état politique, et malgré quelques défaillances individuelles.

Il est assisté de quatre témoins... ou d'un confrère et de deux témoins.

Il dispose des papiers sur la table, et donne lecture de quelques dispositions légales... Puis, commence la scène des dépouillements.

« Mon cher Monsieur, dit l'homme de la loi, nous voici réunis, *selon votre désir*, pour recevoir vos dernières volontés...

« Vous avez des terres ?...

— Oui, dit le patient, j'ai des champs, des bois, des prairies... Je les donne à telles ou telles personnes...

— Vous avez aussi des maisons, une ferme, une usine en pleine prospérité... Magnifique établissement !...

— Oui, dit le malade en soupirant ; je les laisse à tels de mes parents... »

Et le notaire écrit...

« J'ai aussi des meubles, ici même, dans ma maison, qui ont une réelle valeur », dit le malade ; et il regarde autour de lui. — C'est donc un adieu définitif et à tout, qu'il va dire ; ces meubles antiques, ces tableaux, ces collections, cette bibliothèque... hélas ! — « Je laisse à ma famille le soin de se partager ces biens à l'amiable. »

Et le notaire écrit toujours...

« Est-ce tout ? » demande-t-il ensuite. — Le malade regarde encore tout autour de sa chambre, et s'efforce de se souvenir... Il se voit déjà étranger dans sa propre maison...

« Je crois que c'est tout, dit-il avec un nouveau soupir ; je ne vois plus rien...

— Et vos vêtements, votre linge personnel,

le lit sur lequel vous reposez, en faveur de qui en disposez-vous ?

— Ah ! fait le malade, bouleversé ; c'est vrai... tout doit passer à d'autres mains. »

Et le notaire continue d'écrire les dernières dispositions.

Maintenant, c'est fini ; il n'y a plus rien : la spoliation, tout à la fois volontaire et fatale, est complète : « On est entré nu dans le monde et, nu, on en sort ».

L'homme de la loi lit à haute voix le *jugement,* le testament, veux-je dire, et le signe avec les témoins, et le malade, s'il le peut ; puis, il serre ses papiers et se retire... C'est fait ! — Maintenant, dépouillé de tout, le malade peut être livré au ministre de la justice divine : **la mort.**

Que lui reste-t-il, en ce moment ? — Les voix du ciel répondent : *Opera illorum sequuntur illos...* Ses œuvres *seules,* ses bonnes œuvres : ses dévoûments à Dieu, à l'Eglise et aux pauvres, ses vertus, ses souffrances généreusement supportées l'accompagneront, pour le protéger, au tribunal divin.

Amis lecteurs, pensons-nous assez à cette conclusion de toutes choses? C'est votre histoire que je viens d'écrire, c'est la mienne, et celle de tous les hommes ; car il a été décrété que tous les hommes mourront une fois : *Statutum est omnibus hominibus semel mori.*

* *

Convient-il de faire son testament?

Il est certaines personnes, — c'est le très petit nombre, j'en conviens, — à qui il répugne d'imposer leurs volontés dernières, sous prétexte que c'est attacher, à des biens périssables qu'on va quitter pour toujours, une importance qu'ils ne méritent pas. Elles répondraient volontiers lorsqu'on les presse sur ce point : « N'avez-vous pas lu, dans l'Evangile, ces paroles significatives : *Laissez les morts ensevelir leurs morts ?...* »

Cette conduite ne me paraît pas pouvoir se justifier.

Sans doute, le chrétien doit passer sur la terre sans attacher son cœur aux biens matériels ; il doit garder son âme libre pour Dieu, et avoir les yeux tournés plutôt sur l'éternité.

Mais il ne peut pas oublier qu'il appartient à une société régulièrement établie, la patrie, la famille ; qu'il a conservé et développé son existence, à l'abri et sous la protection de leurs lois ; et qu'en aucune manière, il ne peut rester étranger à l'état social, dans lequel il accomplit son pélerinage.

Relisons, d'ailleurs, sur ce sujet, la parole sacrée placée en tête de cette méditation ; elle est claire et de commandement : « *Réglez les affaires de votre maison*, car vous allez mourir. »

Le plus pauvre et le plus détaché des saints, le Bienheureux d'Assise, impose la même obligation à tous les chrétiens qui veulent entrer dans le *tiers-ordre*, qu'il a institué pour la sanctification des personnes vivant dans le monde :

« Que tous ceux qui peuvent faire leur testament, le fassent en temps utile. »

Les raisons qui justifient cette recommandation sont nombreuses et évidentes ; elles intéressent tout autant le testateur lui-même que ses héritiers.

D'abord et avant tout, des *dispositions testamentaires* clairement exprimées et rédigées selon les formalités légales, évitent des discussions, des querelles, des divisions et même des haines entre les membres d'une même famille. — Ce résultat n'est-il pas suffisamment appréciable ?.. Ne crée-t-il pas un vrai devoir de charité ?..

Ensuite, elles épargnent au chrétien, quand viennent les derniers jours, les embarras des affaires temporelles, très nuisibles au repos et à la liberté d'esprit dont il a si grand besoin dans la maladie. Dégagé de tous soucis matériels, il peut se préparer, dans le calme, à entrer dans son éternité. Au moment où tout va manquer sur la terre, les intérêts passagers me paraissent bien hors de saison ; Dieu et l'âme, voilà les grandes questions qui s'imposent, et doivent, pour ainsi dire, absorber l'homme tout entier.

Enfin, pour beaucoup, sinon pour tous, n'est-il pas nécessaire de réparer certaines défaillances de la vie ; de s'assurer des secours spirituels après la mort ; et d'incliner vers soi la miséricorde de Dieu, en venant en aide, suivant ses ressources, aux pauvres de Jésus-Christ et aux œuvres religieuses ?

C'est donc prudence, et même quelquefois devoir rigoureux, de faire *son testament*.

Mais quand faut-il le faire ? — « *En temps utile* », répond le Pauvre d'Assise, saint François.

Et ce temps utile, me demandez-vous, comment le connaîtrons-nous ?

Ecoutez. — Un jour, un paysan quelque peu philosophe, et partant en retard de plusieurs années avec ses devoirs de chrétien, aborde un religieux et lui pose cette question :

« Mon Père, notre curé ne cesse de me poursuivre, pour m'amener à me convertir, comme il *dit*. Il me semble que rien ne presse ; je suis encore jeune et solide, comme vous voyez. Qu'en pensez-vous ?

— Mon ami, répond le religieux, à mon avis, on peut attendre jusqu'à la veille, et même, à la rigueur, jusqu'au jour de sa mort.

— Oh ! j'étais bien sûr que je trouverais, chez vous, un esprit plus large que chez notre curé... Merci, mon Père, merci. »

Et le paysan se disposait à s'éloigner, en emportant la bonne nouvelle, lorsque, tout à coup, une pensée traverse son esprit ; il se rapproche du prêtre, et lui dit : « Mais comment connaîtrai-je la veille ou le jour de ma mort ?

— Ah ! fit l'homme de Dieu, vous ignorez le moment de votre mort ?.. En ce cas, mon fils, il faut vous convertir aujourd'hui même ; car la mort peut venir ce soir ou demain ».

Je réponds de même à votre question : Qu'est-ce que faire son testament *en temps utile ?* — Dans l'ignorance où nous sommes, tous, des desseins de Dieu sur nous, cela veut dire : *le plus tôt qu'il vous sera possible.*

J'ajoute que c'est une excellente pratique de le relire de temps en temps, dans l'humilité et le recueillement, en adorant la très juste volonté de Dieu, qui nous reprendra un jour ce qu'elle nous avait prêté pour accomplir notre pèlerinage ici-bas.

*
*

Ce n'est pas ici le lieu de déterminer en quelle

forme doit être rédigé un testament, pour être valable.

Si le notaire préside à cet acte, nul doute que toutes les prescriptions de la loi ne soient remplies. Mais, évidemment, le *testament solennel*, par-devant un officier ministériel, n'est que l'exception. L'artisan, tous ceux qui vivent du travail de leurs mains, et beaucoup d'autres, plus favorisés des biens de la fortune, déclarent leurs volontés suprêmes, sans avoir aucunement recours à un représentant de la loi. Il suffit qu'ils écrivent *eux-mêmes, et en entier*, leurs dispositions, en ayant soin de signer et de mettre la date et le millésimé en toutes lettres.

C'est ce que l'on appelle *testament olographe*, c'est-à-dire entièrement écrit de la main du testateur.

Bien que ce ne soit pas nécessaire à la validité de la pièce, je ne saurais trop recommander les belles formules religieuses que nos aïeux plaçaient en tête de leurs prescriptions dernières, et qu'on peut résumer ainsi :

« Au nom de la très sainte et adorable Trinité, Père, Fils et Saint-Esprit, ceci est mon testament.

« Je recommande mon âme à Dieu, à la sainte Vierge, à saint Joseph et à mon saint patron N...; et je déclare vouloir mourir dans la foi de mon baptême, enfant soumis de la sainte Église catholique, dans laquelle j'ai été élevé... »

C'est à la suite, seulement, de ce préambule, qu'étaient exprimées les dispositions testamentaires : Je laisse..., je donne..., je lègue... à telles ou telles personnes, exactement désignées par leurs nom et prénoms ; puis on déposait cet acte en lieu sûr, que l'on indiquait au *Livre de raison* ou de *famille*.

La qualité essentielle de ces sortes de documents est la clarté, de manière à ne laisser place ni aux discussions ni aux interprétations plus ou moins intéressées.

La volonté doit être nettement affirmée. Les expressions *je désire, je souhaite, je voudrais...* manquent de précision et d'autorité ; *je donne...*, *je lègue...*, *je veux...* répondent mieux aux exigences de la situation.

Chers lecteurs, je me permets de vous rappeler ici, une seconde fois, la recommandation de saint François d'Assise :

« Que tous ceux qui peuvent faire leur testament, le fassent en temps utile. » — En suivant ce conseil, vous assurerez le repos de votre âme ; si, par une disposition de la Providence que nous ignorons, vous devez mourir subitement, votre volonté et vos intentions vous survivront; et vous éviterez ainsi des désordres, peut-être même aussi des ruines, dans vos familles.

*
* *

En soi, dans son fond ou sa nature intime, le testament doit donner satisfaction à deux principes, immuables comme Dieu lui-même : la Justice et la Charité.

La justice prime tout, ici... Ne me parlez pas de désintéressement, de libéralité, de générosité.... Avant tout, soyons *justes.*

Je regarde d'abord comme un devoir de laisser aux héritiers légitimes, ce que la loi et la coutume régulièrement établie prescrivent à cet égard. Certaines circonstances exceptionnelles peuvent amener quelquefois à modifier cette recommandation générale ; elles ne l'infirment pas.

Ensuite, — œuvre difficile, je le reconnais, mais nécessaire, — rentrez sérieusement et sincèrement en vous-même ; interrogez sans scrupule, mais aussi sans faiblesse, votre conscience, et écoutez ses réponses, au sujet des réparations et des restitutions qui peuvent s'imposer à vous.

Dans le cours d'une longue vie, surtout, que

de responsabilités, peut-être, ont pesé sur nous !... Des dommages causés, des dettes toujours remises, des dépôts reçus, des contrats douteux, des biens dont l'origine est incertaine, des promesses et des obligations non remplies... Il faut ici de la droiture, de la fermeté, et la grâce de Dieu, pour accomplir *son devoir* jusqu'au bout.

J'ai dit : *devoir*, parce qu'au tribunal de Dieu, où tous nous devrons comparaître, un peu plus tôt, un peu plus tard, chacun devra justifier jusqu'à la dernière obole. Nous savons d'ailleurs, par nos Livres sacrés, qu'aucune injustice ne pénétrera dans le royaume du ciel.

Ne laissez donc rien dans le doute, rien dans le vague ou dans une demi-obscurité ; mais portez la lumière dans tous les *recoins de Jérusalem* : il s'agit de votre éternité.

Je me permettrai même d'ajouter un conseil. Si le temps et les circonstances vous le permettent, ne confiez pas la charge d'acquitter vos obligations de justice à vos héritiers ; acquittez-lez vous-même, pendant la vie.

Il se rencontre, hélas ! de ces personnes qui passent pour honnêtes, qui se croient honnêtes, et même religieuses, et ne sont pas irréprochables sur ce point. Elles remettent à un temps plus éloigné les satisfactions auxquelles elles sont strictement tenues ; et vivent en paix, avec cette pensée qu'elles chargeront leurs héritiers d'acquitter leurs dettes. — Illusion des plus dangereuses !... Pouvez-vous compter, de la part de ceux qui ne sont pas directement et personnellement en cause, sur une loyauté et un empressement que vous n'avez pas eus' vous-même, malgré que vous portiez toutes les responsabilités ?...

Oh ! qu'il est bon d'avoir souvent devant les yeux cette maxime évangélique : « *Quid prodest homini si mundum universum lucretur, animæ vero suæ detrimentum patiatur ?...* Que sert à l'homme de gagner même le monde entier, s'il vient à perdre son âme ? » (1).

* *** *

A côté de la justice, donnez une belle et large place à la *charité*, si vos ressources le permettent, dans vos dispositions dernières.

Vous n'ignorez pas que l'aumône couvre la multitude des péchés, et qu'il sera fait miséricorde à ceux qui se seront montrés miséricordieux. Quel motif, d'ailleurs, de confiance que cette parole de *Celui* qui va devenir, dans quelques jours, notre juge souverain, et décider de notre éternité :

« Je regarderai comme fait à moi-même ce que vous ferez au plus petit des miens ! »

(1) Mat. xvi, 26.

18

Soyez charitable aussi pour vous-même.

En raison de la très grande fragilité humaine, elles sont rares, les âmes qui entrent directement, en quittant cette vie, dans le repos et la gloire du ciel. En général, il y a, auparavant, des satisfactions à offrir à la justice divine.

Or les prières de la terre sont secourables, et peuvent aider très efficacement à adoucir la souffrance expiatrice, et à hâter l'heure de la délivrance.

Disposez donc, par un commandement net et urgent, que le saint sacrifice de la messe, la plus puissante des prières, sera offert pour le repos de votre âme, en ayant soin de préciser, à ce sujet, toutes vos volontés jusque dans leurs moindres détails. Car il n'est pas sans exemple que cette clause religieuse soit éludée.

J'assistais un jour à la lecture d'un testament. La défunte avait fixé une certaine somme, qui pouvait paraître importante, pour la célébration d'un nombre de messes déterminé. Un des héritiers fit remarquer que ce nombre était peut-être exagéré, vu la situation de fortune de la défunte...; et il proposa de le réduire au dixième.

Par une condescendance que je ne m'explique pas encore, le représentant de la loi dit aux héritiers : « Puisque tous les intéressés sont ici, voyez et décidez, si vous êtes tous d'accord. »

Une voix s'éleva alors pour dire : « Je ne me crois pas autorisé à modifier les dernières volontés de notre parente... » Ce fut fini ; et, grâce à cette intervention, le testament fut exécuté dans toute sa teneur. — Sinon, que serait-il arrivé ?..

*
* *

Je ferai la même recommandation de *prudence vigilante*, pour tout ce qui concerne ce que l'on s'est accoutumé d'appeler les *bonnes œuvres : éducation, apostolat, préservation,* du moment qu'elles ont le moindre point de contact avec la religion.

Je ne cacherai pas que ma confiance dans les Pouvoirs publics et les Administrations dites de bienfaisance, est extrêmement limitée, sous ce rapport ; les événements actuels justifient toutes les inquiétudes. On voit, aujourd'hui, les plus belles et les plus saintes institutions de nos pères détournées de leur fin principale, et dirigées contre l'Eglise catholique, qui les a inspirées. Elles servent, d'après la volonté de nos maîtres d'un jour, à fonder, entretenir ou développer les œuvres adverses, qu'elles avaient pour but de combattre.

On me demandera peut-être : Que faire alors ?

Je répondrai tout d'abord : Autant que possible, faites la charité de votre vivant ; donnez de la main à la main ; versez personnellement vos aumônes dans le sein des malheureux ; soutenez, par le concours efficace de vos prières et de vos libéralités, ceux qui combattent pour la cause de Dieu et des âmes. Votre charité sera plus méritoire, parce qu'elle vous imposera une privation, un sacrifice.

Une charité qui ne coûte pas a-t-elle vraiment des droits à la *reconnaissance de Dieu?*...

J'ajoute que vous éprouverez, dès cette vie, la consolation, une des plus douces de notre passage ici-bas, d'avoir fait un peu de bien, et soulagé une misère.

Ensuite, si vous voulez, au moment de quitter ce monde, faire œuvre durable de bienfaisance, confiez vos intentions à des âmes éprouvées, dont la foi et la piété vous garantissent la loyauté et les absolues délicatesses.

En agissant ainsi, le monde n'aura peut-être pas l'occasion de louer votre magnificence ; mais *Dieu, le Père du ciel, qui voit dans le secret,* vous en récompensera.

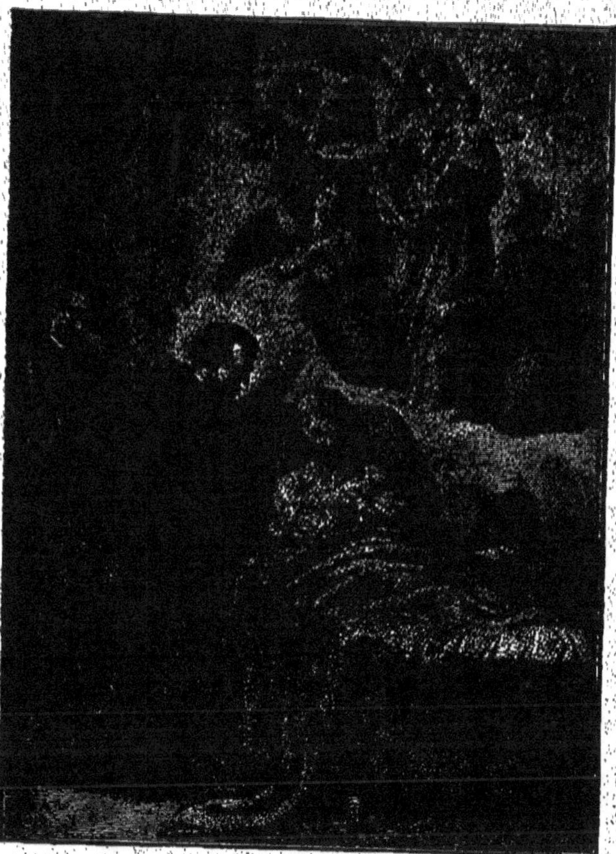

Saint Camille, par ses prières, obtient à un moribond la vision
de la sainte Vierge et de saint François d'Assise, qui descendent du ciel pour recevoir son âme.

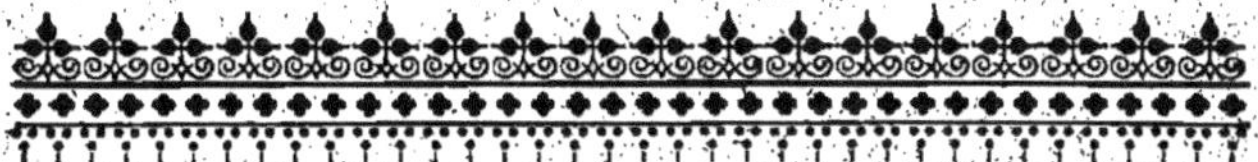

XXI

LES VISITES. — LE PRÊTRE

> *« Infirmatur quis in vobis ? inducat presbyteros.*
> « Quelqu'un d'entre vous est-il ma-
> lade ? qu'il introduise le prêtre. »
> (SAINT JACQUES).

C'est avec une réelle et très douce satisfaction, que nous abordons maintenant des sujets
presque exclusivement religieux. Le surnaturel va si bien aux âmes chrétiennes, qui res-
pirent plus librement à mesure qu'elles s'élèvent
dans les régions supérieures.

Nous avons vu la FAMILLE, le MÉDECIN, les
AMIS, le NOTAIRE passer successivement dans
la chambre du malade, chacun y apportant sa
part de dévoûment spécial ; et, ainsi, la nature,
le corps, le cœur, les intérêts temporels ont
reçu satisfaction, au moins jusqu'à un certain
degré.

Ce serait assez, peut-être, si notre vie se bornait au temps présent; mais elle le dépasse infiniment, puisqu'elle se prolonge jusque dans l'éternité.

L'homme, en effet, n'est pas un être passager, comme ces météores qui apparaissent, éblouissants, dans l'atmosphère, et s'évanouissent sans retour; Dieu l'a fait indestructible : *creavit hominem inexterminabilem* (1), en lui donnant une âme libre, intelligente, immortelle, qui attend, elle aussi, et réclame ses Visites, salutaires et fortifiantes.

La première qui se présente, c'est le *Prêtre*.

**

Je veux, ici, aller au-devant d'une préoccupation, assez générale surtout chez le peuple, sans qu'elle soit pour cela plus sérieuse; je l'ai entendu exprimer souvent sous cette formule : « Le Prêtre est un homme comme un autre ».

Si l'on veut dire par là qu'il naît et qu'il meurt comme le reste des mortels; qu'il a une enfance, une jeunesse, un âge mûr et une vieillesse, comme tout le monde; qu'il subit toutes les variations de la température, et doit se nourrir pour vivre, on a parfaitement raison; mais on n'a rien dit.

Ce n'est pas connaître un homme que de

____
(1) Sap. II, 23.

savoir ce qu'il est par nature ; il faut de plus savoir *ce qu'il a*, et ce qu'*il représente*. Or c'est précisément en cela que le prêtre ne peut être assimilé à aucun autre. Le prétendu *axiome indiscutable* que je viens d'énoncer, est tout simplement une parole irréfléchie ou ignorante, que certaines bouches, en la prononçant, voudraient rendre injurieuse, mais qui ne peut soutenir le moindre examen.

Je dis : Non, le Prêtre n'est pas un homme comme un autre. » Trois caractères le distinguent essentiellement : sa *vocation*, sa *consécration* et son *ministère*.

Sa vocation. — Lorsqu'un jeune homme est arrivé à l'âge de choisir une carrière, il consulte ses goûts, ses aptitudes, le plus ou moins d'avantages que lui offrent les diverses professions qui s'ouvrent devant lui, commerce, agriculture, sciences ou arts ; et il fixe son choix : c'est lui qui décide. Si, après quelques années d'essais, l'occasion, les circonstances lui font croire qu'il s'est trompé, il est libre de tourner vers d'autres points son activité.

Le *prêtre* ne choisit pas, il reçoit sa vocation. C'est Jésus-Christ même qui l'appelle, qui met, pour ainsi dire, la main sur son âme, sur sa vie, sur tout son être, et s'en empare, en lui disant : « *Tu, sequere me!*.. Laisse au monde

ses affaires, ses amours et ses haines, ses richesses et ses dignités... *Pour toi*, SUIS-MOI !.. »
— Et, alors, il le retranche du milieu des
hommes ; il l'enlève à la famille, à la société,
aux intérêts et aux affections de la terre, pour
l'appliquer aux œuvres divines. « *Ce n'est pas
vous*, dit Jésus à ses disciples, *qui m'avez
choisi ; mais c'est moi qui vous ai choisis, pour
que vous alliez* là où je vous montrerai, *et que
vous produisiez des fruits* de sainteté. » (1)

Sa consécration. — L'œuvre à laquelle est
destiné le *prêtre* est tellement supérieure à
toutes les professions de la terre, qu'il ne peut
s'y livrer avant d'avoir reçu une consécration
solennelle, une onction divine, qui en fait un
être *à part*, arraché à tous les usages profanes,
comme on fait d'une église, d'un calice, ou
même d'une hostie. Dieu le marque d'une empreinte, que ni le temps ni l'éternité ne parviendront jamais à user : *Tu es sacerdos in æternum* (2). Sa consécration lui reste pour toujours ;
c'est fini... la marque est indélébile ; c'est à
jamais fini.

Le fonctionnaire peut se démettre de sa
charge, le notaire céder son étude, un magistrat
descendre de son siège : ils redeviennent de

(1) Jo. xv, 16.
(2) Ps. cix, 4.

simples particuliers, *ancien* juge, *ancien* notaire, *ancien* fonctionnaire ; il n'y a PAS D'ANCIENS PRÊTRES, car, du caractère divin dont nous sommes marqués, nul ne peut, et nous ne pouvons pas nous-mêmes nous dépouiller.

Un jour, dans une de nos assemblées politiques, un de ces renégats comme Satan sait toujours en faire surgir aux époques troublées de notre histoire, commença ainsi son discours : « Lorsque j'étais prêtre... » Une voix s'éleva du milieu des représentants du peuple, vibrante d'émotion : « Monsieur, vous oubliez que vous l'êtes toujours ! *Tu es sacerdos in æternum.* »

Son ministère. — Plus haute encore et plus inaccessible, est la mission que Jésus-Christ lui confie dans son Eglise. Rien sur la terre ne peut lui être comparé.

Le génie de l'artiste peut faire revivre, sur la toile ou sur le marbre, les faits d'armes les plus glorieux ; l'orateur inspiré peut, par sa parole enflammée, remuer les cœurs et faire prendre des résolutions héroïques ; le savant peut s'élever, grâce à la puissance de ses instruments ou de ses calculs, jusqu'aux mondes qui gravitent au-dessus de nos têtes, et en déterminer les mouvements, les dimensions et même le poids ; en définitive, ils ne travaillent que sur la matière et pour le temps.

Le prêtre travaille sur les âmes et pour l'éternité. — Il jouit, dans l'accomplissement de sa mission, des pouvoirs du Fils de Dieu lui-même : *Sacerdos, alter Christus.* Il parle en son nom, et avec la même autorité... Nous n'y pensons peut-être pas assez... Il dit au pécheur : « *Je t'absous...* » et le pécheur se trouve justifié. Il dit au pain inerte déposé sur l'autel : « *Ceci est mon corps...* » et Dieu, obéissant à sa voix, se rend présent sur l'autel. Il ouvre le ciel, il ferme l'enfer. Comme son divin Maître, lorsqu'il s'agit des âmes, il pourrait dire : « Toute puissance m'a été donnée au ciel et sur la terre ; *data est mihi omnis potestas in cœlo et in terra.* » (1) Pour tout renfermer en un mot : il est *l'ambassadeur* accrédité de Jésus-Christ. Cette parole est de saint Paul : « *Pro Christo legatione fungimur.* » (2) Or vous savez qu'un ambassadeur n'est *pas un homme ordinaire*, mais la personnification vivante de la nation qu'il représente.

Il y a un peu plus de soixante-dix ans, dans une discussion où se débattaient les intérêts de deux peuples, un des interlocuteurs s'oublia jusqu'à effleurer, de son éventail, la joue de son adversaire. Il n'y eut pas de sang versé ni de meurtrissure, pas même la plus légère égra-

(1) Matt. xxviii, 18.
(2) ii. Cor. v, 20.

tignure. Mais la victime était un *ambassadeur*, le représentant de la France. Aussitôt l'injure connue, l'émotion fut immense dans notre pays ; on leva une armée, qui se transporta sur les côtes barbaresques ; la ville d'Alger fut attaquée, bombardée et emportée d'assaut. — Or, redisons-le : le prêtre est l'*ambassadeur* de Jésus-Christ, qui regarde comme fait à lui-même ce que l'on fait à son représentant, selon cette parole : « Celui qui vous écoute, m'écoute moi-même ; et celui qui vous méprise, me méprise. » (1)

Vous voyez bien que le prêtre catholique n'est *pas un homme comme un autre*. Jésus l'a placé à une hauteur inaccessible à toutes les puissances de la terre.

L'étude, le travail, l'argent, l'intrigue, le hasard peuvent faire un médecin, un écrivain, un laboureur, voire même un général ou un président de république ; mais faire un prêtre est une œuvre qui dépasse tous les pouvoirs humains.

« Quand tous les souverains de l'Europe et du monde entier ; quand tous les artistes, poètes, historiens, philosophes, mathématiciens se réuniraient pour faire un prêtre, ils n'aboutiraient qu'à produire un personnage ridicule et sans dignité. » Cette parole est de

(1) Luc, x, 16.

Lacordaire, l'illustre conférencier de Notre-Dame. — Avis à ceux qui ont l'orgueilleuse prétention, chez nous, de *faire* même des évêques.

Donc le prêtre n'est pas un homme comme un autre, puisqu'il est choisi de Dieu comme personne, tiré du milieu du peuple, marqué d'un caractère surnaturel, mis en possession de pouvoirs surhumains, et qu'il remplit un ministère que les anges eux-mêmes ne peuvent aborder.

Or, chers malades, ce prêtre catholique, merveilleuse création de la miséricorde et de l'amour, vient à vous, aujourd'hui, pour vous visiter, vous consoler et vous fortifier.

** **

Un de vos premiers devoirs, lorsque la maladie, j'entends une maladie quelque peu sérieuse, vous couche sur le lit de l'impuissance, est de prendre garde à ce que le prêtre qui a charge d'âmes dans votre paroisse, soit averti. N'est-il pas de la plus haute convenance, que le père de famille soit mis au courant des épreuves de ses enfants ?... Or une paroisse est une famille, dont le pasteur est le père spirituel.

Je ne vous dis pas de *réclamer* sa visite ; mais qu'il connaisse seulement votre indisposition... et cela suffit. Quand Lazare fut frappé de la maladie dont il mourut, ses deux sœurs, Marthe et Marie, se contentèrent d'adresser à Jésus ce message : « Celui que vous aimez est malade. »

Pour le prêtre, comme pour son divin Modèle, c'est assez qu'il connaisse : son cœur fera le reste. Ecoutez, d'ailleurs, avec quelle autorité l'Eglise nous trace nos obligations sur ce point : « *Quum primum noverit quempiam ex fidelibus curæ suæ commissis ægrotare, non expectabit ut ad eum vocetur, sed ultro ad eum accedat...* Dès que le pasteur aura connaissance que quelqu'un des fidèles confiés à ses soins est malade, il n'attendra pas d'être appelé auprès de lui, mais, de lui-même, il s'y rendra au plus tôt » (1).

Tous les autres pourraient dire : « J'irai quand on m'avertira qu'on me désire ou qu'on a besoin de moi. » Lui ne le peut pas ; son temps, sa santé, sa vie appartiennent à ses enfants, parce qu'il est pasteur, et non pas mercenaire : *Bonus pastor animam suam dat pro ovibus suis* (2).

Je ne saurais trop déplorer l'usage, suivi dans certaines paroisses, même religieuses, de n'avertir le prêtre-pasteur que quand la maladie

(1) Rituel romain.
(2) Jo. x, 11.

présente un danger immédiat, ou même quand la situation est absolument désespérée. On attache à sa visite je ne sais quelle signification lugubre ; on la regarde comme l'annonce d'une catastrophe prochaine. — Mais non ! Sachez-le bien : le prêtre n'est pas le ministre de la mort, mais le précurseur de la vie ; il n'est pas seulement le distributeur des *derniers* sacrements, mais, de par son ministère, il est établi le consolateur de toute souffrance, le soutien de toute faiblesse, l'homme des bons conseils et des saintes espérances, l'ami du pauvre et le père de l'orphelin. De grâce, ne changez pas notre mission : elle est uniquement composée de paix, de dévoûment et de charité.

Oh ! que je plains les familles chrétiennes qui se privent, par une fausse conception du ministère pastoral, des douces, fortes et salutaires consolations du prêtre, et cela, quelquefois, pendant tout le cours d'une longue et douloureuse maladie !...

O chrétiens, ayez donc pitié de ceux qui souffrent, et laissez approcher d'eux la douceur et l'humanité de Jésus : *Benignitas et humanitas apparuit Salvatoris nostri Dei* (1).

(1) Tit. iii, 4.

**

Je voudrais vous faire ici une seconde recommandation, ô cher associé de souffrance. Lorsque le prêtre, pour rester fidèle à son devoir et
obéir aux impulsions de son cœur, se présente
dans votre maison, accueillez sa visite, non pas
comme si elle n'était, de sa part, qu'une marque
de simple politesse, ou un témoignage de sympathie humaine ; mais avec le respect religieux,
la vénération filiale à laquelle lui donne droit
son titre de ministre de Jésus-Christ, dont il
est, réellement, la continuation dans le temps
et l'extension dans l'espace.

C'est vraiment quelque chose de Dieu qui
descend jusqu'à vous. Prenez garde, surtout,
de le repousser: « Il y aura moins de rigueur,
dit l'Evangile, pour la terre de Sodome et de
Gomorrhe, au jour du jugement, que pour ceux
qui auront rejeté les ministres de la miséricorde. » Jésus regarde comme fait à lui-même,
ce que l'on fait au dernier de ses disciples.

Hélas ! nos habitudes ont bien changé sur ce
point, comme sur beaucoup d'autres, depuis un
demi-siècle !... Et le respect aussi s'en est
allé !...

Je me souviens qu'autrefois, — cinquante et
soixante ans, — c'était joie et fête que l'entrée

du pasteur dans une maison chrétienne. Grands et petits s'inclinaient d'abord sous sa main bénissante, et la joie, une joie toujours respectueuse et toujours confiante, s'épanouissait sur toutes les figures.

Cette visite était un bonheur envié, et dont les privilégiés se montraient fiers.

Alors encore, lorsqu'on apercevait, à l'extrémité d'une rue, le ministre de Jésus-Christ, la nouvelle se répandait de maison en maison; et les enfants, sur l'appel de leurs parents, cessaient leurs jeux; et nous allions nous placer le long de la route suivie par le prêtre, et nous nous agenouillions à mesure qu'il avançait, pour recevoir sa bénédiction.

On se serait cru reporté de dix-huit siècles en arrière, aux jours où Notre-Seigneur lui-même, en personne, parcourait les bourgades de la Galilée, de la Samarie ou de la Judée, en caressant et bénissant les petits enfants.

Je suis retourné, prêtre, aux lieux où, soixante ans auparavant, j'avais été témoin de ces ravissants spectacles;... et nul n'est venu à moi;... et les enfants ne se sont pas agenouillés sur mon passage, pour me demander de les bénir;...et les ouvriers, et les jeunes gens, et les hommes faits, de toute condition, m'ont croisé sur la route, en arrêtant sur moi un regard de curiosité, comme pour essayer de découvrir qui j'étais. Quelques-uns m'ont salué...

On m'affirme que la paroisse a gardé très généralement ses croyances et ses pratiques religieuses, et qu'elle est toujours considérée comme l'une des plus édifiantes du diocèse, attachée à l'Eglise et à ses prêtres. — Je suis heureux de le croire...

Mais que sont donc devenus les témoignages de pieuse et filiale vénération des jours anciens? — Où sont les neiges d'antan?

Certains m'ont prétendu que c'était là « un effet *naturel* et, en quelque sorte, *fatal* du progrès!... » En vérité, cette réponse m'a fait rêver; et je me suis demandé : « Qu'est-ce donc que le progrès? »

* *

Recevez, cher malade, la visite de votre pasteur avec affection et reconnaissance. Il vient à vous, lui-même, le cœur rempli de bienveillance et de dévoûment. Croyez-moi, c'est la charité de Jésus-Christ qui le presse, comme l'affirmait le grand Apôtre : *Charitas Christi urget nos.* (1) Non, le monde ne comprendra jamais à fond tout ce que renferme de bonté, de compassion, d'amour et de générosité, le cœur du prêtre à qui l'Eglise confie la charge d'une paroisse.

(1) II Cor. v, 14.

De ce jour, il s'opère en lui une véritable transformation. Une sorte de sentiment de paternité spirituelle, qu'il ne se connaissait pas, s'empare de lui et ne le quitte plus.

Je n'oublierai jamais les impressions que j'éprouvai, en faisant ma première entrée dans la paroisse qui venait d'être confiée à mes soins. Je la connaissais depuis longtemps, mais elle ne m'était jamais apparue sous cet aspect. J'avais passé des années heureuses et laborieuses dans l'enseignement de la jeunesse ; j'avais exercé le saint ministère, longtemps, au milieu de populations plus brillantes et plus favorisées des biens de la fortune, mais comme simple auxiliaire ; nulle part, je n'avais éprouvé ce que je ressentis en ce moment. J'eus l'impression que Dieu créait en moi un homme nouveau.

Lorsque j'aperçus le clocher de *mon* église, une des plus pauvres du diocèse ; lorsque les premières maisons m'apparurent, il me sembla qu'une vertu mystérieuse pénétrait tout mon être ; et je me sentis, au cœur, un amour immense, qui ne demandait qu'à se répandre. J'aurais voulu entrer dans chacune de ces demeures d'ouvriers et de pauvres, pour leur porter un peu de bonheur. Je me sentais pressé de dire à chacun et à tous, avec le divin Maître : « *Pax vobis !* Que la paix soit avec vous ! — Je

vous apporte mon zèle, mes forces, ma vie... Je
suis à vous... Vous serez ma famille, mes
frères, mes sœurs, mes enfants... Ensemble,
nous servirons notre commun Maître ; ensemble, nous adoucirons le passage souvent pénible
de la vie présente, en préparant notre bonheur de l'éternité. »

Ces sentiments, quoique moins vifs, peut-
être, mais toujours aussi réels, je les ai gardés
jusqu'à la fin.

Chers malades, croyez que votre prêtre vous
aime, avec d'autant plus de force qu'il puise
son amour à la source de tous les dévoûments,
au foyer de toutes les affections, au Cœur même
de Jésus-Christ. Payez-le donc de retour, et
prouvez-le-lui pratiquement, en lui accordant
votre confiance, toute votre confiance.

Ouvrez-lui votre cœur ; il vous comprendra.
Car Dieu lui a donné la science de la douleur,
sciens infirmitatem. — Parlez-lui avec plus
d'abandon encore qu'à un ami, qu'à un frère...,
j'irai jusqu'au bout : qu'à une mère... Il y a des
aveux qu'on ne fait même pas à une mère.
Dites-lui le secret de vos peines, la source de
vos inquiétudes, vos tristesses, vos craintes,
vos espérances et vos découragements, voire
même les faiblesses de votre vie... Ne craignez
pas : il est le bon Samaritain dont parle l'Evangile, qui verse l'huile et le vin sur toutes les
plaies de la pauvre humanité.

Où trouverez-vous un meilleur abri, un asile plus sûr que le cœur du prêtre? — Je ne veux pas médire des consolations purement naturelles; elles donnent ce qu'elles peuvent. Mais combien, en général, elles sont impuissantes et superficielles!... On sent, là, des cœurs qui veulent être bienveillants, mais à qui manquent les moyens de faire arriver jusqu'à l'âme souffrante, la force, l'espérance et la paix; le mot *propre* de la situation leur fait défaut.

Le prêtre-pasteur possède comme naturellement le don de soulager et de relever, parce qu'il ne parle pas seulement en son nom, mais au nom même de Jésus-Christ, le Dieu de toute consolation, *Deus totius consolationis*, dont il est, si j'ose ainsi dire, *le sacrement*. De lui, comme du Maître divin, on doit proclamer que, seul, il peut prononcer les *paroles qui donnent la vie :* « Verba vitæ habes. »

Je m'arrête; peut-être me trouve-t-on déjà téméraire ou imprudent. Prêtre, je devrais laisser à d'autres le soin de louer le sacerdoce catholique... Eh bien ! non. Pourquoi ne pourrais-je pas parler moi-même, puisque je ne fais que rendre témoignage à la vérité?... Qui, d'ailleurs, peut mieux connaître que *nous*, ministres de Jésus-Christ, les trésors de bonté paternelle, d'affection maternelle, que Dieu a déposés dans notre cœur pour nos frères les malades, les infirmes et les mourants ?... — C'est à vous, du reste, que j'en appelle, ô âmes éprouvées, et à votre reconnaissance. Que de fois, au moment où je prenais congé de vous, vous m'avez dit, en me serrant les mains avec une expression indéfinissable : « Je vous remercie... Votre visite m'a fait du bien.... J'en avais besoin... Le courage m'abandonnait... Vous ne m'oublierez pas?... Vous reviendrez, n'est-ce pas?... »

O mes chers amis les malades, personne n'est aussi bien placé que vous, pour porter ce jugement. Vous avez raison : la visite du prêtre dans la maison de la souffrance est un adoucissement, une force, une bénédiction...

*
* *

Voulez-vous que j'aille plus loin encore?... — Je consens, à l'exemple du grand apôtre saint Paul, à passer, aux yeux d'un certain monde, pour insensé... *insipiens dico*... Mais je ne tairai pas ma pensée.

Je ne crains donc pas de dire que la visite du pasteur peut devenir un principe de *guérison et de santé*.

D'abord, il n'est douteux pour personne que la paix de l'âme, le calme du cœur, l'espérance retrouvée exercent, sur l'état physique des malades, une action réelle et très bienfaisante ; les médecins eux-mêmes l'ont constaté : c'est une vérité d'expérience.

Ensuite, la prière du prêtre ne saurait être absolument stérile. La parole de l'apôtre saint Jacques est remarquable : « Quelqu'un d'entre vous est-il malade ? Qu'il appelle les prêtres, qui prieront pour lui..... ; et cette oraison de foi le sauvera ; et le Seigneur le soulagera. » (1)

Enfin, il y a plus encore : je crois fermement que la présence seule du prêtre auprès des malades, lorsqu'elle est accueillie avec un esprit religieux, apporte avec elle amélioration et même rétablissement.

Relisons les paroles de l'Evangile, adressées par Jésus à ses disciples : « Prêchez la bonne nouvelle à toute créature ; guérissez les infirmes ; ressuscitez les morts ; purifiez les lépreux ; chassez les démons. — Ces miracles accompagneront ceux qui auront cru ; ils chasseront les démons en mon nom... ; ils imposeront les mains aux malades, et ils seront guéris... » Pensez-vous que la parole divine peut tomber à terre sans produire son effet, comme un trait lancé par la main débile d'un vieillard ?...

Mais on me dit : « On ne voit plus se produire, de nos jours, les faits prodigieux dont parle l'Evangile, au temps de Notre-Seigneur et des premiers apôtres. »

(1) Jac. v, 14-15.

C'est vrai. Mais il faut convenir que le miracle absolument tangible, nécessaire, à l'origine du christianisme, pour en établir la divinité par la signature même de Dieu, ne l'est plus, aujourd'hui que les saints, les martyrs, le monde converti, l'unité, la perpétuité et l'indéfectibilité de l'Eglise sont des faits indiscutables et décisifs.

Cependant je sais qu'il se produit encore des miracles, et plus fréquemment même qu'on ne semble le croire. S'ils sont rares, à qui faut-il s'en prendre ? — A vous seuls, ô chrétiens qui vous défiez des promesses divines.

Savez-vous quelle est la première condition pour obtenir, en votre faveur, l'intervention du Ciel ? — *C'est la foi.*

Deux aveugles se trouvent sur le passage de Jésus : « Fils de David, ayez pitié de nous, s'écrient-ils. — *Croyez-vous* que je puisse faire ce que vous demandez ? — Seigneur, nous le croyons. — Qu'il vous soit fait selon votre foi », dit Jésus. — Et leurs yeux s'ouvrirent....

Ce n'est qu'à l'acte de foi sincère, que Jésus accordait ces merveilleuses guérisons qui transportaient les foules, et leur faisaient dire : « Un grand prophète a paru parmi nous... Jamais homme n'a possédé une puissance égale à la puissance de cet homme. »

O mon frère souffrant, demandez à Dieu

d'augmenter votre foi : *adauge fidem* ; considérez toujours le prêtre qui vient à vous, comme le ministre de Dieu ; accueillez-le comme l'envoyé de Jésus-Christ ; demandez-lui de prier pour vous ; et je vous dis, si la santé doit être pour vous un plus grand bien, que vous verrez des choses étonnantes, car les paroles de la Vérité même ne passent pas : « *Super ægros manus imponent, et bene habebunt* ; ils étendront les mains sur les malades, et les malades seront guéris » (1).

(1) Marc. xvi, 18.

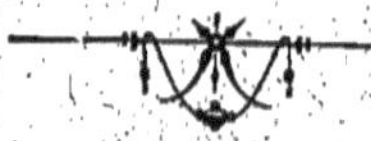

XXII

Les Visites. — LE CONFESSEUR

---

*« Recogitabo tibi omnes annos meos, in amaritudine
animæ meæ.*

« Je repasserai toutes mes années devant vous,
dans l'amertume de mon âme. »

(Is. xxxviii, 15).

Nous avons fait bon accueil au *prêtre-pasteur*, lorsqu'il est venu nous apporter ses consolations et ses encouragements au nom de la
charité de Notre Seigneur Jésus-Christ.

Nous réserverons la même réception respectueuse et reconnaissante au *prêtre-confesseur*,
lorsqu'il viendra non plus seulement nous
exprimer ses religieuses sympathies, mais nous
offrir tous les trésors des divines miséricordes.

C'est lui, ô cher malade, qui s'assied, en ce
moment, auprès de votre couche douloureuse,

la tête inclinée vers vous, dans l'attitude de l'attention et de la bienveillance.

Parlez-lui sans crainte ; c'est *Dieu qui écoute*.

*
* *

« Bénissez-moi, mon Père, parce que j'ai péché. — Que le Seigneur soit dans votre cœur et sur vos lèvres, pour que vous fassiez véritablement, dans l'intégrité et l'humilité, la confession de tous vos péchés, au nom du Père, et du Fils, et du Saint-Esprit. » — Et, ce disant, le prêtre bénit le malade, en traçant sur lui le signe de la croix.

Celui-ci reprend alors :

« Je confesse à Dieu tout-puissant, à la bienheureuse Marie toujours vierge, à saint Michel archange, à saint Jean-Baptiste, aux saints apôtres Pierre et Paul, à tous les saints, et *à vous, mon Père*, que j'ai beaucoup péché par pensées, par paroles, par actions et par omissions.... »

Non content de cette accusation générale contre lui-même, il entre dans le détail de ses fautes, si humiliantes qu'elles puissent être, à mesure que sa mémoire et sa conscience les lui rappellent.

Et le prêtre, ministre de Jésus-Christ, ayant écouté ces aveux, prononce alors des paroles d'espérance et de foi. Il dit la malice du péché, pour le faire détester ; la bonté infinie de Dieu, toujours prêt à pardonner au repentir ; et fait rentrer dans l'âme, même la plus abattue et la plus défiante, des pensées qui relèvent et fortifient.

Ensuite, se recueillant comme pour puiser, au cœur de Dieu, les pouvoirs et la charité dont il a besoin pour l'exercice d'un ministère qui n'a pas même été confié aux anges, il dit :

« Mon fils, détestez-vous, de toute la puissance de votre volonté, les fautes que vous venez d'accuser ?

— Oui, mon Père, de toute mon âme.

— Etes-vous dans la disposition de ne plus les commettre, à l'avenir ?

— Oui, mon Père, avec la grâce de Dieu. »

Et, sur cette double affirmation, le ministre de la miséricorde étend la main en signe d'autorité, et dit : « Que Notre Seigneur Jésus-Christ vous absolve ; et moi, par la puissance que je tiens de Lui, je vous absous de tous vos péchés, au nom du Père, et du Fils, et du Saint-Esprit...

« Maintenant, mon fils, allez en paix. »

Cette scène, si sublime dans sa simplicité, si prodigieuse dans ses effets, se renouvelle des milliers de fois chaque jour, dans l'Eglise catholique. Sous l'absolution du prêtre, les âmes souillées retrouvent l'innocence ; les désespoirs s'arrêtent sur le bord des abîmes où ils allaient se précipiter ; le calme est rendu aux nuits agitées ; l'enfer, déjà tout prêt à engloutir sa proie, se referme ; le ciel prépare des places à de nouveaux élus ; et Dieu s'incline vers le pécheur purifié, qui s'abandonne avec confiance et amour à ses embrassements paternels...

O Seigneur Jésus, soyez à jamais béni pour cette *création merveilleuse* de votre sagesse et de votre miséricorde !

*
* *

Elle est, en effet, si merveilleuse, elle dépasse tellement toutes nos conceptions humaines, que certains hommes se sont pris à douter qu'elle fût vraie. Incapables de sonder les profondeurs de la bonté divine, ils se demandent comment un homme pécheur peut dire, efficacement, à un autre homme : « *Vos péchés vous sont remis.* »

Ce n'est pas ici le lieu d'exposer, par le détail, les preuves de l'Institution divine de la confession ; peut-être, cependant, ne sera-t-il pas inutile de montrer, en quelques mots, qu'elle a son fondement inébranlable dans le Livre sacré de nos dogmes religieux, l'Evangile.

Personne n'ignore, au moins parmi les catholiques, que la mission spéciale de Jésus, sur la terre, a été *l'abolition du péché*, le grand obstacle au règne de Dieu. L'Incarnation, la Rédemption, tous ses actes, toutes ses démarches, ses institutions, ses miracles, ses souffrances, sa vie et sa mort vont à ce but.

Quand son précurseur, saint Jean-Baptiste, sur les bords du Jourdain, veut le faire connaître à ses disciples, il le leur montre, en disant simplement : « *Ecce Agnus Dei, ecce qui tollit peccatum mundi !..* Voici l'Agneau de Dieu, voici Celui *qui abolit les péchés du monde.* » (1)

On peut voir, du reste, en suivant les pages du *Livre inspiré*, que tel a été son principal ministère, pendant les trois années de sa manifestation.

Un jour, on place devant lui un pauvre paralytique, couché sur son grabat, en lui demandant de le guérir. Jésus arrête son regard sur cet homme : « Mon fils, ayez confiance, lui dit-il, vos péchés vous sont remis. »

Aussitôt, les pharisiens de penser en eux-mêmes : « Cet homme blasphème ; à Dieu seul, il appartient de remettre les péchés... »

Mais Jésus, voyant leurs pensées : « Laquelle des deux choses, leur demanda-t-il, est la plus facilé, de dire : *Vos péchés vous sont remis,* ou de dire : *Levez-vous et marchez ?* » — Evidemment, l'une et l'autre exigent une puissance divine. — Et il ajouta cette parole absolument décisive : « Afin donc que vous sachiez que le Fils de l'Homme *a le pouvoir de remettre les*

____

(1) Jo. i, 29.

péchés : Levez-vous, dit-il au paralytique, emportez votre grabat, et retournez en votre maison. » (1)

Une autre fois, Jésus se trouvant à table chez un pharisien, une femme connue dans la ville comme pécheresse publique, entre dans la salle du festin, et, se traînant jusqu'aux pieds du Sauveur, elle les couvre de ses larmes. — « Si cet homme était véritablement prophète, » pensait en lui-même l'orgueilleux pharisien, « il saurait qui est celle qui le touche en ce moment », ajoutant sans doute, « et il la repousserait avec mépris ».

Mais l'Homme-Dieu, après avoir répondu aux préoccupations de son hôte, dit à la femme, dont il connaissait le repentir intime et confiant : « Vos péchés vous sont remis. » (2).

Faut-il rappeler ici les histoires si touchantes de la Samaritaine, de Zachée, de la femme adultère et de tant d'autres, envers qui Jésus a exercé le pouvoir de remettre les péchés ?

Je vous entends me répondre : « Mais non ; pas du tout. Il ne s'agit pas de la puissance personnelle de Jésus ; nous la reconnaissons et nous la proclamons volontiers. Verbe de Dieu, envoyé sur la terre pour racheter le monde, il était dans l'ordre qu'il eût autorité sur les consciences.

(1) Marc. ii, 3-11.
(2) Luc. VII, 36-48.

« Mais les hommes ? les prêtres ? à quels titres pourraient-ils bien s'établir juges des âmes ? »

Ecoutez la fin, et vous ferez vous-mêmes la réponse.

Après sa résurrection et avant de retourner à son Père, Jésus rassembla ses apôtres pour leur donner ses suprêmes instructions, et fixer le ministère qu'ils auraient à remplir après son départ. Il n'était, du reste, que la continuation de son propre ministère.

Recueillons avec respect, admiration, reconnaissance et amour, ce divin testament :

« Toute puissance, dit Jésus, m'a été donnée au ciel et sur la terre... Comme mon Père m'a envoyé, je vous envoie... Recevez le Saint-Esprit ; les péchés seront remis à qui vous les remettrez, ils seront retenus à qui vous les retiendrez... Allez donc, à travers le monde, annoncer l'Evangile à toute créature ; voici que je suis avec vous, jusqu'à la fin des siècles. »

Que l'hérésie, la raison pure, l'orgueil et la mauvaise foi essayent maintenant de torturer le texte sacré pour en pervertir le sens, ils ne parviendront pas même à déguiser leur défaite. Pour toute âme sincère, loyale, la question est résolue : Jésus a transmis à son Eglise, c'est-à-dire à ses pontifes et à ses prêtres, le pouvoir qu'il possédait de remettre ou de retenir les péchés.

Ajoutons que, depuis deux mille ans, l'univers catholique rend un hommage constant à cette vérité, en *pratiquant* ouvertement *la confession.*

Encore une fois, que la bonté et la miséricorde de notre Dieu soient à jamais bénies : « *Misericordias Domini in æternum cantabo* » (1).

*
* *

A ceux qui prétendent que la confession est une torture pour les consciences, un abaissement de la dignité humaine, une abjection morale, il nous est vraiment par trop facile de répondre :

« Vous en parlez bien à votre aise ; mais en avez-vous goûté ? Pour que vos affirmations soient de quelque poids, il serait pourtant assez convenable qu'elles puissent s'appuyer sur une expérience personnelle. »

Mais, dans la question qui nous occupe, plus encore que dans toutes les autres accusations portées contre nos institutions catholiques, ceux qui attaquent et condamnent sont précisément ceux qui ignorent ou n'ont jamais pratiqué.

(1) Ps. LXXXVIII, 1.

Disons-le bien haut : il faut être dominé par une passion aveugle et injuste, pour accuser d'indignité ou de cruauté une des lois morales les plus saintes, les plus douces, comme aussi les plus salutaires au point de vue tant de la société que des individus.

Je ne nie pas qu'il y ait une certaine humiliation à faire l'aveu de ses faiblesses ; mais on ne doit pas oublier que la confession est un acte de pénitence, une réparation, une satisfaction accordée à la justice de Dieu pour les péchés commis, en échange d'un pardon sollicité et toujours obtenu.

Mesurez donc, si vous le pouvez, la distance qui sépare les exigences divines des prescriptions de la loi humaine.

Devant le prêtre, le pécheur paraît seul, sans accusateur, sans témoins ; il peut choisir son confident aussi étranger qu'il lui plaît ; et celui-ci n'a pas même le droit de lui demander quel est son nom, ni d'où il vient.

Devant le magistrat civil, la scène est tout autre. Là, se tiennent des juges, des témoins et, souvent, une nombreuse assemblée plus ou moins hostile. Et c'est devant tout ce public que le président du tribunal élève la voix : « Accusé, quels sont vos nom et prénoms ?... Vous avez à répondre, devant la justice, de tel ou tel crime... » Alors, le représentant de la

loi rappelle la vie antérieure du malheureux
et les condamnations déjà encourues... et
réclame un châtiment exemplaire.

Dans la confession, l'aveu a pour effet de
préparer et d'*assurer l'acquittement* du coupable, moyennant quelques prières à réciter ou
quelques mortifications légères à accomplir.

Dans les tribunaux de la terre, l'aveu du
coupable entraîne fatalement la condamnation,
soit à des peines pécuniaires, soit même à la
prison, quelquefois aussi à l'exil et à la mort.

Le ministre de l'Eglise qui a reçu les confidences d'un chrétien pénitent, est tenu au secret
le plus inviolable, même sous menaces de
mort, car la confession n'est pas déposée dans
le sein d'un homme, mais dans le cœur de
Dieu ; tout se passe dans le silence des âmes,
le pardon comme les aveux : ce qui a permis à
saint Augustin d'avancer cette proposition que
« ce qu'il savait comme prêtre, par la confession, il le savait moins que ce qu'il ignorait
tout à fait. »

Le représentant de la loi civile donne, au
contraire, à sa sentence, toute la plus grande
notoriété possible; et le malheureux condamné
est diffamé à jamais ; son nom est flétri ; les
mille voix de la presse et toutes les trompettes
de la Renommée vont porter, à travers le pays,
la révélation de sa faute et la honte qui rejaillit
sur ses enfants.

Gardons-nous donc de blasphémer jamais les admirables inventions de la Miséricorde divine; bien plutôt, célébrons avec reconnaissance ses infinies délicatesses. Dieu, en réalité, ne nous traite pas en juge, lors même que nous l'avons gravement outragé, mais en ami et en père.

***

Je veux aller plus loin encore, au risque de dépasser les limites fixées aux considérations générales. Avant d'en arriver à la question immédiatement pratique, j'ajouterai donc que la confession n'est pas seulement facile et douce, mais que, souvent, elle répond à un besoin réel de l'âme humaine.

L'homme est un être essentiellement sociable; et la parole divine des premiers jours se vérifie dans tous les sens : « *Non est bonum esse hominem solum; il n'est pas bon que l'homme soit seul* » (1). Il lui serait impossible, en effet, de s'enfermer dans l'isolement de sa pensée; la réclusion absolue serait le plus cruel et le plus insupportable des supplices : l'expérience a, du reste, prouvé qu'elle conduit fatalement ou à la folie ou à la mort.

C'est une nécessité de nature, pour tous, de communiquer à nos semblables nos joies, nos peines, nos craintes ou nos espérances. A cer-

____
(1) Gen. II, 18.

taines heures, principalement de découragement ou de remords, lorsqu'un homme s'est
avili à ses propres yeux par un crime, une ingratitude ou une trahison, il éprouve le besoin,
au risque même de se perdre, de confier à quelque ami qui le relève ou, du moins, ait compassion de lui, le terrible secret; sinon, sa conscience ne lui laisse plus de repos. Alors même
qu'il est seul à connaître sa défaillance, il lui
semble que mille voix la lui reprochent; son
sommeil en est sans cesse troublé; s'il fuit
dans les forêts solitaires, il croit entendre, à
travers les feuillages des grands arbres, les
gazouillements des oiseaux qui lui apportent
des mots révélateurs: « *Meurtrier! traître!
fratricide!...* »

Néron, le plus cruel persécuteur des chrétiens, peu accessible par conséquent aux remords et à la terreur, entendait néanmoins
sortir du tombeau d'Agrippine une trompette
mystérieuse, qui lui reprochait son crime.

Le chrétien, surtout, élevé dans l'esprit de
l'Evangile, nourri des enseignements de la foi,
est incapable, à l'approche de la mort, de garder, renfermé dans son sein, un secret de cette
nature, pour l'emporter au tribunal d'un Dieu
à qui rien n'échappe, et qui s'annonce comme
devant juger les justices mêmes.

Mgr Gerbet, évêque de Perpignan, dans un

opuscule intitulé : *Vues sur le dogme de la Pénitence*, raconte le fait suivant :

« Une malheureuse femme, à Londres, étant près de mourir, se sentit pressée, par ses remords et les terreurs de l'autre vie, d'avouer à son mari qu'elle lui avait été longtemps infidèle.

« Au moment même où elle faisait cette formidable confession, son médecin entra. C'était son complice, et elle l'avait nommé.

« Une scène terrible s'ensuivit, telle que l'enfer seul peut en connaître, sous les yeux mêmes de la moribonde.

« Si pourtant cette infortunée, au lieu d'appartenir à l'hérésie, avait été catholique, elle eût pu verser le secret affreux qui l'étouffait dans le sein d'un prêtre, confident discret et prudent, qui l'eût préservée, à ce dernier moment, des égarements mêmes de son repentir, et du malheur irréparable de déchirer inutilement, par sa dernière parole en ce monde, l'âme de son mari, et d'épouvanter sa propre agonie par le plus affligeant spectacle qui puisse tourmenter une femme mourante. »

La confession sacramentelle, ainsi que la pratique l'Eglise catholique, outre ses effets spirituels, est donc encore quelquefois comme une soupape de sûreté, qui prévient les explosions aveugles et meurtrières du désespoir ; en l'instituant, Jésus a répondu divinement à un besoin impérieux du cœur humain. Nous ne pouvons que l'en bénir, en prenant pour nous-mêmes la religieuse résolution d'y recourir toutes les fois que le demanderont les vrais intérêts de notre âme.

*
* *

Donc, cher malade, permettez-moi ici un conseil d'ami dévoué.

Si votre indisposition se prolonge et semble plutôt s'aggraver, ne tardez pas à solliciter la *visite* du confident ordinaire de votre conscience, ou du prêtre à qui vous accorderez plus facilement votre confiance, et ouvrirez plus librement votre âme. — Confessez-vous au plus tôt.

Vous devinez sans peine les motifs de mon conseil.

D'abord et avant tout, vous éviterez par là le malheur irréparable d'une surprise de la mort.

Si, en tous temps, la prudence nous recommande d'être prêts, parce que nous ne savons ni le jour ni l'heure où le Créateur nous redemandera notre âme, la venue de la maladie nous invite plus particulièrement à mettre ce conseil en pratique; car elle est un avertissement que le souverain Juge approche.

Ne nous en rapportons pas trop aux apparences : elles sont souvent trompeuses. Avez-vous remarqué qu'au moment même où elle va s'éteindre tout à fait, la lampe jette soudainement un nouvel et plus vif éclat ? Ainsi la vie semble retrouver son ancienne vigueur, quand se prépare, en réalité, la suprême catastrophe.

Un jour, un malade exprimait au prêtre qui le visitait, l'intention de se confesser. Son état ne s'était pas aggravé, loin de là ; il paraissait avancer plutôt vers un retour à la santé. Mais il est de ces pressentiments mystérieux qui sont des grâces du Ciel ; il est parfois téméraire de les rejeter sans examen.

Le prêtre, sans trop réfléchir et pour affermir davantage encore, chez le malade, l'espérance d'une prochaine guérison, lui répond : « Oh ! rien ne presse maintenant ; *nous avons du temps devant nous...* Préparez-vous dans le calme ; je reviendrai vous voir dans quelques jours... »

La nuit suivante, on accourt en toute hâte au presbytère. Le pasteur, effrayé, se précipite. A l'entrée de la maison, il est accueilli par cette lugubre parole : « M. le Curé, il est trop tard ! une crise imprévue l'a emporté subitement. »

On peut espérer que Dieu, qui est tout miséricorde, aura tenu compte à cet infortuné de sa bonne intention ; mais ce souvenir pèse comme un remords sur l'âme du prêtre, et doit rester une leçon pour tous. — On ne saurait oublier, en effet, que, si Dieu a promis le pardon au repentir, il n'a, nulle part, assuré du temps aux délais. Je lis, tout au contraire, dans nos *Livres inspirés,* des paroles comme celles-ci : « Je viendrai à vous, dans la nuit, comme un voleur, au moment où vous y penserez le moins... — Je vous ai appelé, et vous ne m'avez pas répondu ; vous m'appellerez à votre tour, et vous ne me trouverez plus... »

J'ai une seconde raison, également très sérieuse, de vous supplier de ne pas attendre les dernières extrémités pour régler vos affaires de conscience : c'est qu'à ce moment suprême, vous vous trouverez peut-être dans l'impossibilité de faire même ce que l'on appelle un *acte humain.*

Je suppose que Dieu daigne vous accorder les délais que vous sollicitez. Etes-vous bien sûr, alors, de posséder la force, l'intelligence, la volonté, le calme et toutes les dispositions nécessaires pour accomplir *utilement* ce que l'on a nommé très exactement le plus grand acte de toute la vie, *celui de bien mourir ?*

J'ai été souvent témoin des dernières défaillances, et j'ai constaté que l'affaiblissement des organes et des facultés, la fatigue, des souffrances plus aiguës, la crainte de la mort et des jugements de Dieu, quelquefois une sorte d'assoupissement, précurseur de l'agonie, enlevaient aux malades la liberté d'esprit, et même toute possibilité d'attention soutenue et de recueillement.

Or, en quelles circonstances eut-on jamais besoin de mieux posséder son âme ? Derrière soi, on laisse trop souvent une longue vie, dans laquelle il n'est pas impossible de compter, outre des lacunes fâcheuses au point de vue religieux, des injustices ou des scandales à réparer, des obligations contractées à remplir, et des satisfactions à offrir à Dieu par le repentir et le ferme propos.

Je ne cache pas que des *confessions* faites *in extremis* par des chrétiens dont toute l'existence s'est écoulée en dehors des pratiques religieuses, bien qu'elles soient une consolation pour leurs familles et une espérance pour tous, ne me donnent de confiance qu'en m'appuyant sur les miséricordes infinies de Dieu.

Voulez-vous donc faire un acte vraiment efficace et réparateur ? n'attendez pas d'être arrivé aux dernières limites de la faiblesse ; pas même d'être *dangereusement* malade : dès que le mal vous apparaîtra sérieux, sans attendre plus tard, réglez soigneusement les comptes de votre conscience devant Dieu et devant les hommes. — Agir autrement serait tenter le Ciel, et tenir en médiocre estime votre salut et votre éternité.

* *

Un troisième motif, qui devrait suffire à lui tout seul, si nous comprenions bien nos véritables intérêts, pour nous faire recourir au sacrement de pénitence aussitôt qu'une maladie sérieuse s'est abattue sur nous, ce sont les mérites nombreux et précieux qui sont mis, dès ce moment, à notre portée.

Personne n'ignore, en effet, que, *dans l'état de grâce* conservée ou reconquise, toute souffrance a sa valeur, tout sacrifice est compté, tout acte de patience, de soumission à la volonté divine trouvera un jour sa récompense. Au contraire, une âme en état de péché mortel se trouve dans l'impossibilité absolue de pouvoir mériter.

Il y a vraiment à pleurer de voir des malades souffrir cruellement, pendant des mois et même des années, en pure perte, *sans aucun profit* pour leur éternité, parce que, sans la grâce, leurs sacrifices ne peuvent s'unir à celui de Jésus-Christ, source de tout mérite et principe de toute fécondité.

Hélas ! on se donne beaucoup de peine ; on travaille pendant la plus grande partie de sa vie, pour acquérir une fortune toujours douteuse, et qui s'évanouit, d'ailleurs, bien rapidement ; et on néglige des richesses certaines, qui assureraient notre grandeur et notre bonheur durant toute l'éternité.

Je ne veux pas revenir sur une pensée déjà exprimée, concernant les effets bienfaisants de la religion dans la maladie. J'ajouterai seulement qu'après la réception digne des sacrements ou, tout au moins, après leur réconciliation avec Dieu, les pauvres patients se montrent généralement plus doux envers la souffrance, plus courageux dans les crises, et plus résignés à la volonté divine.

« Maintenant », disait un malade, qui venait de se confesser, et devant qui, auparavant, on ne pouvait faire la plus petite allusion à la mort, « maintenant que j'ai retrouvé la grâce, que Dieu fasse de moi selon son bon plaisir ; je suis prêt à tout... La vie, la mort, la maladie, la santé ; je ne demande plus rien... je me jette avec confiance et, pour ainsi dire, à corps perdu, dans le sein de la divine miséricorde. »

« Oh ! que je m'en veux ! » s'écriait un autre, qui avait remis pendant des semaines son retour à Dieu, « voici que j'ai passé deux mois d'épouvantables angoisses et de tortures morales inutiles, qu'il m'était si facile de m'éviter !... »

Il n'y a pas jusqu'à la santé corporelle qui ne se ressente favorablement d'une bonne confession. Certaines maladies, en effet, sont quelquefois produites plus par le péché que par des causes ou des accidents physiques... C'est pourquoi je ne crains pas d'avancer qu'il arrive : *qu'expulser le mal moral, c'est expulser le mal corporel;* et que l'absolution ne purifie pas seulement les consciences, mais qu'elle opère la rémission surnaturelle de l'indisposition physique.

Assurément, ce serait abaisser la grâce divine au niveau d'un simple avantage matériel, que de se proposer uniquement le rétablissement de sa santé, par la réception des sacrements ; mais il n'est pas défendu d'en tenir compte, en l'ajoutant à des motifs d'ordre surnaturel.

****

Evidemment, ces heureux résultats ne peuvent être obtenus que par une confession faite avec de saintes dispositions.

Je craindrais de blesser certains de nos lecteurs, en développant ici les conditions du sacrement de pénitence. Pour rester fidèle, néanmoins, au sujet que je traite, je les indiquerai, mais en me contentant de les nommer.

Elles sont renfermées en ces trois mots : AVEU, DÉTESTATION, RÉPARATION. — AVEU sincère, loyal, sans détour et tel qu'on se connaît, fait au représentant de Dieu. DÉTESTATION vraie des péchés commis, avec résolution ferme de les éviter à l'avenir. Enfin, RÉPARATION ou, du moins, VOLONTÉ DE RÉPARER, autant et aussitôt que possible, l'injure faite à Dieu par le péché, et les injustices commises envers le prochain.

Telles sont les lois essentielles du sacrement.

Je terminerai par un dernier conseil, auquel j'attache la plus sérieuse importance.

Comme il ne serait pas extraordinaire, loin de là, que la confession que vous allez faire, cher malade, soit la dernière de votre vie, apportez-y une attention toute particulière pour qu'elle soit le complément ou la réparation de toutes les autres. Faites une *confession générale* ou, si déjà vous en avez fait quelqu'une, remontez et arrêtez-vous à celle qui donne pleine satisfaction à votre conscience.

Voilà mon conseil ; il m'est inspiré, veuillez le croire, par la charité même que je vous porte en Notre Seigneur Jésus-Christ.

Ne vous récriez pas ; ne dites pas que c'est impossible. Je vous répondrais : il est *souvent utile*, il est *quelquefois nécessaire*, en ce sujet, d'entreprendre ce qui, au premier abord, paraît impossible.

Dieu ne vous demande, après tout, que votre bonne volonté et votre sincérité. Ne vous défiez jamais de sa bonté ni de sa miséricorde : « *Cor contritum et humiliatum, Deus, non despicies...*

Non, jamais, Seigneur, vous ne mépriserez un cœur contrit et humilié (1). »

D'autre part, ne vous défiez jamais non plus du prêtre, confident de votre conscience. Jésus-Christ lui a donné son cœur pour aimer votre âme ; il veut votre salut autant et plus que vous-même. Il vous aidera de sa charité et de son expérience, et intercédera pour vous auprès de Dieu.

De grâce donc, cher malade, ayez pitié de vous-même. Ne vous laissez pas arrêter par de vains fantômes... Souvenez-vous qu'en ce moment il s'agit de TOUT pour vous : la vie ou la mort, le bonheur ou le malheur... pour l'éternité.

Que la miséricorde de Dieu vous enveloppe en ce monde, et que, dans l'autre, sa gloire et son amour soient votre partage.

(1) Ps. L, 19.

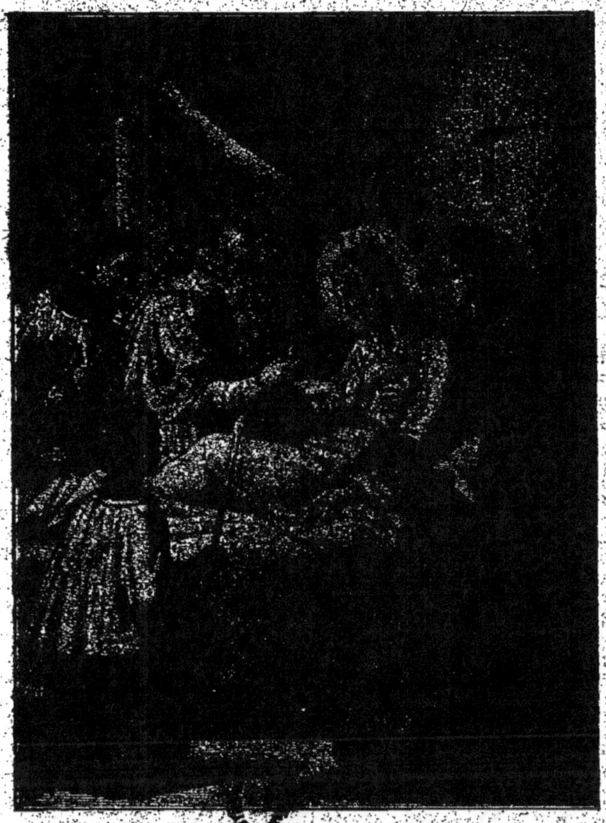

Durant sa dernière maladie, saint Camille reçoit le saint Viatique
des mains du cardinal Ginnasio, protecteur de son ordre.

(1614)

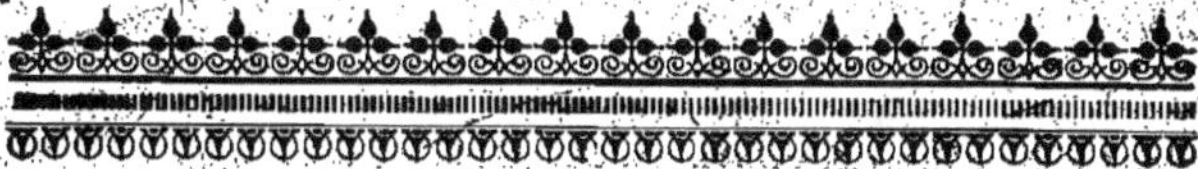

XXIII

Les Visites. — N. S. Jésus-Christ

En vérité, je regarde avec une sorte de défiance, d'inquiétude et même de crainte, le titre que je viens d'écrire. Je comprends, en effet, que ma famille, mes amis, les représentants ou les délégués de la science, de la loi et de la religion me viennent visiter dans le lieu même de mes souffrances ; après tout, quelle que soit la distance sociale qui nous sépare, ils sont hommes comme moi.

Mais que **Jésus-Christ**, Verbe de Dieu, Sagesse incréée par qui tout a été fait, Juge souverain des vivants et des morts, vienne à moi, dans ma maison, personnellement, pour me consoler, me fortifier, me guérir peut-être !... Voilà qui me passe et me jette dans un indicible étonnement.

Est-ce possible, ô mon Dieu ? Vous, dans ma

pauvre chambre de malade !... Vous, que le ciel et la terre ne peuvent contenir !... Vos condescendances peuvent-elles aller jusque-là ?...

Oui, c'est une réalité. Tout à l'heure, demain, dans quelques jours, Jésus viendra me faire visite. Comme, au temps où il vivait parmi les hommes, il aimait à se rendre auprès des pauvres, des malades, des pécheurs et des malheureux, à tous les degrés, il m'a dit : « *C'est chez vous que je veux descendre* ».

O la douce promesse ! O la consolante assurance ! Mon âme tressaille de reconnaissance et de bonheur. Votre présence ici, Seigneur, c'est un rayon de soleil au milieu d'un ciel sombre, un sourire à travers des larmes ; partout où elle se manifeste, elle apporte l'espérance, la consolation et la joie.

Je ne saurais trop réprouver la fausse opinion d'un certain monde, qui ne veut voir, dans la communion d'un malade à domicile, que le signe avant-coureur d'une mort prochaine.

Non, l'Eucharistie n'est pas un germe de mort, mais un principe de vie, selon cette parole de l'Evangile : « Celui qui me reçoit possède la vie. »

Cher malade, ne vous privez pas des secours et des consolations que la religion met si libéralement à votre portée. Je plains, plus que je ne saurais dire, le chrétien qui, se sentant gravement malade, ne se montre pas désireux de recevoir la visite de Jésus, le médecin tout-puissant de l'âme et du corps. Il se livre ainsi sans armes, sans défense, aux attaques plus violentes des ennemis de son salut.

J'ajoute ici une observation de la plus haute importance. Nul ne peut ignorer, parmi les catholiques, qu'il y a obligation rigoureuse, sous peine de péché mortel, de recevoir le *saint Viatique*, lorsqu'on se trouve en péril probable et prochain de mort. Ceux qui, par indifférence ou mépris, par crainte ou respect humain, se refuseraient à faire cet acte de foi, se placeraient manifestement dans un danger trop réel de damnation.

Cette prescription peut paraître sévère ; mais on comprend facilement le motif qui l'a dictée. L'heure de la mort étant le moment le plus critique de toute la vie, celui des luttes décisives contre les esprits des ténèbres qui redoublent leurs assauts, l'Eglise veut amener tous ses enfants à se revêtir de Jésus-Christ, et à chercher une protection assurée sous le bouclier de l'Eucharistie.

O mon Dieu, se peut-il qu'une mère en soit réduite à cette extrémité de prononcer l'anathème contre ses enfants, pour leur faire accepter le plus doux comme le plus précieux des bienfaits !

Je vous demande à genoux, Seigneur, de m'accorder la grâce de vous recevoir dignement, aux derniers jours de ma vie, afin que, sous votre direction, j'accomplisse heureusement le voyage de l'éternité. Quelles que soient mes dispositions en ces moments de trouble et d'angoisse, je rétracte, en cette heure présente, tout ce qui pourrait alors vous tenir éloigné de moi, et je vous dis : « *Veni, Domine Jesu, veni* ; venez, Seigneur Jésus, venez ; mon âme a besoin de vous, et mon cœur vous attend ».

*_**

Il comprenait bien cette sainte et sublime doctrine, le noble chrétien qui mourait de consomption, il y a quelques années, non loin de Paris. Uni à une femme aimante et dévouée, père de quatre jeunes enfants charmants, lui-même à la fleur et dans la force de l'âge, favorisé des biens de la fortune, honoré pour son caractère, il semblait qu'il n'eût plus même un désir à former.

Soudain, la maladie fond sur lui à l'improviste, comme le vautour sur sa proie. En quelques mois, il arrive au dernier période du dépérissement. Il comprit que c'était fini pour la terre, qu'il fallait s'arracher à tout ce qu'il aimait ici-bas, et dire un adieu définitif à toutes les félicités humaines.

Si cet homme avait été un incrédule ou simplement un indifférent, le désespoir se serait emparé de son âme, et ses derniers moments auraient, sans doute, laissé aux siens des inquiétudes justifiées et des souvenirs sans consolation.

Heureusement, cet homme, au milieu de son bonheur terrestre, était resté plus qu'un chrétien de nom : il avait une foi sincère et une piété tendre et forte.

Il demanda à recevoir le saint Viatique.

Le jour venu, il dit à ses jeunes enfants, qui entouraient son lit : « Aujourd'hui, mes chers petits, c'est la Fête-Dieu chez nous, car Jésus va venir dans notre maison. Allez donc : descendez au jardin, cueillez les fleurs les plus belles, et répandez-les sur toute la route qu'il va suivre. Couvrez-en les allées, le grand escalier, les corridors et ma chambre elle-même ; gardez-en quelques-unes pour les déposer sur mon lit... Car, en vérité, c'est la Fête-Dieu chez nous, aujourd'hui ».

Et les enfants, peu familiarisés avec les pensées de la mort, descendirent en toute hâte et joyeux, pour ravager les parterres et cueillir des brassées de fleurs... Et leur mère les aidait, l'âme transpercée comme la Vierge du Calvaire, priant tout bas, et pressant parfois son cœur pour l'empêcher de se briser, tant lui apparais-

saient douloureux les contrastes entre ses pensées et le spectacle de ces joyeux préparatifs.

Et Jésus vint... Il se donna à l'héroïque chrétien, comme il s'était donné, le matin même, à
sa généreuse compagne... et, de ces deux cœurs,
unis par Celui qui est le principe et le gardien
des saintes amours, les anges adorateurs de
l'Eucharistie purent entendre s'échapper presque simultanément ces paroles : « Que le Seigneur est bon !... que son saint nom soit béni !...
et, avant tout, *que sa volonté soit faite !* »

Quelques jours plus tard, le fidèle serviteur
retournait à Dieu, après avoir béni ses enfants,
et donné un rendez-vous confiant à la digne
compagne de sa vie.

Il y a, sans doute, dans cette admirable scène,
des points de vue attristants et pénibles pour la
nature. Mais comme tout nous apparaît adouci
et dominé par des visions lumineuses et consolantes ! La mort, pour le vrai chrétien, transfiguré par la divine Eucharistie, n'est plus cette
vallée sombre, froide, stérile, dans laquelle
descendent les âmes, au sortir de cette vie, avec
leurs impuissances et leurs regrets ; elle n'est
plus symbolisée par le squelette hideux et gri-
maçant du paganisme, qui s'avance à travers le
monde, une faux à la main, pour abattre sans
pitié les générations humaines. Le Christ Jésus,

par sa résurrection et, surtout, par le céleste viatique, en a fait la *Vierge de la délivrance* et l'*Ange de la liberté*.

Il me semble que ce n'est pas sans motif que le divin Rédempteur n'a établi que la veille de sa mort le sacrement de l'amour. Il a voulu, sans doute, nous faire comprendre que la communion, utile à toutes les époques de la vie, possède une vertu spéciale, une efficacité toute particulière, au moment de la grande et définitive transformation.

Puissions-nous tous, amis lecteurs, quand le temps de notre pèlerinage ici-bas touchera à sa fin, recevoir de Jésus le baiser eucharistique et la manne du tabernacle, qui nous permettront de dire, avec l'apôtre saint Paul : « *Ce n'est plus moi qui vis, c'est Jésus-Christ qui vit en moi... Et c'est pour l'éternité !...* »

****

Il n'est pas donné à tous d'imiter le noble chrétien dont nous venons de parler, touchant les honneurs à rendre au saint Sacrement, lorsqu'il vient nous visiter. Il y a de pauvres chambres de malades qu'il serait bien impossible d'orner de tentures et de fleurs...

Cependant on ne peut ignorer que Jésus-Christ lui-même, au moment de célébrer la pâque nouvelle avec ses disciples, leur ordonna de choisir une salle *convenablement préparée;* d'autre part, chacun sait que la propreté est, sinon le luxe, du moins la richesse de la pauvreté.

C'est ici que les fidèles serviteurs des malades peuvent donner carrière à leur zèle charitable et pieux, à un double point de vue : *matériellement,* en disposant, avec esprit de foi, le lit et la chambre que Jésus vient visiter; *spirituellement,* en suggérant au malade des sentiments religieux d'abandon et de confiance.

Voici d'abord les recommandations du *Rituel romain,* concernant les préparatifs à faire avant l'administration du très saint Viatique.

Une petite table, recouverte d'une nappe blanche et propre, est dressée dans la chambre, à un endroit que le malade puisse voir facilement. Au milieu de la table, se placent un crucifix et, de chaque côté, un cierge allumé. On doit, en outre, disposer un petit vase ou verre contenant de l'eau bénite avec un rameau de buis, et un autre vase avec de l'eau ordinaire, pour servir au prêtre, la cérémonie terminée, à se purifier les doigts.

Inutile de recommander que tout, dans la chambre, soit rangé avec soin, et d'une propreté irréprochable : ni ustensiles, ni vêtements, ni papiers ne doivent y occuper une place apparente.

Sur le lit du malade, renouvelé autant que possible ce jour-là, il convient d'étendre un linge blanc, bien net et bien propre.

On voit par ces détails, que certaines personnes pourraient appeler minutieux, que l'Église ne néglige rien, lorsqu'il s'agit du divin Sacrement de l'autel, et que, dans ses plus minimes prescriptions, elle se montre toujours la *grande école du respect.*

Soigner les dehors, c'est bien ; mais disposer et orner le dedans, c'est mieux ; car Dieu regarde surtout le dedans : *Dominus autem intuetur cor* (1).

Il s'agit donc de faire naître ou d'entretenir chez le malade des sentiments de foi et d'amour envers Notre Seigneur Jésus-Christ, en lui inspirant quelques pensées, quelques aspirations pieuses relatives à la sainte communion.

J'ai été souvent le témoin attristé, surtout dans les familles ouvrières et pauvres, chez qui l'instruction religieuse est moins développée, de l'indifférence des hommes malades, qui se contentaient, au moins en apparence, de *se laisser faire,* si j'ose ainsi dire.

Ah ! si une âme dévouée et zélée avait été là, pour prononcer lentement, à demi-voix, sans

(1) I Reg. XVI, 7.

demander qu'on dise avec elle, pour ne pas fatiguer le patient, quelques actes très simples et très courts, comme ceux-ci : « Mon Dieu, je crois en vous ; — Mon Dieu, j'espère en votre miséricorde ; — Mon Dieu, ayez pitié de moi ; — Mon Dieu, je vous aime ; — Seigneur, que votre volonté soit faite... » et d'autres semblables, selon les circonstances ! Si, surtout, elle avait approché le crucifix des lèvres du pauvre souffrant, même sans parler ! Il y a tant d'espérances, tant de souvenirs, tant de générosité, tant d'abandon, tant d'amour dans le baiser du Christ, que le cœur même enveloppé déjà par le froid et les ténèbres, précurseurs d'une fin prochaine, se fût ranimé et réchauffé un moment pour dire : « *Mon Seigneur et mon Dieu !* ».

Après que le malade a communié, je conseille de le laisser à lui-même pendant quelques bons instants, sans lui parler, afin de ne pas le troubler. Contentez-vous de rester à genoux, et de prier tout bas. Laissez faire Notre-Seigneur ; n'est-il pas le *Verbe de Dieu*, c'est-à-dire la *Parole* qui se fait entendre jusque dans les profondeurs de l'âme ? Si l'homme ne peut ou ne sait rien dire au *divin Visiteur*, celui-ci parlera le premier ; il possède les paroles de la vie éternelle. Prenez garde de distraire le malade, en essayant de lui faire accomplir des actes extérieurs et multiples ; Jésus opère dans le silence, et sa présence toute seule éclaire, console, échauffe et relève.

O le bon moment que celui où Jésus et son serviteur souffrant sont unis, dans l'intimité d'un même sacrifice et d'une même vie !

**

Tout est donc prêt ! Le silence et le recueillement règnent dans la chambre du malade ; on prie en attendant.

Voici le *divin Visiteur !* Tous les assistants tombent à genoux. — Je n'ai pas besoin de demander mes renseignements au dehors. Moi-même, à plusieurs reprises, dans ma famille, j'ai assisté comme simple témoin à cet acte suprême de foi et d'amour. J'ai vu la dernière communion de ma mère, la première qui fut en même temps la dernière communion de ma sœur ; et depuis, comme ministre de Jésus-Christ, j'ai eu la mission, un millier de fois, d'être l'interprète, en cette touchante circonstance, de la charité de Notre Seigneur Jésus-Christ.

Je veux exprimer ici un regret. Pourquoi les chrétiens ne sont-ils pas quelque peu initiés à la langue de l'Eglise et aux cérémonies liturgiques ? Ils seraient grandement édifiés du sens profond des prières et des rites religieux qui accompagnent l'administration des sacrements.

En entrant dans la chambre du malade, le prêtre dit : « *La paix à cette maison !...* » C'est le salut que Notre-Seigneur adressait à ses apôtres, lorsqu'il les visitait après sa résurrection. — Et l'assistant ajoute : « *Et à tous ceux qui l'habitent* ».

Il m'a toujours paru qu'une semblable salutation, dans une telle circonstance, avait quelque chose de surhumain ; Dieu seul ou son représentant autorisé peut se la permettre. En présence des douleurs les plus réelles, au milieu des larmes les plus légitimes, vis-à-vis de cœurs brisés, d'un père et d'une mère désolés, d'enfants qui se sentent déjà orphelins, d'un mourant dont les regards angoissés semblent se fermer à la lumière et à la terre, dire à cette maison et à tous ceux qui l'habitent : **La paix !...** c'est-à-dire calme, repos, confiance, **joie** même, puisque la paix est le plus doux des sentiments heureux !... En vérité, Dieu seul peut prononcer de telles paroles sans témérité, parce que, seul, il est assez *puissant* et assez *bon* pour éclairer toutes les ténèbres et panser toutes les blessures.

C'est Dieu, en effet, qui parle ici ; c'est Jésus-

Christ lui-même qui entre, en ce moment, dans la maison, *Lui, le Prince de la paix!!*

Le prêtre dépose sur la table la divine Eucharistie. Puis, pour écarter toutes mauvaises influences, avec le rameau, symbole de la paix, il répand de l'eau sanctifiante sur le malade, sur sa couche, sur les assistants et toute la chambre, en disant la parole du Roi-Prophète : « *Asperges me, Domine...* Vous m'arroserez avec l'hysope, et je serai purifié; vous me laverez, et je deviendrai plus blanc que la neige. »

« Seigneur très saint, ajoute-t-il aussitôt, Père tout-puissant, Dieu éternel, exaucez notre prière, et daignez envoyer du ciel votre saint Ange pour garder, enflammer, protéger, visiter et défendre tous les habitants de cette demeure... »

Ensuite, avec la foi qui l'anime, la charité surnaturelle que Jésus entretient au cœur de ses prêtres, et la compassion religieuse qu'il éprouve vis-à-vis de la souffrance, le délégué de l'Église tire du fond de son âme des paroles réconfortantes :

« Mon frère, ma sœur... » — Que ces noms ne vous étonnent pas ; devant la Religion, quels que soient les malades, misérable mendiant couvert de lèpre, mourant sur un lit d'hôpital ;

pauvre ouvrier, couché dans une chaumière qui tombe en ruine ; grande dame du monde ou noble seigneur dans leurs châteaux, nous sommes tous les enfants d'un même Père, qui est dans les cieux. — « Mon frère, ma sœur, dit donc en substance le prêtre, quand notre Sauveur Jésus vivait sur la terre, il disait à tous ceux qui souffraient : *Venez à moi, et je vous soulagerai !*... Mais voici qu'aujourd'hui, la maladie ne vous permet pas d'aller à lui... Bénissez sa bonté, admirez ses condescendances ; c'est lui qui vient à vous, dans votre maison...

« Ce n'est pas une visite ordinaire qu'il vous fait, pour vous apporter quelques paroles de sympathie, ainsi qu'il arrive aux membres de votre famille et à vos amis les plus intimes. Il vient se donner à vous, porter avec vous le fardeau de vos souffrances, soutenir les assauts les plus violents, et donner, par sa présence, un prix inestimable à tous vos sacrifices.

« Votre âme est déjà préparée à sa venue par les douleurs et les inquiétudes qui l'affligent : ajoutez-y, en ce moment, des sentiments de foi, d'humilité et d'amour... Ayez confiance : Jésus s'appelle la *Résurrection* et la *Vie...* »

Alors, prenant l'*Hostie du salut*, il la présente au malade, en disant : « *Ecce Agnus Dei !* Voici l'Agneau de Dieu, Celui qui enlève les péchés du monde ! » Et, par trois fois, il redit les paroles, admirables d'humilité, du centenier de l'Évangile : « Seigneur, je ne suis pas digne que vous entriez sous mon toit ; mais dites un mot seulement, et mon âme sera guérie. »

Puis, s'accomplit l'acte le plus merveilleux, le plus touchant, le plus divin qui se puisse imaginer : Dieu se donne en aliment à sa créature ; et l'enfant des hommes devient, pour un temps, le vrai Fils de Dieu : « Recevez, mon frère, le viatique du corps et du sang de Notre Seigneur Jésus-Christ, pour vous protéger contre les ruses de l'ennemi, et vous conduire dans la vie éternelle. »

Maintenant, la mort peut venir ; elle a perdu son aiguillon : « O Mort, où est ta victoire ? » L'amour l'a précédée, et nous savons que l'amour est plus fort que la mort.

Restons prosternés, dans le silence de l'admiration, pendant que le prêtre dit : « Seigneur saint, Père tout-puissant, Dieu éternel, nous vous demandons très instamment que le corps très saint de Notre Seigneur Jésus-Christ, votre Fils, serve au corps et à l'âme de notre frère de remède pour l'éternité. »

En se retirant, le ministre sacré bénit le malade et tous les assistants.

Le spectacle que nous venons d'avoir sous

les yeux, est-il de la terre ou du ciel ? — Il tient tout à la fois et du ciel et de la terre. Les infirmités et les misères de l'homme y sont mêlées à la puissance et à la sainteté de Dieu. Ce qui est certain, c'est que la visite de Jésus laisse après elle comme un parfum de paradis ; la grâce divine dilate les cœurs ; les espérances renaissent ; pour un moment, du moins, les pensées désolantes ont disparu, les influences mauvaises se sont évanouies. Car, ainsi que l'affirme un éloquent docteur de l'Eglise, qui fut en même temps un grand saint : « Lorsqu'un malade a communié, les anges veillent autour de son lit, comme autour d'un tabernacle. » (1) Et, quelles que soient les ruses de l'enfer, il pourrait dire, avec une confiance plus grande encore que le Psalmiste : « *Si ambulavero in medio umbræ mortis, non timebo mala, quoniam* **tu mecum es** ; quand même je marcherais au milieu des ombres de la mort, je ne craindrais aucun mal, parce que *vous êtes avec moi.* » (2)

Et voyez, cher malade, appréciez jusqu'au fond le bonheur qui vous est accordé. Ce Jésus qui se fait votre compagnon et votre viatique, c'est Celui-là même qui a été établi Juge souverain des vivants et des morts, et devant qui vous allez comparaître bientôt.

(1) Saint Jean Chrysostome.
(2) Ps. XXII, 4.

Quelle bonté de la part de Dieu ! quelle assurance pour vous !

Devant ces merveilles de sagesse et d'amour, je ne puis plus que m'écrier : « *O sacrum convivium in quo Christus sumitur... mens impletur gratia, et futuræ gloriæ nobis pignus datur...* O festin sacré, dans lequel Jésus se donne en nourriture... notre âme est inondée de la grâce et reçoit un gage de la gloire future... Pain du ciel, présenté aux hommes, vous renfermez en vous toutes les délices. »

Les Visites. — L'Église... l'Extrême-Onction

Il y a longtemps que nous aurions pu inscrire ce premier titre : l'Église, en tête de nos *considérations*. Car c'est bien elle, au fond, qui nous visite dans la personne du prêtre ; c'est elle qui l'inspire ; c'est elle qui l'envoie ; elle qui lui donne ses pouvoirs et soutient ses dévoûments.

Chacun sait d'expérience que l'amour d'une mère ne s'affirme jamais avec plus de délicatesse, d'abnégation et d'héroïsme que dans la maladie de ses enfants. Alors, rien ne lui coûte : ni les veilles, ni les fatigues, ni les sacrifices, ni même les dangers les plus réels et les plus imminents. Ne lui parlez pas d'autre chose en ce moment ; elle ne vous comprendrait pas.

Or l'Eglise est une mère, la plus tendre et la

plus généreuse des mères ; car Jésus lui a donné
son propre cœur. On ne doit donc pas s'étonner
qu'elle ait des attentions particulières pour ceux
de ses enfants sur qui la souffrance est venue
s'abattre.

Ainsi que nous l'avons vu dans les médita
tions précédentes, dès que la maladie se déclare
chez quelqu'un d'entre eux, elle commande à
ses ministres de porter au plus tôt ses consolations au pauvre affligé. — Le mal prend-il un
caractère plus grave, elle députe auprès de lui
le *confesseur*, pour le délivrer du poids de ses
péchés, la maladie étant souvent la conséquence
de nos infidélités. — Le danger s'accuse-t-il
davantage, ses prêtres reçoivent l'ordre d'introduire auprès du patient le suprême Consolateur, Dieu lui-même, Jésus-Christ, sous les
voiles eucharistiques, pour adoucir, en le par-
tageant, si je puis ainsi dire, le mal qui le tour-
mente. — Si la faiblesse augmente encore et
qu'il y ait diminution sensible de la vie, elle
n'abandonne pas son enfant dans l'angoisse.
Elle n'est pas de ces mères dont les dévouements se lassent : à l'exemple de son divin
Fondateur, Jésus, *ayant aimé les siens*, elle
les aime jusqu'au bout, *in finem dilexit*; elle
dispute pied à pied, pour ses enfants, le terrain
de la vie contre les tentatives et les assauts de
la mort ; elle fait appel au Ciel, et demande pour

eux, dans d'ineffables gémissements, le salut de l'âme et la santé du corps, par le sacrement de l'*Extrême-Onction.*

J'ajouterai, pour ne plus revenir sur ce sujet, que la mort elle-même ne désarme pas son amour. Elle suit, par delà les limites de la vie présente, ceux qu'elle a aimés. A leur corps, elle réserve une sépulture respectée, sur laquelle elle répandra souvent ses bénédictions, sa prière et ses souvenirs ; à leurs âmes, elle appliquera chaque jour, dans le monde tout entier, sur des milliers d'autels, le sang purificateur de Jésus-Christ.

O sainte Eglise de Dieu, mère de tous les chrétiens, vous avez droit à notre plus vive reconnaissance pour tous vos bienfaits !... Pourquoi se rencontre-t-il des hommes, voire même des hommes baptisés, assez aveugles ou assez ingrats pour vous combattre et pour vous maudire ? — Mystère ! Mystère !

Pourquoi les Juifs ont-ils crucifié le Christ, la gloire de leur nation et le salut de l'humanité ?... Pourquoi y a-t-il des enfants qui méconnaissent les douleurs et l'amour de leur mère, et lèvent contre elle leurs mains sacrilèges ? — Mystère ! Mystère !

***

Que la terre était belle, pure et sainte au

sortir des mains de la Toute-Puissance divine!
Mais elle ne conserva pas longtemps sa splendeur immaculée. Tout fut abaissé et souillé par
la première victoire de Satan sur l'humanité,
au jardin de délices. Dès lors, créatures intel-
ligentes et libres, êtres vivants, sensibles ou
insensibles, matière inerte, tout porta le signe
d'une déchéance profonde et universelle.

La fin de la religion est de briser la puissance infernale en lui arrachant ses victimes,
pour les replacer sous la dépendance du gouvernement divin. C'est ce que l'Apôtre appelle
restaurer toutes choses dans le Christ Jésus :
instaurare omnia in Christo Jesu. (1)

Pour atteindre ce but, l'Eglise a recours au
signe de la croix, instrument de victoire sur le
péché et l'enfer. Partout où il est appliqué avec
esprit de foi, Dieu reprend son empire : « *In
hoc signo vinces.* » C'est pour cela, sans doute,
que nous voyons partout, dans la Chine, au
Japon comme en France, les ouvriers d'impiété
s'acharner contre ce symbole sacré, avec une
haine et une violence humainement incompré-
hensibles.

Au signe de la croix, l'Eglise ajoute *l'huile
consacrée,* image de la douceur et de la force
de la grâce, lorsqu'elle veut attacher à son
action une idée de permanence et de durée.

_____

(1) Ephes. i, 10.

Enfin, elle exprime, dans des invocations spéciales, la nature et les effets des cérémonies qu'elle accomplit.

C'est ainsi, par ces *onctions*, que l'évêque enlève aux usages profanes les édifices qui doivent servir à l'accomplissement des saints mystères, et les vases sacrés destinés à la célébration du grand sacrifice.

Le chrétien peut recevoir, pendant sa vie, quatre onctions différentes.

A son entrée dans l'humanité, l'Eglise lui fait une première onction, pour le ranger parmi les disciples de Jésus-Christ : elle le baptise au nom du Père, et du Fils, et du Saint-Esprit.

Plus tard, quand son intelligence s'est développée et son jugement affermi, l'évêque lui impose les mains, et le marque au front du caractère des forts. Il devient alors soldat du Christ, capable de triompher de tous les ennemis de son âme.

Si Dieu l'a prédestiné au sacerdoce, à l'honneur de prêcher la pénitence pour la rémission des péchés, il reçoit l'onction des prêtres sur ses mains, qui doivent bénir, consacrer et pardonner.

Enfin, lorsque arrive la maladie avec son triste cortège de souffrances, de défaillances et de dangers, l'Eglise lui réserve une dernière onction, qui doit achever de le purifier des souillures de la vie, le prémunir contre les embûches du démon et les terreurs de la mort, et lui inspirer la pensée et la force de s'abandonner avec confiance à la sagesse et à la miséricorde de Dieu.

C'est de cette *dernière* onction, que l'on appelle pour ce motif l'*Extrême-Onction*, que nous devons nous occuper en ce moment. Avant d'en étudier les effets, les conditions et les cérémonies, nous nous permettrons d'adresser à nos chers associés, les malades, une invitation à méditer sérieusement cette parole de l'apôtre saint Jacques, si lumineuse, si expressive et si consolante :

« Quelqu'un d'entre vous est-il malade, qu'il appelle les prêtres de l'Eglise, et qu'ils prient sur lui, l'oignant d'huile au nom du Seigneur ; et la prière de la foi sauvera le malade, et le Seigneur le soulagera ; et, s'il est coupable de quelques péchés, ils lui seront remis. » (1)

**

On peut compter quatre effets distincts et bienfaisants de l'*Extrême-Onction*.

En premier lieu, elle rend aux malades la parfaite pureté de l'âme, en effaçant les restes du péché, et en remettant les peines temporelles

(1) Jac. v, 14-15.

qui lui sont dues. Elle est ainsi comme le complément de la *Pénitence*, et la consommation totale de notre guérison spirituelle.

Cette seule considération ne devrait-elle pas être, pour tous, un motif victorieux et décisif de recevoir ce sacrement dans les dispositions les plus reconnaissantes comme les plus saintes ?...

Hé quoi ! malades ou infirmes, nous nous plaignons amèrement des souffrances ou des incommodités de tous genres qui nous affligent pendant quelques jours, quelques semaines, une ou plusieurs années au plus ; nous nous efforçons, avec un dévoûment très digne d'éloges, de procurer du soulagement, par tous moyens, à ceux des nôtres qui gémissent sur le lit de la douleur ; et nous paraissons oublier que les expiations du purgatoire imposées par la justice de Dieu, dépassent en intensité toutes les peines de la terre, et qu'elles peuvent se prolonger pendant de nombreuses années, et même pendant des siècles !

Rien de souillé n'entrera dans le royaume du ciel, séjour de la sainteté parfaite ; il faut acquitter auparavant jusqu'à la dernière obole.

Or l'*Extrême-Onction* a pour effet principal d'enlever jusqu'aux dernières traces de la dette contractée par le péché... Ah ! si l'on avait la foi, et si l'on aimait sincèrement, ne réclamerait-on pas, avec instance et au plus tôt, ce

secours de l'Eglise ? O parents, ô amis, ô chrétiens, qui cherchez à adoucir, par vos dévoûments empressés, les souffrances de vos malades, ayez donc pitié d'eux, et procurez-leur la
grâce incomparable du sacrement que Jésus-
Christ a institué exclusivement en leur faveur.
C'est le plus précieux service que vous puissiez
leur rendre. Vous leur épargnerez par là, peut-
être, de *longues années d'expiation.*

Le second fruit de l'Extrême-Onction est de
fortifier le malade contre les terreurs excessives
de la mort.

Assurément, cette pensée de la mort qui
approche est bien propre à jeter le trouble dans
les cœurs.

Mourir ! ô mon Dieu, tout mon être se raidit
contre sa dissolution ; et je ne m'étonne pas
que les plus grands saints aient quelquefois
tremblé devant cette nécessité ! Nous n'avions
pas été faits pour la mort ; elle est et restera
toujours, au point de vue de la nature, un châtiment des plus redoutables.

Mourir ! être divisé, séparé non seulement de
la société des créatures, de nos proches, de
nos amis, de notre maison, mais même de ce
qu'il y a de plus intime en nous et de nous-
mêmes !.. Notre corps, rendu à la terre pour
devenir une poussière infecte, sans forme et

sans nom !.. Notre âme, entrant seule dans le vaste silence de l'éternité, qui ne sera rompu que par cette parole toute remplie d'effroi : « *Redde rationem villicationis tuæ* ; rendez compte de votre administration. » (1).

Oui, la mort, considérée en elle-même et dans ses suites, fait trembler. Mais, comme nous l'avons dit précédemment, l'image resplendissante du Rédempteur Jésus, que l'Eglise fait apparaître derrière elle et au-dessus d'elle, en adoucit les traits. Elle devient alors une *libératrice*.

L'Extrême-Onction concourt très efficacement à obtenir cet effet. Sans doute, ce sacrement ne saurait avoir pour résultat de changer les réalités terribles dont nous venons de parler ; elles sont fixées à jamais : « *Statutum est omnibus hominibus semel mori*. Quoi que l'on fasse, le décret est porté : *il faut mourir* ; et après, *subir le jugement : Post hoc autem judicium*. » (2)

Mais, selon l'enseignement des saints, les prières de l'Eglise, qui accompagnent les *onctions purificatrices* ; la croix de Jésus, qui sanctifie tous nos organes, et la vertu mystérieuse du sacrement font évanouir les vains fantômes, rappellent la confiance et la paix

(1) Luc. XVI, 2.
(2) Heb. IX, 27.

dans les âmes, en leur montrant, à la lumière
des divines miséricordes, l'image resplendissante de l'Immortalité. — J'ai vu, plus d'une fois,
moi-même, les convulsions de la crainte s'apaiser
et tomber tout à coup, pendant l'administration
du sacrement, pour faire place à un grand
calme et presque au sourire des prédestinés.

Heureux ceux que l'Eglise et la grâce visitent
dans leurs maladies.

Il y a quelque chose de plus pénible encore,
et surtout de plus dangereux pour le salut,
dans les derniers temps de la vie : ce sont les
assauts qu'il faut généralement soutenir contre
les **esprits des ténèbres.**

Ils savent que la lutte touche à sa fin, et que
leur temps est court ; c'est pourquoi ils tentent
un suprême effort : *Descendit diabolus ad vos,
habens iram magnam, sciens quod modicum
tempus habet.* (1)

Qu'est-ce que l'agonie ? — Peut-être bien le
duel définitif, livré sur les confins du temps et
de l'éternité, entre la miséricorde divine et la
malice de Satan, et dont l'âme est tout à la fois
le théâtre et l'enjeu.

Ce qui est certain, c'est que l'ennemi irrécon-
ciliable du Christ éveille souvent des pensées
troublantes dans l'esprit du chrétien qui appro-

(1) Apoc. XII, 12.

che de sa fin. Il exagère, il atténue, il fausse toutes les notions de justice et de miséricorde ; il soulève des doutes touchant les vérités de foi les plus indiscutables ; il déchire le voile du passé, — toute une vie qui nous avait été donnée pour aimer et servir Dieu, — et il se plaît à en étaler les faiblesses, les infidélités ou tout au moins les lacunes et la stérilité spirituelle.

Il fait revivre des souvenirs inquiétants, pour jeter dans le désespoir ; il dérobe, si je puis dire ainsi, la vue du Calvaire et de l'autel, pour ne laisser apercevoir que les châtiments préparés par la justice divine aux violateurs de la loi... Son triomphe est assuré, s'il parvient à faire dire ou penser aux malades : « J'ai perdu ma vie ; tout est maintenant inutile... *Il est trop tard !..* »

L'Extrême-Onction est toute-puissante contre ces sortes de tentation : « *Oratio fidei salvabit infirmum* ; la prière du prêtre sauvera le malade de ce danger ». Elle lui donnera une armure divine pour se protéger contre les attaques perfides du mauvais : *Induite vos armaturam Dei, ut possitis stare adversus insidias diaboli* (1).

Enfin, un quatrième et dernier effet de ce sacrement, c'est qu'il adoucit la souffrance phy-

(1) Ephes. vi, 11.

sique, donne tout au moins la grâce et la force de la supporter plus facilement, et même « *rend la santé au corps*, du moment qu'il ne peut résulter de cette guérison aucun danger pour le salut de l'âme. » Ces dernières paroles sont du saint concile de Trente.

Ce dernier avantage devrait être singulièrement apprécié des malades ; et cependant, pour la plupart, c'est à peine s'ils y pensent.

On les voit rechercher à grands frais, quelquefois au prix d'opérations très douloureuses, le rétablissement de leur santé ; ils interrogent les médecins les plus en renom ; ils prennent les remèdes les plus répugnants ; du moment qu'il s'agit de guérir, rien ne leur coûte et rien n'est négligé.

Pourquoi donc n'ont-ils pas recours à la vertu de l'Extrême-Onction, lorsque leur état est grave, puisque ce remède est à la portée de tous, et qu'il *ne manque jamais* de profiter au corps, du moment que la guérison n'est pas nuisible aux vrais intérêts de l'âme ?

Pourquoi ? — Pour deux raisons principales : la première, parce qu'on ignore trop généralement la nature et les effets de ce sacrement ; la seconde, parce qu'on manque de foi en son efficacité. Que de chrétiens croient à ses effets spirituels, sans être nullement convaincus de sa puissance au point de vue corporel !.. Or, sans la foi, généralement, l'action divine ne s'exerce pas... Jésus ne fit aucun miracle en son pays, dit saint Marc, parce que ses compatriotes ne croyaient pas en lui : *Propter incredulitatem eorum.*

Cher ami malade, prenez garde de mépriser le don de Dieu, en renvoyant à la dernière extrémité l'emploi de ce remède confié à l'Eglise. Pour peu que votre maladie prenne un caractère de gravité, appelez le prêtre ; qu'il prie pour vous, et vous oigne de l'huile sainte : *Inducat presbyteros Ecclesiæ.* Il n'est pas nécessaire d'être en danger de mort pour cela, il suffit que l'indisposition soit grave ; c'est le sentiment du savant pape Benoît XIV, dont la doctrine fait loi en cette matière : *Qui gravi morbo laborant.*

*
* *

Voilà de magnifiques effets et pour le corps et pour l'âme ; on voudra bien le reconnaître, et en remercier Jésus. Mais il ne suffit pas d'une bonne semence, fécondée par le travail de l'homme et la miséricorde de Dieu, pour obtenir une riche moisson : il faut une terre bien préparée.

Trois dispositions principales sont requises pour que l'Extrême-Onction produise tous ses fruits, du moins généralement : l'état de grâce, la contrition et la soumission à la volonté divine.

Comme l'administration de ce sacrement, aujourd'hui, fait immédiatement suite au saint Viatique, l'âme se trouve dans les conditions les plus favorables pour en recueillir tous les effets. Mais il se peut aussi qu'un accident, la paralysie enlèvent en partie la connaissance, et privent totalement de l'usage des sens. Alors, suivant le sentiment commun des théologiens, l'Extrême-Onction suppléerait le sacrement de pénitence, pourvu que le malade ait un repentir suffisant de ses fautes.

Mais que d'inquiétudes laisse un sacrement reçu, comme dernière ressource, dans ces conditions ! Que Dieu nous épargne cette surprise !

C'est pourquoi je ne saurais assez déplorer l'imprudence des malades, ni trop blâmer la fausse et cruelle délicatesse de certaines familles chrétiennes, qui attendent, pour recourir aux pouvoirs spirituels de l'Eglise, les dernières extrémités. J'en ai connu qui auraient voulu, en ce moment-là même, dérober au malade la conscience de la grâce qui lui était conférée.

On vint me prier, un jour, de passer au plus vite chez un de mes paroissiens, qui venait d'être frappé d'apoplexie quelques instants auparavant. L'homme qui m'accompagnait, et qui était de la famille, me dit sur la route : « Je pense bien, M. le curé, qu'il n'a plus du tout connaissance ; néanmoins vous agirez tout doucement, n'est-ce pas ? de manière qu'il ne sente rien, et ne s'aperçoive de rien !... »

O modicæ fidei ! O homme de peu de foi !.. C'est dans cet état d'anéantissement de toutes les facultés, sans préparation, sans un acte de foi, de repentir ni d'amour, que vous voulez faire entrer dans l'éternité ceux que vous aimez ! C'est cette mort que vous désirez pour vous-même ! !

O mon Dieu, en entendant ces paroles, j'ai compris que, pour le salut d'un grand nombre de chrétiens de nos jours, il faut compter exclusivement sur votre miséricorde gratuite et infinie.

La seconde condition pour que le sacrement obtienne tous ses effets, est la contrition, c'est-à-dire la détestation des péchés commis. Chacun doit en comprendre facilement la convenance, et même la nécessité. Puisque la fin principale de l'Extrême-Onction est la destruction complète du péché et de ses conséquences, elle doit trouver, dans l'âme, la haine du péché et le regret sincère de toutes ses faiblesses ; sinon, la prévarication subsiste, Dieu, qui est sainteté et justice, ne pouvant remettre le mal qui n'est pas rétracté.

Cher ami malade, sur qui l'Eglise va répandre ses dernières grâces spirituelles, entretenez-vous donc dans des sentiments de repentir pour les fautes de votre vie. Profitez de l'épreuve à laquelle vous êtes soumis, et dites, au moins de temps en temps, du fond du cœur, quand la pointe de la douleur s'enfonce plus vivement dans votre chair : « Oui, mon Dieu, pour l'expiation de mes péchés. »

Enfin, la résignation ou, mieux encore, une soumission filiale à la volonté divine attire sûrement la miséricorde et la bienveillance. N'accusez pas le Ciel, ne murmurez pas, ne vous laissez pas aller au découragement. Regardez l'enfant qui souffre : il s'incline et repose sa tête endolorie sur le sein maternel. Faites ainsi, ô ami malade ; livrez-vous sans crainte au bon plaisir de Dieu, qui est pour toutes ses créatures — c'est lui qui l'affirme — plus qu'une mère. Dites, avec la sainte Victime du jardin des Oliviers, malgré l'agonie qui vous oppresse : « *Fiat voluntas tua !* Père, que votre volonté soit faite ! Non pas comme je veux, mais comme vous voulez !! »

Heureux les chrétiens qui se maintiendront

dans ces sentiments ; ils recueilleront, avec de
nombreux mérites, une grande paix et tous les
fruits du sacrement. Je demande à Dieu cette
grâce et pour vous et pour moi, à l'heure des
suprêmes onctions.

*
* *

Assistons maintenant, avec un religieux recueillement, aux saintes cérémonies. Vous les
avez sans doute suivies déjà pour un père, une
mère, un ami ; aujourd'hui, elles vous intéressent personnellement.

Regardez et écoutez, ô hommes du monde,
presque toujours absorbés par les plaisirs et les
affaires ; un jour viendra, si toutefois Dieu vous
accorde cette faveur, où ces rites sacrés s'accompliront dans votre chambre, et c'est vous
qui en serez l'objet.*

Le malade a été averti. Tout est propre et décent autour de lui, et sur les parties du corps
qui doivent recevoir les saintes onctions.

Le prêtre dit : « Seigneur Jésus, donnez accès, nous vous en supplions, dans cette demeure, à l'éternelle félicité, à la divine prospérité, à la joie sereine, à la charité bienfaisante,
à la santé perpétuelle. Ecartez de ce lieu les
influences pernicieuses des démons, et que les
Anges de paix y accourent. » — Et il continue

ainsi d'invoquer la protection et les bénédictions du Ciel.

Quand les prières préparatoires sont terminées, il invite les personnes présentes à s'unir à lui, par la récitation des psaumes de la pénitence et les litanies des saints.

Maintenant, pauvre malade, ferme les yeux au monde, à ses vanités, à ses dangers et à ses laideurs, avant que la mort les fixe à jamais dans les ténèbres absolues : Jésus va les purifier.

Les *yeux* sont les portes de l'âme. Ils nous avaient été donnés pour entrer en relation avec le monde sensible ; pour considérer vos œuvres si belles, ô Créateur de toutes choses : votre ciel étoilé, qui publie votre gloire, et ces multitudes infinies d'êtres variés qui rendent hommage à vos perfections, et devaient exciter notre admiration et notre reconnaissance.....

Hélas ! combien de fois, malheureux, ne les ai-je pas arrêtés, avec une complaisance coupable, sur des spectacles devant lesquels ils auraient dû rester fermés !... Ils ont été trop souvent complices de vaines curiosités, ou séduits par des beautés dangereuses...

Pardonnez-moi, Seigneur ; usez de miséricorde envers votre serviteur. — Et le prêtre fait une onction en forme de croix, avec l'huile consacrée, sur les yeux, disant : « Que, par cette sainte onction, et sa très douce miséricorde, Dieu vous pardonne toutes les fautes que vous avez commises par le sens de la *vue !* »

Nos *oreilles* devaient se plaire à recueillir les accents de la prière, les bénédictions reconnaissantes de toutes les créatures, les harmonies des divins cantiques; elles devaient faire pénétrer jusqu'à notre âme les enseignements de la parole sacrée; les cris de détresse de nos frères, et leurs appels à la compassion et à la charité... A quelles fonctions les avons-nous appliquées ?...

Hélas ! elles ont recueilli avidement les louanges adulatrices, les médisances, peut-être même des paroles qui ont fait rougir les anges des saintes pensées et des chastes affections !...

Pardonnez-moi, Seigneur ; usez de miséricorde envers votre serviteur. — Et le prêtre fait une onction en forme de croix, avec l'huile consacrée, sur les deux oreilles, disant : « Que, par cette sainte onction et sa très douce miséricorde, Dieu vous pardonne toutes les fautes que vous avez commises par le sens de l'*ouïe.* »

L'*odorat.*— A première vue, on est étonné de trouver ce mot ici. Est-il donc possible de pécher par ce sens ? — Assurément, puisque tout a été perverti en nous, à la suite de la première désobéissance. Complément de la vue et du goût, il devait nous aider à distinguer les aliments sains des substances nuisibles ; et aussi, à sa manière, nous inspirer, par les suaves senteurs qui s'élèvent des prairies, des champs et des bois, des hymnes de louange et de reconnaissance au Créateur, suivant cette parole de nos saints Livres : « *Date odorem, flores, et benedicite Dominum in operibus suis...* Exhalez vos parfums, ô fleurs, et bénissez le Seigneur dans ses œuvres. » (1)

Hélas ! ce qui devait nous élever vers Dieu nous a inclinés vers les créatures ; nous nous sommes entourés d'odeurs voluptueuses ; nous avons marché à la suite de senteurs perfides, qui ont préparé peut-être des chutes lamentables.

Pardonnez-moi, Seigneur ; usez de miséricorde envers votre serviteur. — Et le prêtre fait une onction, avec l'huile consacrée, en forme de croix sur les narines, en disant : « Que, par cette sainte onction et sa très douce miséricorde, Dieu vous pardonne toutes les fautes que vous avez commises par le sens de l'*odorat*. »

Nos *lèvres*, instruments de la parole et du goût, devaient servir à entretenir avec nos semblables des relations de charité et de fraternité, et aussi à chanter les louanges de Dieu, à prononcer les accents de la prière, à consoler le malheur, à défendre l'innocence et à con-

(1) Eccli., xxxix, 19.

damner le vice... Elles devaient trouver leur douceur à se coller quelquefois, comme fit Madeleine, sur vos pieds divins, ô Jésus crucifié !...

Hélas ! elles ont donné passage à l'impatience, à la colère, au mensonge, aux indiscrétions, aux blasphèmes, à l'intempérance, peut-être à des sensualités coupables.

Pardonnez-moi, Seigneur ; usez de miséricorde envers votre serviteur. — Et le prêtre fait une onction en forme de croix, avec l'huile consacrée, sur les lèvres, disant : « Que, par cette sainte onction et sa très douce miséricorde, Dieu vous pardonne toutes les fautes que vous avez commises par le *goût* et par la *parole.* »

Voici mes *mains.* Je les regarde avec inquiétude... A vos yeux, Seigneur, ne sont-elles pas vides de bonnes œuvres ?... et pleines d'iniquités ?... Et pourtant vous me les aviez données pour se joindre pieusement dans l'adoration, pour accomplir ma tâche de chaque jour, pour s'ouvrir et répandre l'aumône dans le sein de l'indigent, pour soutenir ou relever le faible.

Hélas ! voilà qu'elles ont touché à l'injustice, prêté leur concours à la violence, et accompli des œuvres mauvaises...

Encore une fois, Seigneur, *pardonnez-moi et usez de miséricorde envers votre serviteur.* —

Et le prêtre fait une onction, avec l'huile consacrée, en forme de croix sur les mains, disant : « Que, par cette sainte onction et sa très douce miséricorde, Dieu vous pardonne toutes les fautes que vous avez commises par le sens du *toucher*. »

Aux *pieds*, maintenant. Ils avaient reçu mission de me porter chaque jour au travail quotidien, auquel tout homme a été condamné dès l'origine : *In laboribus... cunctis diebus vitæ tuæ ;* de me diriger vers vos saints autels et vos saintes cérémonies chaque dimanche, et aussi de me rapprocher de mes frères malheureux ou malades pour la pratique de la charité...

Et, en ce moment, je me souviens avec amertume qu'ils sont allés, plus d'une fois, vers des lieux où votre sainteté était outragée, votre nom blasphémé, et la dignité chrétienne méconnue... Au lieu de courir dans la voie de vos commandements, ils se sont attardés dans les sentiers des pécheurs...

Mon Dieu, purifiez-les... et pardonnez à votre serviteur. — Et le prêtre fait une onction, avec l'huile consacrée, en forme de croix sur les pieds, disant : « Que, par cette sainte onction et sa très douce miséricorde, Dieu vous pardonne toutes les fautes que vous avez commises par toutes vos *démarches* et vos *mouvements*. »

Avant de se retirer, le prêtre ajoute les supplications les plus instantes en faveur du malade ; il les termine par cette belle invocation :

« Seigneur, Dieu tout-puissant, exaucez notre prière, et délivrez votre serviteur de la maladie qui l'afflige ; rendez-le à la santé, relevez-le par votre droite, affermissez-le par votre vertu, et conservez-le, nous vous en supplions, à votre sainte Eglise, avec toutes les prospérités désirables. Amen. Ainsi soit-il. »

****

Et maintenant, enfant de l'homme, repose en paix dans la confiance et l'abandon : Dieu t'a pardonné ; Jésus a repris possession de tout ton être ; l'Eglise, ta mère, t'a béni ; Satan a perdu tous ses droits sur ton âme ; le passé n'est plus : *Recedant vetera ;* une vie nouvelle s'ouvre devant toi, toute rayonnante d'espérance et d'immortalité : *Nova sint omnia, corda, voces et opera.*

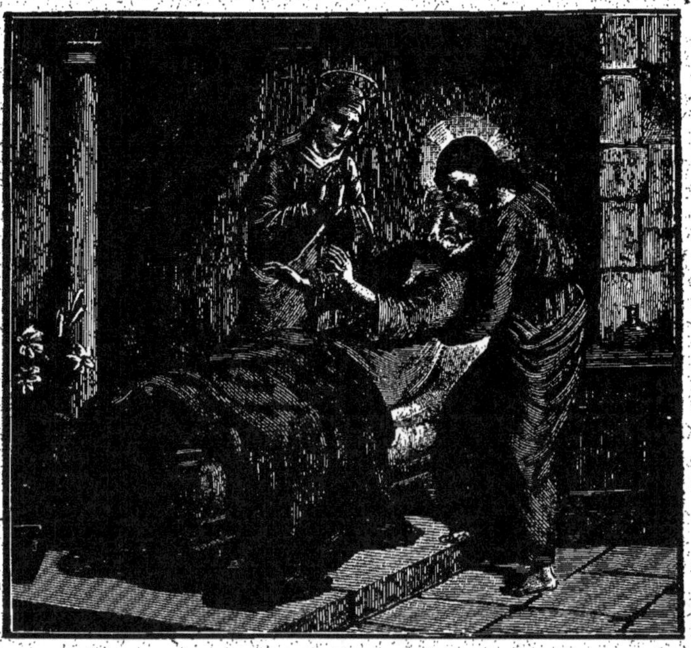

MORT DE SAINT JOSEPH

La piété catholique regarde, à bon droit, saint Joseph comme
le Consolateur de tous ceux qui souffrent et le Patron des
mourants. Invoquons-le avec confiance pour obtenir du Ciel,
par lui, la grande grâce de quitter la terre dans la paix du
Seigneur.

XXV

LES VISITES. — LA MORT

« *Statutum est hominibus semel mori.*

Il a été décrété que les hommes mourront une fois. »

« *Estote parati.* — Soyez donc prêts. »

(Hebr. IX, 27. — Matt. XXIV, 44.)

Ami lecteur, êtes-vous bien persuadé que vous mourrez ? — Etrange question, me direz-vous peut-être ; qui peut en douter ?.. Chaque jour prend à tâche de nous rappeler qu'ici-bas, la mort est la fin de tout être vivant, et que commencer à vivre, c'est commencer à mourir. Où sont, aujourd'hui, toutes les générations humaines qui ont paru successivement sur la terre, depuis six mille ans ? La mort les a touchées, et elles se sont évanouies sans retour. La génération présente, celle dont nous faisons partie, la *nôtre*, ne sera pas plus épargnée. Encore un peu de temps, elle aura passé, et nous avec elle.

Je vous entends ; et votre réponse ne m'étonne pas : vous croyez fermement que vous mourrez un jour. — Mais ma question va plus loin qu'il ne vous paraît. Je ne demande pas seulement si vous êtes *convaincu* que vous mourrez un jour, comme on croit à un théorème de géométrie clairement démontré ; mais si vous en êtes *bien persuadé ;* si cette vérité n'est pas seulement, chez vous, à l'état spéculatif et, pour ainsi dire, à la surface de l'âme. A-t-elle pénétré jusqu'au fond de votre cœur ? Exerce-t-elle une influence réelle sur la direction de votre vie et les décisions de votre volonté ? Pensez-vous quelquefois à la mort ? Vous préparez-vous, — disons mieux avec l'Evangile, — êtes-vous prêt à la recevoir quand elle se présentera ?.. Savez-vous que du moment insaisissable de votre mort dépend votre éternité ?.. Vous dites-vous que la mort est une de ces affaires capitales qu'on ne recommence pas : « *Semel mori* : on ne meurt qu'une fois » ; et qu'il faut, par conséquent, réussir tout d'abord, parce que, si on la manque, l'erreur est irréparable ?..

Arrêtons-nous un moment à quelques-unes de ces pensées.

*
* *

Avant tout, il est naturel de nous demander ce que c'est que la mort.

J'entre dans une chambre à demi éclairée par quelques flambeaux mystérieux; même en plein jour, la lumière du ciel ne trouve plus accès dans la demeure de la mort. Des parents, des amis, des enfants, brisés par la douleur, se tiennent debout ou comme effondrés, priant et pleurant. Le silence n'est interrompu, de temps à autre, que par un soupir ou un sanglot, qui s'échappe de quelque poitrine haletante.

Et là, sur une couche funèbre, comme un ouvrier fatigué qui a fini sa journée, repose un cadavre... C'est ma mère, ma sœur, un ami, avec qui, tout à l'heure encore, j'étais en communion intime de sentiments et de pensées, insensible maintenant et étranger à tout, les yeux sans lumière comme deux lampes éteintes, les lèvres froides et décolorées, le cœur sans battement ni chaleur...

Est-ce cela, la mort?... — Non; ce n'est que la trace sensible de son passage.

Vingt ans plus tard, je vais au cimetière. Sur le bord d'une fosse qu'on vient de creuser, j'aperçois un crâne qui s'effrite, des ossements disjoints et sans forme, ramenés un moment à la lumière pour faire place à un successeur; et je me demande de nouveau : Est-ce cela, la mort?

— Non; c'est une de ses suites éloignées et fatales.

Qu'est-ce donc que la mort?...

24

Avant de répondre à cette question, faisons remarquer ici que c'est pour nous conformer au langage populaire et fixer immédiatement la nature de notre sujet, que nous avons intitulé ce chapitre : VISITE DE LA MORT. Quoi que l'on dise et que l'on écrive, la mort n'est pas une *visiteuse*, dans le sens propre du mot, puisqu'elle n'est pas un être réel, un personnage quelconque, esprit ou matière.

C'est bien en vain que les païens, les poètes et les artistes nous la représentent sous les traits d'un squelette décharné, à demi couvert d'un linceul, et brandissant une faux, avec laquelle il moissonne sans pitié les générations humaines. Ce n'est là qu'un symbole, très expressif, j'en conviens, qui rappelle à tous les hommes, grands et petits, nobles et roturiers, esclaves ou souverains, qu'à la mort nous serons dépouillés de tout ce que nous paraissions posséder : puissance, richesse, beauté. En fait, à cette figure ne répond aucune réalité. La mort n'est que l'absence ou la privation de la vie, comme les ténèbres ne sont que l'absence ou la privation de la lumière.

Mais, alors, qu'est-ce donc que la vie ?...

Nous avons la réponse de nos Livres sacrés et les enseignements de la foi catholique.

« Quand Dieu eut créé le ciel et la terre, il dit : Faisons l'homme à notre image et ressemblance. Et il forma le *corps* de l'homme du limon ou de la poussière de la terre. Il répandit ensuite, dans ce corps inerte, sans mouvement ni chaleur, un *souffle*, un *esprit*, une *âme* ; et l'homme devint un être animé et vivant : *et factus est homo in animam viventem.* » (1)

La vie est donc la résultante de l'association de l'âme et du corps ; la personnalité humaine est formée de l'union intime, étroite, des deux éléments spirituel et matériel.

Il nous sera bien facile, maintenant, d'entendre ce que c'est que la mort. Quand Dieu veut mettre fin à une existence, il commande ou il permet à la maladie, à la vieillesse ou à un accident quelconque, de rendre le corps impropre à servir de demeure à l'âme. Celle-ci se retire alors, comme on abandonne un vaisseau qui va sombrer ou une maison qui croule, et retourne à Dieu, son principe, tandis que le corps, n'étant plus pénétré et soutenu par l'esprit, retombe naturellement au niveau et à l'état des choses inanimées.

Il ne s'agit donc pas, dans la mort, de destruction dans le sens d'anéantissement ou de l'âme ou du corps : rien ne se détruit ni ne s'anéantit à fond. Il s'opère uniquement une séparation des deux associés. Le corps, fait de la terre, retourne à la terre ; l'âme spirituelle va

(1) Genèse.

à Dieu... Et cette division subsistera jusqu'au jour de la restauration universelle, à la fin des temps.

Alors, la mort sera définitivement vaincue. Les ossements épars, décomposés et jetés aux quatre vents du monde, se réuniront par l'ordre de Dieu, comme il fut un jour montré au prophète Ézéchiel, dans une vision célèbre ; ils formeront une armée innombrable ; et Dieu reconstituera la vie, en rétablissant les associations rompues depuis dix mille ans et plus ; et ce sera alors pour l'éternité...

***

Mais il nous importe moins de connaître la nature de la mort que d'être prêts à la recevoir.

Elle ne viendra, en effet, qu'une seule fois ; elle viendra, nous sommes avertis, à l'improviste, en surprise, comme un voleur la nuit, au moment où nous nous y attendrons le moins, *sicut fur in nocte* ; elle décidera de notre bonheur ou de notre malheur : *momentum ex quo pendet æternitas* ; et ce sera pour toujours : « Là où tombe l'arbre, il y reste. »

La prudence la plus élémentaire nous fait donc un devoir d'être toujours sur nos gardes.

— La sentinelle avancée, chargée d'observer

les mouvements de l'ennemi, s'endort-elle jamais ?.. Son sommeil serait sa mort.

Nous devons penser souvent à la mort. — L'Esprit-Saint nous recommande très instamment cette pratique, et les âmes vraiment religieuses y sont fidèles tous les jours : « *Memorare novissima tua, et in æternum non peccabis;* souviens-toi de tes fins dernières, et tu ne pécheras jamais. » (1)

Mais cette pensée lugubre ne va-t-elle pas devenir un supplice, ou, du moins, étendre un voile de tristesse et de deuil sur toutes nos joies, même les plus légitimes ? N'est-elle pas de nature à comprimer notre activité, et à briser toutes nos initiatives ? — Elle rendra peut-être notre vie plus sérieuse, ce qui est un grand bien, sans la rendre ni triste ni stérile. J'en appelle à l'expérience, et à l'exemple des saints d'ici-bas, dont la physionomie est presque toujours souriante et suave, et dont les œuvres de tous genres sont si nombreuses et si admirables.

Pensons donc à la mort, non pas précisément pour la craindre, mais pour nous y préparer.

On a dit, avec une parfaite vérité, que la meilleure de toutes les préparations était une sainte vie. On apprend à bien mourir, dit saint

(1) Eccli. VII, 40.

Augustin, en apprenant à bien vivre ; et qui a mené pieuse vie ne saurait avoir mauvaise mort : *Non potest male mori qui bene vixerit.*

Mais cette préparation lointaine, générale, ne saurait dispenser d'une autre plus directe, plus prochaine, plus immédiate, lorsque certains signes nous avertiront que nos jours ici-bas touchent à leur fin.

De grâce, cher malade, que cette pensée ne vous trouble pas : un enfant est-il donc si bouleversé, lorsqu'on lui annonce qu'il va retrouver son père ? L'exilé se laisse-t-il aller au désespoir, lorsqu'il aperçoit les rivages de la patrie, qui s'ouvre devant lui ? La crainte doit-elle donc absorber l'amour ? et les regrets de quitter la terre, l'emporter sur le bonheur du ciel ?...

Quand Dieu, dans sa bonté paternelle, nous fait savoir par sa messagère la maladie, comme au roi Ezéchias par le prophète Isaïe, que la vie va nous être retirée : « *Dispone domui tuæ quia morieris tu...* Réglez les affaires de votre maison, car vous allez mourir », (1) inclinons-nous devant le décret providentiel, avec une profonde humilité et une soumission toute filiale.

Ensuite, sans délai, rappelons-nous, *pour les*

(1) Is. xxxviii, 1.

mettre en pratique, les leçons et les conseils donnés dans les méditations précédentes sur la *Confession*, le *saint Viatique* et l'*Extrême-Onction*.

Cela fait, efforçons-nous, malgré certaines révoltes de la nature, de nous conserver dans des dispositions d'abandon absolu au bon plaisir de Dieu, en renouvelant de temps en temps, dans la journée, quelques-uns des actes suivants ;

1° Le sacrifice de notre vie. — C'est l'hommage le plus méritoire et le plus parfait que nous puissions offrir à Dieu, selon la parole évangélique : « Il n'y a point de plus grand amour que de donner sa vie pour ceux qu'on aime. » — Nous ne saurions mieux exprimer nos dispositions qu'en redisant, dans la sincérité de notre âme, la parole même du Rédempteur expirant : « Mon Dieu, je dépose ma vie entre vos mains. »

2° La Reconnaissance et l'Affirmation de la souveraineté de Dieu sur toutes ses créatures : « Mon Dieu, j'adore, dans ma prochaine dissolution, votre domaine absolu sur la vie et sur la mort... Je proclame que vous êtes *le Maître*, et il n'y a pas d'autre Seigneur que vous... »

3° L'acceptation de la mort comme une

EXPIATION POUR TOUTES LES INFIDÉLITÉS DE NOTRE VIE: « Que de fois, Seigneur, si vous n'aviez été que juste, vous m'eussiez supprimé de la terre des vivants ; mais votre miséricorde m'a épargné... En ce moment, je m'offre moi-même comme victime volontaire à votre justice... *Accipe spiritum meum.* »

4° LE DÉSIR DU CIEL. — Entendez le grand Apôtre s'écrier avec amour : « *Cupio dissolvi et esse cum Christo...* Je désire ma dissolution, pour être avec Jésus-Christ. » A notre tour, saluons la mort comme une libératrice, qui doit nous mettre en possession de l'amour de Dieu et des joies du paradis... *Adveniat regnum tuum ;* Père, que votre règne arrive !

5° Enfin, ce qui est plus aimant encore, plus parfait et moins personnel, ce serait d'ACCEPTER LA MORT, avec une sorte d'empressement religieux, PARCE QU'ELLE NOUS DONNE UN DERNIER TRAIT DE RESSEMBLANCE AVEC NOTRE SEIGNEUR JÉSUS-CHRIST, qui a voulu mourir pour nous sur la croix. — *Amour pour amour !...* « *Eamus et nos, ut moriamur cum eo.* Allons, nous aussi, et mourons en union avec Lui. » (1)

Bienheureux ceux qui meurent dans ces sentiments ! Ils portent manifestement le signe des prédestinés. On peut, sous tous rapports,

(1) Jo. xi, 16.

leur appliquer la parole inspirée : « *Pretiosa
in conspectu Domini mors sanctorum ejus.* La
mort des saints est précieuse devant Dieu. » (1)

***

On s'est demandé souvent, avec des inquiétudes très sérieuses, si le moment de la mort
n'était pas troublé par des souffrances physiques exceptionnellement crucifiantes. L'opinion
assez généralement répandue est favorable à
cette préoccupation. La séparation violente de
l'âme et du corps, affirme-t-on, doit amener,
dans tout l'être humain, un déchirement incomparable ; elle ne peut se consommer qu'au prix
d'un indicible martyre.

Malgré l'autorité du plus grand nombre, je
ne crois pas que ce sentiment populaire soit
fondé en raison. Ni les textes sacrés, ni les
définitions de l'Eglise, ni les déductions de la
science, ni la pratique de l'expérience ne me
paraissent le justifier.

J'ai vu mourir bien souvent ; et je dois à la
vérité de dire que, rarement, j'ai été témoin, à
l'heure fatale, d'agitations convulsives, de cris
de détresse, de luttes désespérées, d'angoisses
inexprimables, ainsi qu'on se plaît quelquefois
à le représenter. D'abord, dans l'état d'épuise-

(2) **Ps. cxv,** 15.

ment où elle se trouve, la nature elle-même ne les supporterait pas.

J'ai constaté, au contraire, généralement, que la séparation de l'âme et du corps s'opérait d'une façon si calme, si paisible, que les assistants s'en apercevaient à peine ; et que, bien souvent, ils se demandaient, pendant quelque temps, *si tout était fini.* Les anciens prétendaient que le sommeil est *frère* de la mort ; or avez-vous jamais saisi l'instant précis où vous passez de l'état de veille à celui de repos ? Non, n'est-ce pas ?... Il me paraît qu'il doit en être ainsi du passage de la vie à la mort : insensiblement et sans secousse.

Que d'exemples je pourrais citer de morts douces et même joyeuses, à l'appui de ce sentiment !

Le savant théologien Suarez, au moment de quitter la vie, dit à ses Frères réunis autour de sa couche : « Je ne savais pas qu'il fût si doux de mourir ! » — Saint Camille, ce dévoué serviteur des malades et des mourants, ayant été averti que sa mort était proche, dit à haute voix : « Je me suis réjoui en entendant ces paroles : nous irons dans la maison du Seigneur ! *Lætatus sum in his quæ dicta sunt mihi : in domum Dómini ibimus.* » (1)

Un jour, j'assistais aux derniers moments

(1) Ps. CXXI, 1.

d'une jeune personne, enlevée aux affections de la famille avant sa vingtième année. Le silence régnait dans la chambre, dans l'attente du dénoûment. Tout à coup, sa figure s'illumine, ses yeux brillent d'un éclat inaccoutumé, et de ses lèvres s'échappent harmonieusement les premières paroles de l'hymne sacrée : « *Quam dilecta tabernacula tua, Domine virtutum*; qu'ils sont aimés, vos tabernacles, Seigneur, Dieu des armées ! » (1) — Ce furent ses dernières paroles. Sa tête s'inclina ; elle avait passé.

On me permettra de rappeler encore ici l'exemple d'une jeune vierge de vingt-deux ans, dont j'ai eu la consolation de recueillir le dernier soupir. Au moment même d'entrer dans sa véritable Patrie, on la vit sourire comme à une apparition céleste ; puis se soulevant : « Ouvrez, dit-elle, je viens ! ouvrez, c'est moi ! » Et, retombant sur sa couche, elle expira.

Pour ne pas qu'on puisse me reprocher de ne citer, à l'appui de mon sentiment, que des exemples de prédestinés, en faveur de qui Dieu aurait pu avoir des condescendances particulières, je rappellerai ici les dernières paroles d'un des plus célèbres médecins de l'Angleterre, le docteur Cullen, mort en 1790. « O mes amis, dit-il très distinctement au moment d'expirer, je voudrais qu'il me fût possible d'écrire ou de

____

(1) Ps. LXXXIII, 1.

parler, afin d'exprimer combien c'est chose agréable de mourir ! »

Evidemment, si le fait physique, en lui-même, de la séparation de l'âme et du corps entraînait fatalement une crise effroyable, comme certains le prétendent ; s'il se produisait, en ce moment suprême, des déchirements affreux, ces souffrances seraient communes à tous ceux qui passent par la mort.

Or nous venons de constater qu'il n'en est rien.

Si j'insiste sur ce point, c'est d'abord dans l'intérêt de ce qui me paraît être la vérité ; et aussi dans l'espérance de fortifier, contre de vaines terreurs, des âmes timides, délicates, qui tombent dans une sorte de stupeur, à la pensée des derniers moments, et se laissent distraire absolument des saintes considérations de la foi et des douces visions du ciel, par la crainte exagérée des souffrances à venir.

O chrétiens, pouvez-vous oublier qu'aussi longtemps que vous êtes sur la terre, vous êtes entre les mains d'un Dieu qui veut être appelé *votre Père : Pater noster, qui es in cœlis?*

* *

Malgré ce qui précède, je reconnais volontiers que la mort reste, pour tous les hommes, un passage difficile, tout plein de redoutables problèmes et de pénibles sacrifices.

Les plus grands saints eux-mêmes ont tremblé, à la pensée de paraître devant le souverain Juge. Saint Jérôme, l'illustre pénitent, le savant docteur de l'Eglise, n'avoue-t-il pas, avec frayeur, qu'il lui semblait entendre sans cesse, dans sa solitude, la trompette du jugement? — C'est vrai.

Mais nous savons aussi, par leur propre témoignage, que leurs craintes n'excluaient pas la confiance, et n'arrivaient pas à troubler foncièrement leur âme. Les enseignements de la foi et les consolations de la religion adoucissaient toujours les angoisses des derniers jours.

Trois grandes et douloureuses préoccupations assiègent ordinairement les mourants : d'abord, la séparation définitive de toutes les affections terrestres ; ensuite, les jugements de Dieu, qui nous attendent au sortir de la vie ; enfin, la vue anticipée de notre prochaine dissolution.

Considérez comme la sainte Eglise de Jésus-Christ possède d'admirables remèdes pour toutes ces souffrances.

La mort sépare violemment de tout ce qu'on a aimé sur la terre : *Siccine separat amara mors?* (1). — Mais la religion nous rappelle qu'il

(1) I Reg. xv, 32.

ne s'agit que d'un éloignement momentané. Elle nous fait voir en même temps, dans la lumière du ciel, les parents, les amis, qui nous ont précédés, que nous avons pleurés longtemps... Ils nous attendent et nous appellent... O douce compensation ! l'éloignement de la terre n'est que le rapprochement du ciel... « Je vais donc vous revoir pour ne plus vous quitter, ô mes amis d'enfance, ô ma mère, ô ma sœur !! mes chers disparus ! La vie humaine s'interposait entre vous et moi ; je sens qu'elle se retire. Encore un moment, et je vous serai réuni ».

Les jugements de Dieu sont redoutables, assurément, et bien lourdes les responsabilités de l'existence. Quelle créature pourra se tenir debout, appuyée sur sa justice, devant la sainteté divine ? — Voyez la religion. Lorsqu'approche l'heure du départ pour quelqu'un de ses enfants, après l'avoir fortifié de toutes ses bénédictions, elle met entre ses mains l'image bénie du Rédempteur ; et, au moment où l'âme va quitter le compagnon de ses luttes ici-bas, elle rencontre sur les lèvres, comme un baiser de paix, le divin crucifix... Serait-il possible de donner un motif plus puissant de confiance ?

La certitude, enfin, de notre future dissolution est très pénible. Tout être répugne instinctivement à sa suppression. On ne se fait pas à la pensée de n'être bientôt plus qu'une pincée de poussière, déposée au fond d'une tombe, dans un cimetière silencieux.

Mais voici la sainte Eglise qui nous montre, dominant les tombeaux, ces paroles lumineuses : « *Ego sum resurrectio et vita : qui credit in me, non morietur in æternum ;* je suis la *résurrection* et la *vie :* celui qui croit en moi, ne mourra pas pour toujours. » (1)

Ah ! qu'ils sont heureux ceux qui croient, qui espèrent et qui aiment ! En vérité, la mort, pour eux, a perdu toutes ses rigueurs et toutes ses amertumes.

J'ai connu une bonne et sainte supérieure de communauté religieuse, tellement impressionnable qu'on ne pouvait parler devant elle de la mort sans la bouleverser. C'était une faiblesse, assurément. Lorsqu'à quatre-vingts ans, elle devint gravement malade, on crut que toutes ses terreurs allaient se donner libre carrière. Il n'en fut rien. Les prières et les sacrements de l'Eglise lui gardèrent, jusqu'à la fin, une paix profonde, tout à fait inespérée. Elle s'endormit doucement dans le Seigneur, sans témoigner la moindre épouvante, après avoir fait le sacrifice de sa vie, et donné rendez-vous à ses Sœurs dans une vie plus heureuse.

Encore une fois, heureux ceux qui croient et

(1) Jo. XI, 25-26.

meurent dans le Seigneur ! *Beati mortui qui in Domino moriuntur !* (1)

***

Voici enfin venue l'heure de la division de l'âme et du corps. Suivons de plus près, en les admirant, les attentions, les délicatesses et les dévoûments de l'Eglise : un jour, ils se renouvelleront pour nous-mêmes.

Avez-vous considéré quelquefois une mère, tenant sur ses genoux son enfant malade ? Pour essayer d'endormir les souffrances du petit être, elle l'appuie contre son cœur, elle le berce doucement, en même temps qu'elle lui dit de touchantes paroles, et lui chante même, faisant violence à sa tristesse, de joyeux refrains.

Ainsi, avec plus de tendresse encore et plus de puissance, agit la sainte Eglise.

Oh ! bien malheureux et bien coupables, ceux qui éloignent du lit des mourants le prêtre, ministre de la miséricorde et de la consolation : ils font œuvre cruelle et satanique.

Ecoutons. — Pour calmer les craintes excessives et troublantes des jugements de Dieu, et rendre à l'âme du chrétien mourant une paix confiante, l'Eglise déclare qu'elle accorde, selon

(1) Apoc. xiv, 13.

les pouvoirs qu'elle a reçus de Jésus-Christ,
son fondateur, moyennant le repentir des fautes
et la soumission filiale à la volonté divine, la
rémission des peines temporelles dues au
péché.

« Que Notre Seigneur Jésus-Christ, Fils du
Dieu vivant, qui a donné au bienheureux apôtre
Pierre le pouvoir de lier et de délier, vous
rende, par sa très douce miséricorde, la robe
d'innocence de votre baptême ; et moi, avec la
puissance qui m'a été confiée par le Siège
Apostolique, je vous accorde l'indulgence plé-
nière et la rémission de tous vos péchés. Au
nom du Père, et du Fils, et du Saint-Esprit.
Ainsi soit-il.

« Que le Dieu tout-puissant vous remette
toutes les peines de la vie présente et de la vie
future ; qu'il vous ouvre les portes du paradis,
et vous introduise dans les joies éternelles.
Ainsi soit-il.

« Que la bénédiction de Dieu, Père, Fils et
Saint-Esprit, repose sur vous. Ainsi soit-il. »

Comme si toutes ces grâces ne suffisaient pas
à rassurer son amour, l'Eglise fait appel, ensuite, à toutes les Puissances du ciel, à tous
les bienheureux de l'Ancien et du Nouveau
Testament, les suppliant de joindre leurs prières aux siennes pour le mourant.

« Sainte Marie, s'écrie-t-elle, priez pour lui ;

saints Anges de Dieu, priez pour lui ; saint Joseph, priez pour lui ; vous tous, saints Apôtres et Evangélistes, priez pour lui ; tous les saints Martyrs, priez pour lui ; toutes les saintes Vierges, priez pour lui ; vous tous, saints et saintes de Dieu, intercédez pour lui. »

Et, à mesure que la vie décline et qu'approche le moment de la séparation, elle insiste davantage ; sa prière se fait plus pressante : « Seigneur, Seigneur, soyez-lui propice, pardonnez-lui, délivrez-le, recevez-le dans votre paradis. »

Comme toutes ces supplications expriment éloquemment les sollicitudes maternelles... et les dévouements les plus purs !... — De la terre, il n'est plus question. Avant même son départ, l'âme est déjà transportée dans les régions supérieures de la lumière, dans l'assemblée des saints, où elle est récréée par des visions célestes. Et quand, ainsi bercée par la religion, elle va définitivement prendre son essor, l'Eglise l'encourage, la soutient, et l'invite à monter...

Mon Dieu ! que de fois les larmes ont mouillé ma paupière, et sont descendues le long de mes joues, au moment où, agenouillé auprès de la couche d'agonie, au milieu de parents et d'amis consternés, je prononçais ces paroles qui ne sont plus de la terre :

« Partez de ce monde, âme chrétienne, au nom de Dieu le Père tout-puissant, qui vous a créée ; au nom de Jésus-Christ, Fils du Dieu vivant, qui a souffert pour vous ; au nom de l'Esprit-Saint, qui a été répandu en vous ; au nom des Anges et des Archanges ; au nom des Trônes et des Dominations ; au nom des Chérubins et des Séraphins, des Patriarches, des Prophètes, des Martyrs et des Vierges : *Proficiscere de hoc mundo !* Oui, quittez ce monde, âme chrétienne, et puissiez-vous, aujourd'hui même, entrer au séjour de la paix ! Que votre demeure soit fixée dans la céleste Jérusalem ! »

J'en appelle à toutes les âmes de bonne foi, à tous les cœurs sincères : est-il possible d'envelopper de plus de lumière, d'espérance, de confiance et d'amour, notre passage dans l'autre monde ?... La mort disparaît ici, en quelque sorte, avec son lugubre cortège de terreur, de regrets et d'agonies, pour ne laisser apparaître que les beautés et les harmonies du ciel.

C'est au milieu de ces témoignages de foi, d'adoration et de sympathie vraiment religieuse, que l'âme se dispose à quitter sa prison terrestre... En ce moment même, le prêtre, ministre de l'Eglise, se baisse vers le mourant, et prononce à trois reprises différentes le nom béni du Sauveur ; le nom victorieux de la mort et de l'enfer : Jésus ! Jésus ! Jésus ! . . . .

Mon Dieu, accordez-moi, et à tous les enfants de la sainte Eglise, la grâce d'une bonne mort. Que notre dernier soupir ici-bas s'exhale, confiant et aimant, sur vos pieds sacrés, ô crucifix consolateur, en prononçant votre nom, si puissant et si doux, ô Jésus.

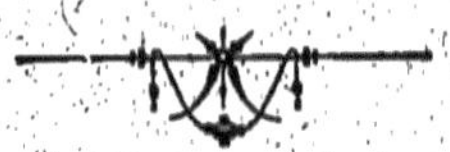

XXVI

Les Visites. — LE SOUVERAIN JUGE

« Post hoc autem, judicium.
« Or, après cela, le jugement. »
(Hebr. IX. 27.)

La mort vient d'accomplir son œuvre. —
Que de ruines amoncelées en une seconde ! Je
regarde ce corps étendu là, sans mouvement et
sans vie, et mon âme est pénétrée de douleur
et d'effroi.

C'est fini pour la terre et pour le temps. —
Voilà donc où aboutissent la jeunesse avec ses
espérances, la science avec ses ambitions, la
richesse avec ses jouissances ! Voilà l'affection
d'une mère, le soutien d'une famille, peut-être
la gloire d'une nation ! Un instant a suffi à
tout dévorer... Tout a disparu ; dans dix ans,
il ne restera même plus un souvenir : *Etiam
periere ruinæ.*

O mort, comme tu fais bien toucher du doigt le néant de toutes choses ici-bas !... Vous avez raison, ô Sage ; on ne peut que s'écrier avec vous : « *Vanitas vanitatum, et omnia vanitas...* Vanité des vanités, et tout est vanité, hormis aimer Dieu et le servir. »

**

Les parents et les amis sont donc là, sous une impression indéfinissable de tristesse et de crainte, regardant la victime qui vient d'être frappée, et pensant peut-être aussi à eux-mêmes, qu'une semblable destinée attend.

Parmi les sentiments si divers qui agitent les esprits, sont-ils nombreux les chrétiens qui se disent qu'en ce moment même, sur cette couche funèbre placée sous leurs yeux, se déroule une scène étrange, effrayante, et d'un intérêt infini ? — Je ne le crois pas ; et cependant rien de plus certain.

A l'heure où l'âme quitte sa prison terrestre, elle se trouve face à face avec le Juge suprême des vivants et des morts.

C'est la seconde VISITE DE DIEU dans la chambre du malade.

Il était venu, une première fois, Dieu d'amour, apporter au pauvre patient la consolation, la force et l'espérance, en se donnant dans la communion ; ici et en ce moment, c'est le Dieu de toute justice, qui rend à chacun selon ses œuvres.

Point d'intervalle entre la mort et le jugement : *Post hoc autem, judicium*. Rien ne s'interpose entre les deux. En quelque endroit que l'homme expire, il trouve Dieu devant lui, puisqu'il remplit le monde de son immensité ; et la cause est introduite.

Un homme venait de mourir.

Les membres de sa famille et quelques amis se tenaient debout, silencieux, les yeux fixés sur le lit funèbre. Soudain, sans la moindre altération des traits ni le plus léger mouvement du mort, une voix sembla sortir de ses lèvres décolorées, immobiles. Et l'on entendit distinctement ces paroles :

« Je suis accusé au juste jugement de Dieu !.. »

Les assistants, cloués au sol, de terreur, osaient à peine respirer.

Après moins d'une minute qui parut une heure, la même voix mystérieuse reprit :

« Je suis jugé au juste tribunal de Dieu !... »

Et presque immédiatement après :

« Je suis condamné au juste jugement de Dieu !... »

Ce récit appartient-il à l'histoire ? Faut-il l'attribuer à la légende ? — Je ne déciderai pas

la question. Cela importe d'ailleurs assez peu,
pour le sujet qui nous occupe. Ce qui est absolument certain, ce qui est de *foi catholique*,
c'est que l'âme est jugée *immédiatement* après
sa séparation du corps ; c'est que la sentence
qui la concerne est alors rendue, et son sort
irrévocablement fixé.

Il n'y a point pour elle, comme l'ont imaginé
certains rêveurs sans autorité, une existence
nouvelle, soumise à une seconde, à une troisième épreuve, dans les espaces vagues, indé-
finis des astres du firmament, ou parmi les
êtres inférieurs de la terre. La parole inspirée
est décisive : « *Semel mori ; post hoc autem,
judicium* ; on ne meurt qu'une fois, et aussitôt
après, le jugement. »—Et longtemps auparavant,
il avait été écrit aux Livres saints : « *Facile est
coram Deo*, IN DIE OBITUS, *retribuere unicuique
secundum vias suas* ; c'est chose facile à Dieu
de rendre à chacun, AU JOUR DE SA MORT, selon
les voies qu'il aura suivies. » (1). Saint Augustin ne fait que confirmer cette vérité, lorsqu'il
dit : « C'est une croyance aussi vraie que salutaire, que l'âme est jugée à sa sortie du corps,
avant cet autre jugement qui ne se fera qu'a-
près qu'elle aura été réunie au compagnon de
son passage ici-bas. »

O chrétiens, lorsqu'il vous est donné d'as-

______
(1) Eccli. XI, 28.

sister au départ d'une âme pour son éternité, ne vous contentez pas de dire, en recueillant le dernier soupir : « C'est fini ! » mais pensez, et dites-vous à vous-mêmes : « En ce moment, elle est jugée !... »

***

Je me demande, avec tremblement, ce que sera cette entrevue de l'âme seule avec Dieu seul.

Effrayant, je le sais par les révélations de la foi, sera le jugement universel, à la fin des temps, lorsque toutes les générations humaines se rassembleront dans la vallée de Josaphat, pour entendre la souveraine Justice prononcer des sentences sans appel.

C'est Jésus lui-même, dans son Évangile, qui nous décrit quelques-unes des circonstances qui précéderont, accompagneront et suivront la tenue de ces grandes assises. On doit reconnaître qu'elles sont de nature à faire trembler les cœurs les plus intrépides.

Les astres refuseront leur lumière ; les étoiles tomberont du ciel ; tous les éléments seront bouleversés ; les morts sortiront de leurs tombeaux ; la trompette du jugement retentira jusqu'aux extrémités du monde ; et toutes les créatures se précipiteront, frémissantes, au pied du tribunal divin.

Sed hæc, initium dolorum!..... Et ce ne seront là, encore, que des préparatifs !

Voici maintenant le *signe* du Fils de l'homme, la *croix,* qui apparaît dans un lointain mystérieux, éblouissante de clarté. Elle s'avance jusqu'au trône divin, qu'elle domine, et sur lequel a pris place le souverain Juge, entouré de myriades d'anges.

Alors, les consciences seront mises à découvert, les responsabilités établies, les voies de la Providence justifiées, les justes récompensés, les pécheurs confondus !

> *« Dies iræ, dies illa !..*
> *Quantus tremor est futurus,*
> *Quando Judex est venturus,*
> *Cuncta stricte discussurus ! »*

« Jour de colère que ce jour-là !.. Quelle ne sera pas notre terreur, en voyant apparaître le Juge, pour examiner rigoureusement toute notre vie. »

Eh bien ! l'avouerai-je ? Malgré le spectacle terrifiant des derniers jours de l'univers, malgré l'épouvante qui me saisit, à la simple lecture de la prédiction évangélique, je ne sais si la pensée de me trouver seul, face à face avec Dieu seul, ne produit pas, dans mon âme, des impressions plus troublantes et plus vives.

Dieu et l'âme sont en présence, là, sur la

couche où la mort vient de passer ; — Dieu,
témoin de toutes mes pensées, de mes actions,
de mes paroles, de mes intentions ; — Dieu,
dont le regard pénétrant sonde les reins et les
cœurs ; qui a tout vu, tout entendu, tout retenu ; lui, mon Créateur, mon Bienfaiteur et mon
Père, qui a multiplié, en ma faveur, les témoignages de son amour ; Lui qui m'a attendu,
sollicité, pendant trente, quarante, soixante
années et plus, pour me presser, comme l'enfant prodigue, sur son cœur !... Maintenant, il
n'est plus pour moi qu'un Juge sévère, infaillible, inexorable.

Pauvre âme humaine, que deviendras-tu,
dans cette extrémité ?... *Quid sum miser, tunc
dicturus?* Délivrée des entraves des sens, elle
verra toutes choses sous des aspects nouveaux.
Il me semble qu'elle se trouvera comme relé-
guée dans une vaste et silencieuse solitude, au
milieu de laquelle retentira la voix divine : « *Redde rationem villicationis tuæ...* Rendez compte
de votre administration. »

Heureuse, si elle a répondu fidèlement aux
vues de Dieu sur elle ! Mais quelle ne sera pas
son épouvante, si elle a abusé jusqu'à la fin de
la grâce et de l'amour paternel ! — Quand Adam
eut péché au paradis de délices, et que, sur le
soir de ce jour fatal, il entendit la venue de
Dieu, toujours si désirée jusque-là, il alla se

cacher de terreur... « Adam ! Adam ! où es-tu ?
— J'ai entendu votre voix, répondit le coupable, et j'ai été épouvanté, et je me suis caché. » (1)

Au jugement, rien ne pourra dérober l'âme aux regards de Dieu.

On rapporte qu'un courtisan de Philippe II d'Espagne, s'étant rendu coupable d'une faute contre l'honneur, fut mandé, seul, devant son maître seul. Celui-ci se contenta de le regarder, sans lui adresser une parole. Mais il y avait, dans ce regard royal, tant de reproches et une si profonde expression de mépris, que le malheureux en reçut une blessure mortelle. Rentré chez lui, il s'affaissa, et mourut de douleur et de honte.

Eh! que sont les souverains les plus glorieux, auprès de Celui qui juge les plus puissants monarques de la terre ? Et c'est devant lui, seul, que l'âme paraîtra, dépouillée de toute sa fausse toilette de beauté, de vertu, de générosité, qui pouvait jusqu'à un certain point, sur la terre, faire illusion à elle-même et aux autres : « *Opera illorum sequuntur illos*... Pour toute richesse, *ses œuvres* seules *la suivront* » (2).

(1) Genèse.
(2) Apoc. xiv, 13.

***

Les œuvres et tout ce qui les accompagna immédiatement, telle sera la matière du jugement particulier. L'homme est ici considéré comme simple individu. Au jugement général, il apparaîtra comme faisant partie de l'humanité ; et la sentence finale atteindra tous les effets sociaux qui se seront produits, par suite de ses actes, jusqu'à la fin du monde.

Le livre sera donc ouvert devant l'âme, le *Livre des témoignages*, d'après lequel le monde doit être jugé :

> « *Liber scriptus proferetur,*
> *In quo totum continetur,*
> *Unde mundus judicetur.* »

D'un côté, resplendira la règle de toute morale, de toute justice, de toute religion, **l'Evangile,** avec les exemples du divin Législateur, auxquels la vie de chacun doit être trouvée conforme ; et on pourra lire, en outre, tout ce que Dieu a placé de secours surnaturels pour en faciliter la pratique : les promesses du baptême, les joies de la première communion, les grâces sans cesse renouvelées des sacrements, les exemples des saints, les menaces et les encouragements de l'Eglise.

De l'autre côté, en face, sera révélée la **con-**

science, dont personne ne peut récuser la déposition. Toute notre vie, jusque dans ses moindres détails, s'y montrera, sans atténuation ni déguisement.

Fiat lux !... commandera Dieu, comme au commencement du monde : *Que lumière se fasse ;* et toutes les ombres seront dissipées, toutes les fausses apparences s'évanouiront, pour ne plus laisser voir que la seule vérité.

« En un instant, d'un seul trait de cette lumière divine, Dieu rapprochera les temps et les objets les plus éloignés ; il les réunira tous en un même point, et nous les présentera, chacun aussi distinctement que s'il était séparé des autres, et que nous n'eussions, en particulier, que celui-là à considérer. Je les verrai tous dans le même moment ; et, malgré leur innombrable variété, mon âme les démêlera sans confusion, parce qu'elle ne dépendra plus des organes, qui arrêtaient son activité et ses puissances pendant sa vie terrestre. »

« *Quid sum miser, tunc dicturus ?* Que dirai-je alors, malheureux que je suis ? » A qui aurai-je recours, si le juste lui-même n'est pas sans inquiétude ?

N'oublions pas cependant, ô cœurs fidèles, ô âmes délicates, ô chers malades, que tout ne sera pas colère et terreur dans cette dernière scène. A côté de la justice qui punit, il y aura aussi l'amour qui récompense. Dieu est juste ; il saura bien, ce jour-là même, distinguer ceux qui lui appartiennent. Si le vice, trop souvent applaudi sur la terre, est humilié, la vertu, méconnue ici-bas, sera glorifiée.

A première vue, on croirait facilement que la mort passe un niveau égal sur toutes ses victimes, et que le même repos ignominieux de la tombe est réservé indistinctement à tous les hommes, justes ou injustes. — Ne le croyez pas : ce n'est qu'une apparence. « *Vivit Dominus!* Le Seigneur est vivant !... » Et, après avoir, au jugement particulier, béni, exalté l'âme fidèle, il lui adjoindra, à la fin des temps, le compagnon de ses luttes terrestres, le corps ressuscité et transfiguré, pour la gloire et le bonheur de l'éternité.

* *

Ces réflexions ne doivent pas rester à l'état spéculatif ; elles appellent des conclusions pratiques, non seulement pour les personnes malades, mais même pour tous les chrétiens.

En premier lieu, avant d'agir, *consultons le jugement de Dieu.* — En général, dans le monde, on se détermine par des vues d'intérêt ou de plaisir. Il suffit, trop souvent, de trouver un avantage pour soi ou pour les siens dans

une démarche, une entreprise, ou même une
vocation qui lie toute la vie, pour qu'on s'y
engage inconsidérément.

Qu'il serait sage, cependant, en toutes choses
où sont intéressées la conscience, la justice, la
religion et la charité, de se demander, avant
toute décision : « Quel jugement Dieu portera-
t-il sur l'acte que je vais poser ? » La réponse,
très généralement, sera prompte et lumineuse,
car.Dieu vient toujours en aide à ceux qui l'in-
voquent avec sincérité ; et elle exercera, sur
nos déterminations, une influence salutaire.

Ensuite, prenons l'habitude de *nous juger
nous-mêmes*, pendant la vie présente, pour éviter
un jugement de condamnation au moment de la
mort, selon la parole sacrée : *Si nosmetipsos
dijudicaremus, non utique dijudicaremur* (1).

Les âmes vraiment soucieuses de leur salut
se rendent compte exactement, à elles-mêmes,
de *chacun* de leurs jours. Il est vrai que la vue
fréquente, quotidienne, de nos fautes et de nos
rechutes est quelque peu humiliante ; mais, pour
plaire à Dieu, il faut savoir se déplaire à soi-
même.

Ne disons pas que c'est là une pratique propre aux Chartreuses et aux Carmels ; les païens
eux-mêmes, éclairés des seules lumières de la
raison, nous confondraient par leur exemple.

____

(1) I Cor. xi, 31.

« Je m'observe, dit Sénèque, dans l'attente
de ce jour qui jugera toute ma vie. » — « Chaque jour, ajoute-t-il, je me fais à moi-même
mon procès. »

Pythagore faisait fréquemment cette recommandation à ses disciples ; on la croirait extraite
des Livres de la Sagesse :

« N'admets pas le sommeil dans tes yeux,
avant d'avoir examiné trois fois, dans ton âme,
les œuvres de ta journée. »

L'âme vraiment chrétienne est fidèle à cette
pratique. Chaque soir, en face du crucifix,
image de la justice et de la miséricorde, elle
s'interroge elle-même, et se demande compte
des actes, des paroles, des pensées, des intentions qui ont rempli sa journée : *Si nosmetipsos
dijudicaremus, non utique dijudicaremur.*

En dernier lieu, enfin, la connaissance de
notre situation devant Dieu ne restera pas sans
conclusion. Nous ne voudrons pas ressembler
à l'homme dont parlent nos saints Livres,
lequel, après avoir considéré son visage dans
un miroir, s'en alla, sans s'inquiéter de faire
disparaître les souillures qu'il avait remarquées.
Mais nous nous prémunirons, par tous les
moyens que nous suggèrent la raison et la foi,
contre les instincts mauvais et les tendances
perverses de notre nature, en même temps que
nous nous efforcerons d'offrir à Dieu, pour les

fautes passées, des satisfactions équivalentes, par les mérites de Notre Seigneur Jésus-Christ.

Chers malades, j'ose dire que Dieu a placé la *réparation* à votre portée. Ne cherchez pas ailleurs : la souffrance et tous les sacrifices qu'elle impose, sont d'autant plus efficaces qu'ils ne sont pas choisis à votre gré ; c'est Dieu qui vous les envoie.

Acceptez donc, en esprit de pénitence et d'expiation, la douleur qui vous tyrannise, la séquestration qui vous isole, les insomnies qui vous fatiguent et vous épuisent : c'est votre rançon devant la justice divine.

*****

O Dieu, vous êtes pour nous la bonté, la miséricorde, la paternité et l'amour, avant d'être la justice inexorable. C'est encore votre providence qui place, en ce moment, sous mes yeux, les pensées que je viens de méditer ; soyez-en à jamais béni. Ajoutez à tous vos bienfaits la grâce de me rendre docile à ces avertissements de la charité.

Seigneur, ma vie est déjà longue ; et qu'ai-je fait jusqu'à présent pour mon éternité ?... Où sont mes œuvres ?... Je regarde mes mains ; elles me paraissent vides. Accordez-moi, au moins, d'être un des ouvriers de la onzième heure, qui ont su racheter le temps à force de courage et d'activité.

XXVII

LES VISITES. — LE CLERGÉ

« *Ibit homo in domum æternitatis suæ.*
« L'homme ira à la maison de son éternité. »
(ECCLE. XII. 5.)

§ I. — CULTE RELIGIEUX DES MORTS.

Avant de commencer notre excursion, j'aime à constater que le culte *religieux* des morts est un fait universel. Les tribus sauvages comme les nations les plus civilisées, dans tous les temps, n'ont jamais manqué à ce devoir, de faire intervenir la religion dans les honneurs rendus à leurs morts.

Le plus ancien peuple de la terre, les Juifs embaumaient leurs cadavres, et les déposaient par familles, autant qu'il était possible, dans des tombeaux creusés dans la pierre, avec des cérémonies pieuses, des prières et des sacrifices. — Ne parlons pas des Egyptiens. Leurs orgueilleuses Pyramides, qui n'étaient que de

fastueux tombeaux, proclament assez hautement leur respect des morts. — Il est vrai que
les Grecs brûlaient leurs cadavres ; mais avec
des fêtes et des cérémonies religieuses des
plus solennelles. Ils recueillaient, avec un soin
pieux, les cendres du mort, qu'ils renfermaient
dans une urne, et déposaient ensuite dans le
tombeau de famille.

Mais nulle religion n'a honoré la dépouille
de l'homme comme l'Eglise catholique. Nous
allons la suivre à l'instant même.

Ses prêtres viennent prendre les restes du
chrétien jusque dans sa maison ; ils répandent
sur lui, avec l'eau sainte, des prières touchantes, et le conduisent à la maison de Dieu pro-
cessionnellement et avec des chants sacrés.
Là, se célèbre, pour le repos de l'âme, le sacrifice de propitiation, en présence du cadavre. —
Cela ne suffit pas encore au cœur maternel de
l'Eglise ; elle accompagne ses enfants jusqu'au
lieu même du repos définitif ; elle bénit la terre
qui doit les recevoir, et ne s'en sépare qu'après
les avoir, elle-même, avec ses vœux et ses
prières, rendus à la poussière d'où ils avaient
été tirés.

Pourquoi l'Eglise se mêle-t-elle aux funérailles, demandent certains hommes, plutôt
par bravade que par conviction ? Pourquoi
s'occupe-t-elle des corps, lorsqu'elle n'a reçu

pour mission que le soin des âmes ? Sa part n'est-elle pas assez belle ?

Je réponds d'abord que la religion, en agissant comme elle le fait, use simplement de *son droit*.

Ce cadavre, j'ose dire qu'elle l'a marqué de son cachet, et en a pris possession dès l'origine. Elle l'a sanctifié par les onctions du baptême et de la confirmation ; consacré de ses bénédictions et de ses sacrements ; il est à elle, il lui appartient, et, jusqu'à ce qu'il soit rendu à la terre d'où il a été tiré, elle peut exercer sur lui une autorité maternelle.

J'ajoute que c'est *son devoir*. — Un père, une mère, abandonnent-ils honteusement le corps de leurs enfants à la voracité et aux outrages des oiseaux de proie ? Est-ce qu'ils ne tiennent pas essentiellement à ce que ces restes bien-aimés reçoivent comme un adieu suprême, d'honneur et d'affection, au moment de disparaître de la société des hommes ?... C'est là un des sentiments les plus vrais, les plus purs, et les plus indéracinables de l'âme humaine ; pour lui donner satisfaction, on va au-devant de tous les sacrifices, on subit toutes les humiliations.

« Quand Achille, dit le P. Lacordaire, eut tué Hector, et l'eut traîné sept fois autour de la ville, le soir, au seuil de sa tente, un vieillard désarmé se présenta. C'était Priam. Il venait redemander à l'impitoyable vainqueur, le corps meurtri de son fils. Et, lui ayant baisé la main, il dit : Juge de la grandeur de mon malheur, puisque je baise la main qui a tué mon fils. — Achille pleura, et rendit le corps de son ennemi. »

Pourquoi cette démarche humiliante du vieux roi ? — Pour rendre au héros troyen les honneurs religieux de la sépulture. Pendant plusieurs jours, en effet, dans la ville, se célébrèrent des cérémonies funèbres, avec des sacrifices et les lamentations d'usage, autour du bûcher d'Hector.

Ainsi fait l'Eglise, avec bien plus de raisons encore. — Pour elle, non seulement le corps a été le tabernacle vivant de l'âme, mais il a partagé ses luttes, ses souffrances et ses sacrifices...

C'est lui qui s'est mortifié dans les vierges, lui qui a souffert pour la foi dans les martyrs, lui qui a été déchiré par les fouets, et broyé par les bêtes fauves... C'est lui, en tous cas, qui a été l'habitacle de l'Esprit-Saint.

Ajoutez à ces considérations que la chair n'est pas définitivement livrée à la pourriture ; sa dissolution n'est que passagère ; elle est destinée à la glorieuse résurrection. C'est l'enseignement même de la foi : *Credo carnis resurrectionem.* L'Eglise ne voit pas seulement la

matière périssable, mais c'est la pensée du
renouvellement final de toutes choses et de
l'immortalité de l'âme, qui l'inspire et la dirige.

Enfin, pour ne nous en tenir qu'aux impressions naturelles, n'est-ce pas un besoin, pour
notre cœur, d'honorer pieusement des corps
qui nous ont donné et ont reçu de nous tant de
marques d'affection : ces yeux qui se sont si
souvent fixés sur nous ; ces mains qui ont
pressé nos mains ; ces lèvres qui se sont po-
sées sur nos lèvres ; ce cœur qui nous a tant
aimés ?... O mon Dieu, est-il bien possible que,
chez certains hommes, le caractère de l'humanité ait disparu à ce point, et qu'ils trouvent
leur satisfaction à profaner la dépouille mortelle de leurs semblables ?

J'ai vu passer, il y a quelques semaines, sur
une de nos places publiques, un cortège funèbre... laïque, se rendant à un des cimetières de
la ville. Pas de prêtre, pas de croix ! Rien de
plus pénible, pour des âmes catholiques, que
cette sorte de défi puéril porté au sentiment
général. — Ils étaient une quarantaine d'hommes et de jeunes gens, paraissant appartenir à
la classe des travailleurs. Ce sont fréquemment
ceux pour qui la religion s'est montrée plus
généreuse et plus dévouée, qui trouvent une
joie sinistre à se déclarer ses ennemis ; en bas
comme en haut de l'ordre social, il y a des
âmes à qui pèse la reconnaissance.

La plupart, je leur rends cette justice, avaient l'air plutôt embarrassés du rôle qu'ils jouaient; mais les plus jeunes tournaient fièrement la tête, afin de bien s'assurer qu'on les regardait, vers un groupe de spectateurs qui s'était arrêté pour laisser passer le cortège. Pauvres gens ! *Ignosce illis, Deus, nesciunt enim quid faciant.*

Mais ce qui me parut tout à fait lamentable, ce fut de voir, à la suite de cette manifestation, dix ou douze femmes ou filles, une fleur au corsage et un bouquet à la main, dont l'air dégagé semblait dire : « Vous voyez que nous sommes bien au-dessus des superstitions religieuses !... » Et, en effet, rien qu'à les voir, on pouvait, sans témérité, reconnaître qu'elles s'étaient même placées, selon toute vraisemblance, au-dessus des superstitions morales.

Gardons le culte religieux des morts ; il n'y a que les sociétés en décadence qui le méconnaissent.

§ II. — LA MAISON MORTUAIRE.

Nous voici dans une chambre tendue de noir, éclairée seulement par quelques cierges fumeux. Dans le fond, au-dessus de la tête du cercueil, se dresse la croix : « *Stat crux, dum volvitur orbis* ; l'homme passe, la croix reste. »

Mais pourquoi, en certaines maisons, cette

profusion de fleurs, de bouquets, de couronnes, de plantes rares, qui dérobent la vue du cercueil et même du signe du salut?

Est-ce donc un triomphe que nous célébrons? — Non pas : c'est une défaite, la plus complète et la plus décisive pour notre nature.

O Mort, c'est toi la grande victorieuse!

Que signifie donc tout cet amoncellement de roses, de lis, de violettes et d'immortelles?... Quelque ange du ciel est-il venu nous révéler qu'au jugement qui a précédé, la miséricorde l'a emporté sur la justice, et que notre cher disparu est entré dans la gloire? — Non ; l'éternité garde ses secrets.

C'est donc un abus et un contresens, dans lesquels peuvent, seules, se complaire la vanité ou une sensibilité purement humaine.

O familles chrétiennes que la mort vient visiter, versez dans le sein des pauvres, au nom de vos chers défunts, le prix des parures et ornements funèbres qui ne sont qu'une satisfaction pour les vivants ; vous ferez ainsi descendre, sur l'âme qui vous a quittées, une rosée bienfaisante ; car l'aumône rachète les péchés, et la prière reconnaissante de l'indigent attire la miséricorde.

Voici, maintenant, la longue file des parents, des voisins, des amis, des connaissances, qui viennent donner une marque de sympathie à la famille, et un souvenir religieux au défunt.

Je les vois s'approcher, un à un. Ils prennent le rameau trempé dans l'eau sainte, et en aspergent le cercueil de quelques gouttes, en murmurant une prière, celle-ci, par exemple, facile pour tous : « *Per misericordiam Dei, requiescat in pace*; que, par la miséricorde de Dieu, votre âme repose en paix. »

Voilà, du moins, comment devrait s'accomplir cette cérémonie. Mais la réalité est souvent loin de l'idéal, pour le plus grand nombre. Je les vois agiter le rameau bénit et le passer au visiteur le plus proche, sans aucun signe religieux ni la moindre apparence de prière.

Nous le regrettons sincèrement.

Si cet acte pieux s'accomplissait avec esprit de foi, il en résulterait un vrai secours pour le défunt, plusieurs centaines, quelquefois un millier et plus, de chrétiens venant frapper au cœur de Dieu, en faveur de son âme, par cette supplication : *Per misericordiam Dei, requiescat in pace.*

Conservons fidèlement les usages religieux et les traditions de nos pères ; mais gardons-les dans toute leur intégrité morale et avec leur signification surnaturelle.

En ce moment, les cloches s'ébranlent. Comme elles résonnent tristes et lugubres ! Elles éveillent les souvenirs ; elles donnent à tous une leçon ; elles invitent à la prière.

C'est en même temps l'annonce de l'arrivée du *Clergé*.

En entrant dans la chambre, le prêtre, à son tour, répand de l'eau sainte sur le cercueil, et dit à haute voix, sans préambule ni préparation, et comme faisant suite à un débat qu'il vient de soutenir contre la justice divine : « Mais, Seigneur, si vous tenez un compte exact de nos iniquités, qui donc pourra supporter votre jugement ?.. *Si iniquitates observaveris, Domine, Domine, quis sustinebit?* » — Ce début, qui paraît bien plutôt être une conclusion, m'a toujours vivement impressionné.

Et, aussitôt après, le ministre de l'Eglise dit le psaume de la supplication : « *De profundis clamavi ad te, Domine...* Des profondeurs de l'abîme, je vous invoque, Seigneur ; Seigneur, écoutez ma voix. »

Et le peuple reprend : « Que vos oreilles, Seigneur, soient attentives à la prière que je vous fais. »

Et, de nouveau, le prêtre : « Si vous tenez un compte exact de nos iniquités, qui donc pourra supporter votre jugement, ô Seigneur ? »

Et, à son tour, le peuple : « Mais en vous est la miséricorde ; et mon âme a espéré dans le Seigneur... »

Le dialogue se poursuit ainsi jusqu'à la fin, et se termine par ce cri d'angoisse, répété pour

la troisième fois : « *Si iniquitates...* Si vous tenez un compte rigoureux de nos péchés, qui
pourra tenir en votre présence (1) ? »

Le clergé se retire. Voici le moment de la
séparation définitive : les cœurs se serrent ; les
larmes recommencent à couler, et on entend des
sanglots à demi étouffés.

Aussi longtemps que le cadavre était là, il tenait encore sa place dans la maison ; on pouvait
se faire illusion touchant la mort. Mais, maintenant, l'heure de la division a sonné... *Siccine
separat amara mors ?...* Tout est fini : adieu !..

Adieu à cette maison, témoin de ses douleurs
et de ses joies... Il l'avait ornée avec tant de
sollicitude ; il l'avait, pour ainsi dire, bâtie pour
l'éternité... Il la quitte maintenant pour toujours... Il faut tout laisser *là*....

Là, les meubles de prix ; là, les riches collections et les tableaux des maîtres ; là, les jar-
dins fleuris, les grands arbres et les allées solitaires... Adieu ! Adieu ! — Je parle du riche...
Le pauvre, du moins, n'a pas de ces déchirements... *Beati pauperes...*

Le voilà !... dans la rue... sur la grand'-
route... attendant le signal de la marche funèbre.

C'est la religion qui fait la conduite, guidée
par la croix de Jésus. Avec quelle élévation de

(1) Ps. CXXIX.

pensées et de sentiments elle nous arrache à la tristesse du spectacle présent, pour nous faire contempler les gloires de l'avenir! Elle regarde, par delà mille ans, dix mille ans, cent mille ans, le réveil de la chair, et elle chante : « *Exulta-bunt Domino ossa humiliata !... Ces ossements*, enfermés dans le cercueil et descendus tout à l'heure dans la tombe; ce corps sans vie, tombé au niveau des choses inanimées, ils *exulteront* un jour *dans le Seigneur* (1). » Enfants des hommes, ne pleurez pas comme ceux qui n'ont pas d'espérance; dans le lointain, l'Eglise vous montre déjà l'astre de la résurrection.

Mais, aussitôt, elle se rappelle que l'homme est faible, et que rien de souillé ne peut entrer dans la société des anges; elle sait qu'il a plus besoin de pardon que de louanges... Et la voilà, quittant les régions de la lumière, qui pleure le chant de la pénitence : « *Miserere mei, Deus, secundum magnam misericordiam tuam.*. Ayez pitié de moi, ô Dieu, selon votre bonté; et, selon l'immensité de vos miséricordes, effacez mes iniquités.

« ...C'est vous, vous seul, que j'ai offensé... C'est sous vos yeux que j'ai fait mal...

« ...Détournez votre face de mes péchés; pu-rifiez-moi avec l'hysope, et je serai plus blanc que la neige...

(1) Ps. L, 10.

« ... O Dieu, rendez-moi la joie de votre salut...
et ma bouche chantera vos louanges. » (1)
C'est ainsi, en espérant, en pleurant et en
priant, qu'on pénètre dans la maison de Dieu.

§ III. — L'Église.

C'est ici qu'a commencé la vie du chrétien ;
on peut dire que c'est ici encore qu'elle finit,
avant qu'il soit séparé de la société des vivants.
David, le grand prophète, chantait son bonheur à la pensée d'entrer dans le temple du
Seigneur : « *Lætatus sum in his quæ dicta sunt
mihi : In domum Domini ibimus*; je me suis
réjoui dans la parole qui m'a été dite : Nous
irons dans la maison de Dieu... » (2) Il semble
que la religion se fait l'écho du saint roi, même
en se faisant suivre d'un cadavre. Ecoutez, dès
l'entrée dans la demeure divine, cet appel aux
anges, gardiens du tabernacle :

« *Subvenite, sancti Dei... Occurrite, angeli Domini...*

« Saints de Dieu, venez au devant de nous ;
accourez, anges du Seigneur, pour recevoir

(1) Ps. L.
(2) Ps. CXXI, 1.

cette âme, et la placer sous les regards du Très-Haut...

« Que le Christ qui vous a appelée vous accueille, et que les anges vous déposent dans le sein d'Abraham.

« Seigneur, donnez-lui le repos éternel, et que la lumière sans fin brille à ses yeux. »

N'est-il pas vrai que ces rites religieux, ces invocations, ces prières sont tous pleins d'espérance et de consolation ? Elle est seule, l'Eglise catholique, à pouvoir donner de la joie même au milieu des larmes, parce que, seule, elle croit et elle enseigne que les vivants, sur la terre, peuvent hâter le bonheur des morts, entrés dans leur éternité, par la prière et le sacrifice de l'autel.

Elle fait donc avancer la dépouille du chrétien tout auprès du sanctuaire, comme pour lui donner une participation plus immédiate, une application plus abondante des mérites de Jésus-Christ, victime offerte pour la rédemption du monde.

La sainte messe est célébrée, en présence du mort, pour le repos de son âme. Nous n'entrerons dans aucun détail sur cet acte essentiellement catholique, si grand, si efficace, si consolant et si divin ; nous aurons occasion un jour d'en parler, d'une manière plus directe et plus reposée.

Le sacrifice terminé, le clergé s'approche du cercueil, et le prêtre qui préside dit, implorant miséricorde :

« *Non intres in judicium cum servo tuo, Domine...* Seigneur Dieu, n'entrez pas en jugement avec votre serviteur ; car nul ne peut être justifié devant vous, sinon par le pardon que vous lui accordez. Aussi nous vous supplions de ne pas accabler, par une sentence de justice, ce malheureux que vous recommande notre foi suppliante. Daigne votre grâce venir à son secours, et qu'il puisse ainsi échapper à la vengeance, lui qui, dans sa vie mortelle, a eu l'honneur d'être marqué du signe de la très sainte Trinité, ô Dieu qui vivez et régnez dans les siècles des siècles. Ainsi soit-il. »

Et, alors, l'Eglise ayant terminé sa prière, c'est la voix du mort lui-même qui vient appuyer les supplications de sa mère spirituelle. Ecoutez :

« Délivrez-moi, Seigneur ! *Libera me, Domine !...* Délivrez-moi de la mort éternelle... Je tremble, Seigneur ; j'ai peur... *Tremens factus sum ego, et timeo...* Oh ! ce jour ! ce jour de misère et de malheur, où vous viendrez juger le monde par le feu !... »

Et l'Eglise, alors, comme pour calmer les alarmes de son enfant, jette, à son tour, vers le ciel, un cri plein d'angoisse et aussi de confiance : « *Pater noster !..* Notre Père !.. » et elle asperge le cercueil de l'eau purificatrice, l'enveloppe des nuages de l'encens, symbole de la prière, et dit :

« O Dieu, dont le propre est d'être miséricordieux et de pardonner toujours, nous voici suppliants devant vous. Nous vous conjurons de délivrer de l'ennemi cette âme, à qui vous avez ordonné de quitter la terre ; ne la livrez pas aux mains de l'ennemi ; ne l'oubliez pas, maintenant que tout est fini pour elle ; mais ordonnez qu'elle soit reçue par les saints anges, et conduite dans le paradis, sa patrie. Amen. »

L'office est terminé. — De même que l'homme est sorti de sa maison terrestre, le chrétien abandonne sa demeure spirituelle... Adieu à l'autel du sacrifice ; adieu au tabernacle, et à cette table de communion où, tant de fois, il s'est agenouillé, et qui lui rappelait les meilleurs moments de sa vie ; adieu aux fonts baptismaux où il a été sacré enfant de Dieu...

Toutes ces pensées, toutes ces impressions se heurtent dans le cœur des assistants, quand, soudain, dominant toute la situation, l'Eglise, encore une fois, au moment où s'ébranle le cortège funèbre, jette une note d'espérance ou plutôt un rayon de lumière. Vous pensiez marcher vers le lieu de la dissolution et, dans un certain sens, de l'anéantissement. Vous vous trompiez ;

27

ce n'est pas à la terre, c'est au ciel qu'elle vous conduit. Ecoutez sa mélodieuse prière : « *In paradisum deducant te angeli...* Que les anges vous introduisent dans le paradis ; que les martyrs vous accueillent à votre arrivée là-haut ; qu'ils vous fassent cortège dans la sainte Jérusalem ; et que le repos éternel soit votre partage... »

Mais, ô Eglise, vous voyez avec les yeux d'une mère, et vous parlez avec son cœur. Cependant rien de plus réel que ce corps est destiné à s'évanouir, dans la fosse où nous allons le descendre. — Non ! Non ! reprend l'Eglise, en recueillant la parole du Christ, n'entendez-vous pas retentir le chant divin : « *Ego sum resurrectio et vita ; qui credit in me, non morietur in æternum* ; je suis la résurrection et la vie ; celui qui croit en moi ne mourra pas pour toujours » ? (1)

Qu'on me permette ici une réflexion.

On m'assure qu'une certaine étiquette mondaine, de date assez récente, je crois, s'oppose à ce que les femmes, épouses ou mères, suivent, jusqu'au lieu du sommeil définitif, ceux qu'elles ont aimés. On ajoute même qu'elle défend à l'épouse d'assister au service religieux de son mari ; sa douleur est censée si profonde, sa nature si délicate, ses impressions

(1) Jo. xi, 25-26.

si vives que la prudence lui fait un devoir de rester enfermée dans sa maison.

Sensibilité toute païenne, absence de foi surnaturelle.

Quand Jésus eut été descendu de la croix, il reposa quelque temps sur les genoux et contre le cœur de sa divine Mère. Puis, Marie aida à l'ensevelir ; elle *le suivit* jusqu'au sépulcre, et ne se retira que quand la pierre eut été roulée à l'entrée du tombeau. — Qui osera dire que la Vierge-Mère a manqué de cœur ou de prudence ?...

Oh ! que j'aime cette réponse d'une épouse chrétienne à des amies qui s'offraient de rester auprès d'elle, pour la distraire, sans doute, pendant que s'accompliraient, à l'église, les funérailles religieuses :

« J'ai suivi mon mari partout, dans la bonne comme dans la mauvaise fortune, pendant près de quarante ans ; joies et tristesses, tout nous a été commun ; ce ne sera pas aujourd'hui que je l'abandonnerai. Je ne le quitterai que quand il me sera impossible de le suivre, en emportant l'espérance de lui être un jour réunie dans le même tombeau. »

En s'avançant vers le lieu du repos, la sainte et sublime liturgie catholique chante, encore une fois, les joies de la résurrection ; *Benedictus Dominus Deus Israël, quia visitavit...* Béni soit

le Seigneur, Dieu d'Israël, qui nous a visités !
Il s'est souvenu de son alliance avec nous.
Il éclaire ceux qui gisent dans les ténèbres, et
dirige nos pas dans les voies de la paix. »

O sainte Eglise de Dieu, il fait bon vivre, il
fait bon mourir entre vos bras ! Vous êtes dé-
positaire de l'esprit et du cœur du Sauveur
Jésus. Sur des ruines, vous chantez l'espérance ; même dans la mort, vous proclamez la
vie ; à travers le corps périssable, vous évo-
quez l'âme immortelle !

Soyez bénie, ô sainte Eglise de Dieu.

§ IV. — LE CIMETIÈRE.

Nous pénétrons dans le royaume de la mort.
Même les plus indifférents éprouvent une sorte
de crainte religieuse, à mesure qu'ils avancent
dans ce dortoir des chrétiens, comme l'appelle
l'Eglise.

Dieu ! que les rangs sont serrés ! A gauche, à
droite, de près, de loin, je ne vois, dans ce vaste
champ du repos, que des tombes surmontées
d'une croix, signe de Rédemption. Pas une
place vide ; à peine s'il reste, çà et là, un étroit
sentier pour livrer passage aux vivants.

Là, dorment, de leur dernier sommeil, les

grands, les puissants de la terre, sous leurs orgueilleux mausolées ; là, les pauvres, les rudes travailleurs, après le labeur de la vie, à l'ombre d'une simple croix de bois ; là, la jeune fille rieuse est venue renfermer toutes ses espérances ; là, le vieillard, brisé par les fatigues et par les ans, a trouvé enfin un repos vainement poursuivi sur la terre... Là... Seigneur, Dieu tout-puissant, après quelques courtes années, peut-être même plus tôt, je serai citoyen de cette même patrie silencieuse. — Ayez pitié de moi, Seigneur, ayez pitié de moi!...

Nous voici arrivés au lieu de la sépulture particulière. J'aime à voir réunis, dans une même demeure, les membres d'une même famille ; il me semble qu'il y a quelque chose qui adoucit l'amertume de la séparation et la pensée même de la mort, dans cette réunion finale.

Les esprits absolument positifs appelleront ce sentiment un préjugé, une illusion. Qu'importe, diront-ils, que des ruines sans cohésion, ni sensibilité, ni vie, soient éloignées ou juxtaposées, puisqu'elles s'ignoreront toujours?...— Ce raisonnement peut être rigoureusement vrai. Mais je n'en prétends pas moins que c'est une consolation pour les vivants, de penser qu'ils se rapprocheront, dans la mort, de ceux qu'ils ont aimés. Aussi je trouve très belle et très touchante cette expression, si commune dans nos Livres saints, pour exprimer la mort : *être réuni à ses pères*. — Il y a là un sentiment en tous points conforme à la nature.

Les patriarches demandaient à être inhumés auprès des membres de leur famille. Jacob mourant dit à ses fils : « Vous transporterez mon corps dans le tombeau qu'Abraham s'est fait construire, et où il repose avec Sara ; là où repose aussi Isaac avec Rébecca et Lia ; et vous me réunirez à mes pères » (1). — Et il fut fait ainsi. Joseph et ses frères transportèrent le corps de leur père, hors de l'Egypte, par delà le Jourdain, dans la terre de Chanaan.

Les premiers chrétiens attachaient également une grande importance à être ensevelis auprès des corps des martyrs, et en sollicitaient instamment la faveur. Ils aimaient à voir, dans ce rapprochement, une puissante protection.

La même préoccupation religieuse a fait choisir, quelquefois, les églises elles-mêmes pour lieux d'inhumation.

Aujourd'hui, soit manque d'esprit chrétien, soit aussi par impossibilité en raison du nombre toujours croissant des victimes de la mort, les membres d'une même famille sont souvent dispersés de divers côtés, dans le champ du repos. Je le regrette : la réunion dans la mort

____

(1) Gen. XLIX.

avait je ne sais quoi de consolant et de touchant.

Le prêtre bénit la fosse destinée à recevoir et à garder le corps du chrétien, car c'est chose sanctifiée par de multiples attouchements divins.

« O Dieu, dit l'Eglise, dont la piété accorde le repos à l'âme des fidèles, daignez bénir cette tombe, et y placer un ange pour la garder. Et, tandis que les corps dormiront dans cette sépulture, accordez, aux âmes qui les ont habités, la délivrance de leurs péchés, et la joie sans fin avec vos élus, par Jésus-Christ Notre Seigneur. Ainsi soit-il. »

Le corps, après avoir reçu l'eau bénite et l'encens, est alors déposé au fond de sa demeure froide, et pour toujours silencieuse... C'est maintenant jusqu'à l'éternité.

J'ai été témoin, il y a de longues années, d'un usage qui me semble aujourd'hui disparu. Le prêtre, avant de s'éloigner, laissait tomber sur le cercueil la première pelletée de terre; puis, les plus proches parents et les amis plus intimes venaient, à leur tour, dans la fosse entr'ouverte, jeter une motte de terre, comme s'ils voulaient éveiller l'attention du mort sur leurs suprêmes adieux.

En se retirant, le ministre de Dieu, au nom de toute l'Eglise, récite à haute voix le *De profundis* pour le repos des âmes.

Nous-mêmes, ne quittons pas le champ où dorment tant de chrétiens, sans adresser à Dieu, au pied de la grande croix du Calvaire, s'il est possible, une ardente supplication :

« Seigneur, souvenez-vous de vos serviteurs et de vos servantes marqués du sceau de la foi, qui ont achevé leur pèlerinage d'ici-bas avant nous, et qui dorment du sommeil de la paix.

« Nous vous supplions, Seigneur, de leur donner, et à tous ceux qui reposent en Jésus-Christ, le lieu de la lumière, du bonheur et de la véritable vie, par Jésus-Christ Notre Seigneur. Amen ! Ainsi soit-il ! »

Requiescant in pace !

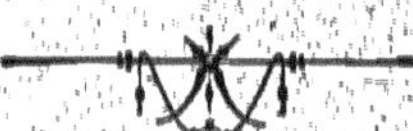

TABLE DES MATIÈRES

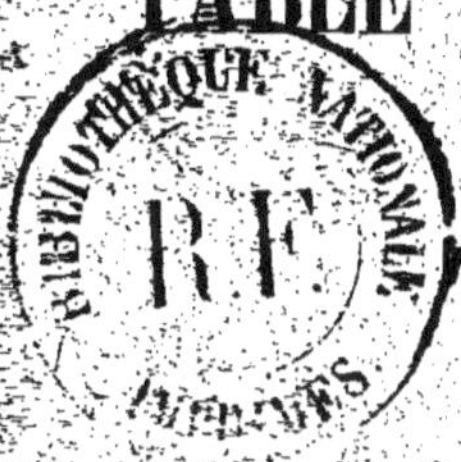

Lille. — Imprimerie de la Croix du Nord.

BULLETIN MENSUEL

DE LA

PIEUSE ASSOCIATION DES MALADES

et des Serviteurs des Malades

ABONNEMENT (pour la France 2 fr.
(pour l'Étranger 3 fr. 50

S'adresser à M. LAMBLIN, 15, rue d'Angleterre, LILLE (Nord)